U0343392

一点就通

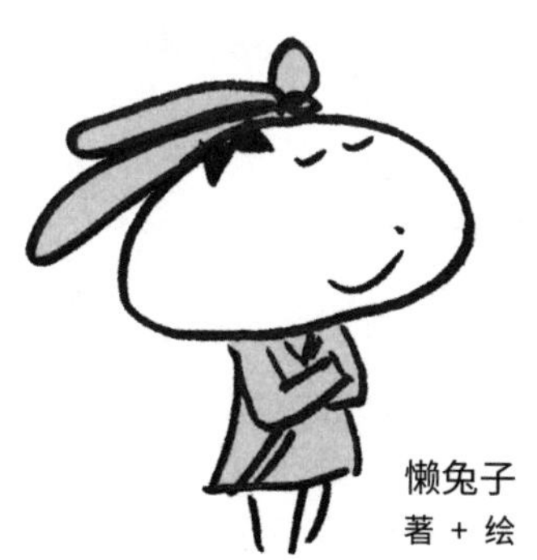

懒兔子
著 + 绘

科学技术文献出版社
SCIENTIFIC AND TECHNICAL DOCUMENTATION PRESS
·北 京·

图书在版编目（CIP）数据

医点就通 / 懒兔子著绘 . — 北京：科学技术文献出版社，2021.9（2025.2 重印）

ISBN 978-7-5189-8069-7

Ⅰ.①医… Ⅱ.①懒… Ⅲ.①医案—汇编—中国—现代 Ⅳ.① R249.7

中国版本图书馆 CIP 数据核字（2021）第 139676 号

医点就通

策划编辑：王黛君　　责任编辑：王黛君 宋嘉婧
产品经理：张睿珺　　特约编辑：刘晨楚

出 版 者　科学技术文献出版社
地　　址　北京市复兴路 15 号 邮编 100038
编 务 部　（010）58882938，58882087（传真）
发 行 部　（010）58882868，58882870（传真）
邮 购 部　（010）58882873
销 售 部　（010）82069336
官方网址　www.stdp.com
发 行 者　科学技术文献出版发行 全国各地新华书店经销
印 刷 者　河北鹏润印刷有限公司
版　　次　2021 年 9 月第 1 版 2025 年 2 月第 7 次印刷
开　　本　880 × 1230　1/32
字　　数　345 千
印　　张　15.625
书　　号　ISBN 978-7-5189-8069-7
定　　价　68.00 元

写在医案之前的话

亲爱的读者们，你们好！

很开心你们可以拿到这本医案书。

这本医案里所有的文章，都摘录自我的公众号“懒兔子”，都是读者朋友们自己撰写投稿给我后，我挑选出版的。

所以，当你们开始阅读时，眼前就会看到各种各样的普通人，在自学中医后，变成了自己和家人的大医生。

没有人可以比我们自己更了解自己。与其抱怨医生不留太多时间给我们讲述病情，不如自己学习中医知识。中医没有那么“玄”，它是中华民族的祖先留给我们的最朴素的生活和生存技能。

它可以护佑每一个中华子孙。

这本医案书里集结了近两年公众号里比较精彩的案例，很有借鉴意义。有些看似疑难杂症的慢性病，找到根源后往往可以很快突破困境，而有些急性病辨证准确后，中医药的效果真的是“一剂知，二剂已”。

这本书里有很多案例，都是中医里的“异病同治”或“同病异治”。至于为何可以同治或者异治，大家一定要在认真读完医案后，再仔细地看一下我写的医案分析。我把医案的病机、病因，以及如何用药都做了详细的解释，这对于大家更深入地学习医案并加以应用，会有很大的帮助。我们在学习中医后千万要注意，不要单纯地用病名去套方，虽然病名一样，但治法很可能会完全不同，还是要以仔细辨证为前提。

很多读者朋友可能会觉得，学了很久的中医，碰到实际问题的时候还是不会辨证。辨证论治，真的太难了。但其实之所以难，还是因为没有透过表证看到内在病因，所谓“知其要者，一言而终，不知其要者，流散无穷”。

因此，学习中医，用药、用方都是后一步，前一步一定是学习辨证的方法和技巧，这些都有规律可循，如果你们能静下心来反复研读这些案例，就会大有收获。

实践出真知，医案就是这些普通人在学习中医后的真实临床实践，其中有些思路清奇，特别值得借鉴。它们是经验总结，也是学习指导，更是无私分享。所以我在这里，真心地感谢每一位医案作者，你们一定可以帮助更多人脱离病痛，让更多人受益于中医。

处理病案，很像福尔摩斯探案，根据蛛丝马迹，追本溯源。我相信各位通过认真学习，都会成为个中高手，都可以成为自己的大医生！

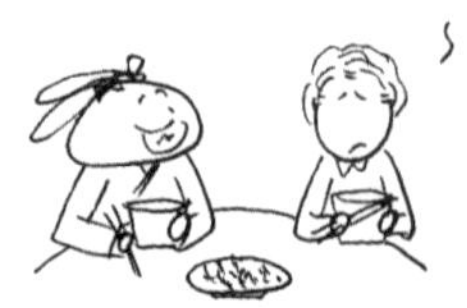

目 录

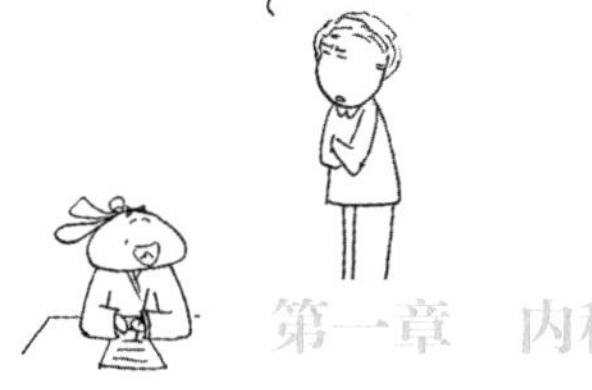

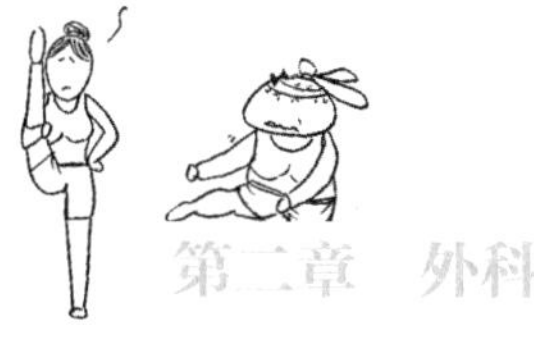

第二章　外科　173

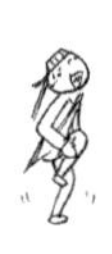

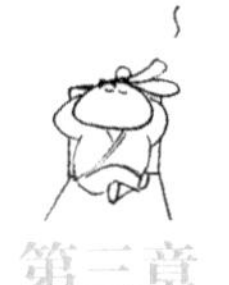

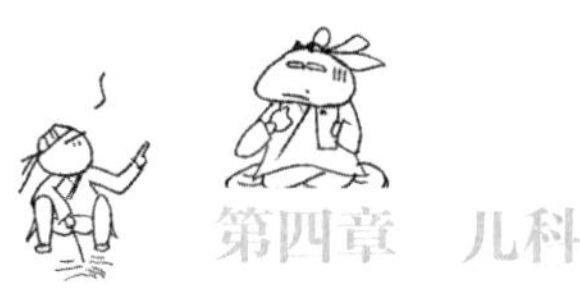

第一章 内科

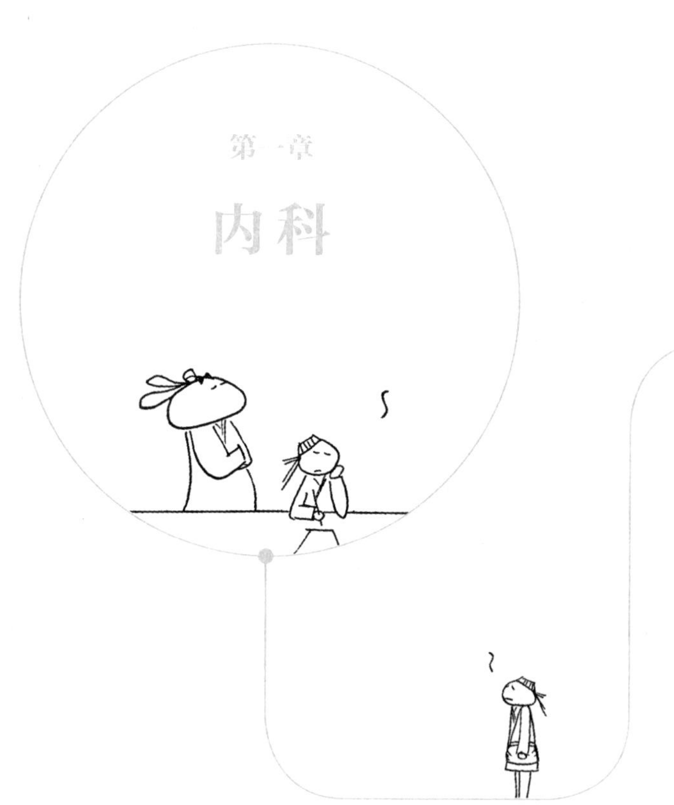

1. 儿媳妇妙手治眩晕

亲爱的兔子，见字如面。

今天上午，婆婆打电话取消了中午一起吃饭的计划，说公公颈椎不好，犯了眩晕症，头晕、恶心、想吐，不能出来吃饭了，她在家已经做了艾灸、热敷等处理。

本来没当回事，吃完饭后老公不放心，说还是去看看吧。

去了以后公公刚从厕所呕吐完出来，脸色蜡黄，我觉得不大对，详细问了症状，说恶心、脑袋一转就晕，嘴里总是返上来黏黏的东西，已经两三天不舒服了。我问他不舒服之前吃了什么东西，说是端午那天早上吃了一个小粽子，然后喝了一袋牛奶，从那之后就开始不舒服。

当下我心里就有数了，应该是痰浊中阻。八十四岁的老人，本身脾胃虚寒，粽子不好消化，再加上阴寒的牛奶——积食加寒湿，肯定会出现一加一大于二的效果。

我对中成药所知不多，只知道要消积化痰，遂和老公出去买了保和丸和陈皮，回来陈皮煮水，吃两袋保和丸。买药回来的路上，我跟老公说，服药后两小时就会舒服很多，如果不信，立字为证！老公说，治好了再说。

回家让公公吃了两袋保和丸，煮了陈皮水，因为有事我们就走了。下午三点多打电话过去婆婆说还不错，没有再吐了，晚上八点又打电话过去，说不恶心了，头也不晕了，算是好了。说我这个“医生”治得挺准。

哎哟，不容易被夸啊！老公有一个侄女是学中医的，所以他们对我这个中医爱好者有点不以为然，一点儿话语权都没有，提出的建议经常不被当回事！所以，这是一场立威之战啊，用实力征服了他们！

玩笑归玩笑，如果他们真的认为是颈椎造成的眩晕的话，一直没有好转肯定会送到医院去的。可是现在医院对眩晕也没有好法子，不是止晕就是止呕，而公公吊瓶打多了会尿不出来……想想都后怕，幸亏我去了，幸亏我懂一点中医，否则病好不了，老人也太受苦了。

懒兔子按：

这样的儿媳妇，在家真是威风凛凛啊！

所以说，所有的地位都是靠实力争取来的。如果想有话语权，那就得让自己的话有分量才行啊！

知识是可以改变婆媳关系的。

为啥这位老先生吃了点阴寒不易消化的食物就会头晕目眩呢？那是因为他脾胃的小轮不转了，导致清气不升，浊气不降，恶心呕吐，晕眩无力。你们随意感受一下，如果脑袋里都是浊气，人能不晕吗？

而这晕，跟颈椎没有半点关系。

那为什么现在只要是眩晕症，到了医院就说是因为颈椎不好引起的？是因为即使现代医学已经非常发达，仪器非常精密，也测不到“气”！测不到气，就没办法辨证很多问题，比如气虚、气滞、气陷等。当然也就无法判断清气不升，浊气不降了。既然查不出问题，那眩晕这个锅给谁背呢?

离脑袋最近的就是颈椎了，再加上经过几十年的耗用，大多数人的颈椎弯曲度都出现了不同程度的变形和损伤。既然如此，只能让颈椎来背这个锅了，谁让它长得不好看呢。

在中医里，能引起眩晕的病机，虚虚实实有好几种，脾胃小轮不转只是其一，还有可能是气虚或者肝气上逆、肝阳上亢等。判断时，还是要结合身体的整体情况进行辨证。

比如此案中，根据患者的饮食和作息，很容易判断出是因为积食导致的,伤了中焦,所以用保和丸即可。保和丸为消食剂,具有消食导滞、和胃的功效。主治食积停滞，脘腹胀满，嗳腐吞酸，不欲饮食。

而陈皮理气健脾，燥湿化痰，可以帮助行气。用陈皮煮水，冲服保和丸，在理气健脾的同时，消积导滞，让脾胃的小轮再转起来。清气随着脾气上升，浊气随着胃气下降，当然眩晕、呕吐就都好了。

这里就可以再次证明，老人的眩晕并非颈椎引起的，否则陈皮和保和丸又不能正骨，要是真的是颈椎的原因，那吃了这两种药也没用。

中医诊病，辨证最重要。辨证前，问清发病的原因，可以大大提高准确率。这也是为何一直提倡自己学中医的原因，因为你最了解自己和家人的情况啊!

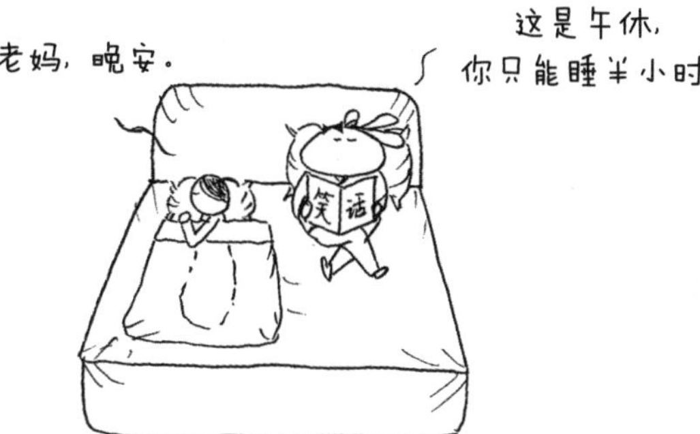

不要说这么丧气的话。

面对现实吧。

你真是个让人时刻想和你
分居的女人！

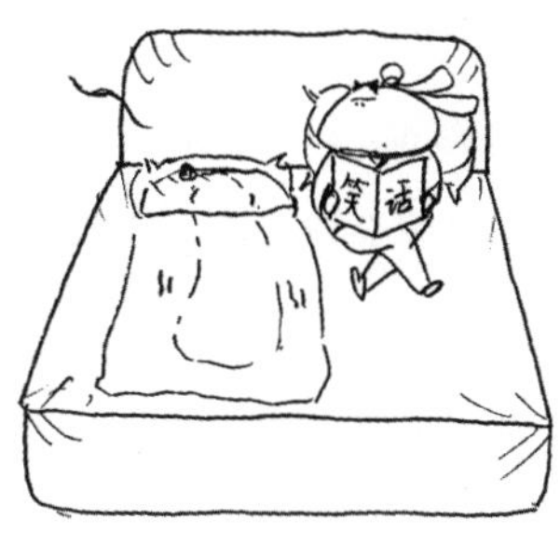

2. 鼻子痛、眼睛痛，居然也是肝经的毛病

兔子姐：

分享个医案，感谢懒兔子姐姐帮我敞开了中医之门。

暑期的时候我带着娃们、妈妈、婆婆一起去海南游。我妈和婆婆同时有了点小毛病，妈妈的问题算是老问题了：牙龈肿、牙松动，全程吃牛黄上清片，回家后自行痊愈。

婆婆的问题则比较蹊跷，具体表现为：时间不定、地点不定，自述像突然被人照着眼睛打了一拳、鼻子像呛水一样难受。然后发作时会突然蹲下，痛苦地捂着眼睛和鼻子，别说游玩了，连路都没法走。

骤起时痛感强烈，然后慢慢地痛感有所缓解，每次疼起来大概十分钟，每天发作三五次不定。

全家人都比较蒙，包括我。但我想，头部的经络比较集中，眼部、鼻部又离得近，所以我每次都拿梳子给她梳理头皮，但效果并不那么明显，频率、程度没有显著减少。

我一边给她梳头，一边梳理脑子中有限的中医知识。慢慢想起来，兔子姐的公众号文中似乎讲过某条经络沿鼻腔上行，经过眼睛进入脑中。但具体讲的是啥，真的没有印象了。

于是，我就用“眼睛、鼻”作为关键词进行号内搜索，足足查看了一小时，终于被我找到了。

原来是足厥阴肝经的一个分支，“沿喉咙的后边，向上进入鼻咽部，上行连接目系出于额，上行与督脉会于头顶部”。

再一问，婆婆果然是头顶痛。早说头顶痛这个症状啊，那我就早知道是肝经了！因为公公婆婆都是火暴脾气，我公公更是硬把头顶部位冲击出个血管瘤，去年刚在天坛医院做的手术。所以平时我就很关注肝胆经的问题和解决方法。

但我说的话他们是万万不信的，不是因为我学艺不精，而是因为我是自家人。于是我把公众号的截图附上，药方截图附上，龙胆泻肝丸安排上。又不敢买多，怕她直接排斥不用，只买了一盒吃。

开始吃的时候已经回家了，压力减轻加上用药，当天病症明显减轻，频率下降，痛感也不那么强烈了。吃完之后婆婆没再让我买药，我就很自觉地没有继续买，因为我主动买的话，她肯定会彻底不吃的。

唉，给家人治病真是太难了，又要懂点用药，还要会心理战术。

之后，婆婆坚持要去医院拍 CT，看看脑子里是不是长了啥。医院倒是很负责，说不发病拍了也看不出来。我心想，就是发病，经络用 CT 能看出来？

于是回家我们开展了一场龙胆泻肝丸到底有没有用的辩论，婆婆因为年轻的时候是护士，第一信奉消炎药，第二信奉仪器检查，坚持“吃中药没有用”。所以我最后说的话是：“不信你就不试，反正难受不难受都是你自己。”这句狠话还是很有效果的，考虑半小时之后，婆婆说：“你再去给我买两盒吧。”

两盒吃完之后，婆婆问我：“还接着吃不？”我就偷笑，前几天问她，她还说没有用，这么问就说明有用了，但她又不好意思说。于是我迂回了一下，说："好了就不用再吃了，没好就接着吃。"婆婆立刻说："哦，那不用吃了。"

哈哈，收工！

懒兔子按：

这个医案很简单，却是极好的。因为它给我们提供了另一个肝经有热上冲后，出现的新症状。

一般来说，肝胆经有热或阳热上亢时，都会出现头顶痛。眼睛痛也常见，但鼻子也会痛的很少见。尤其像是被人打了一拳，或者是呛了水，还发作得如此频繁，症状如此痛苦。

所以，这很有借鉴意义，如果今后我们再遇到这样的患者，结合舌脉发现他肝胆经有热时，就可以果断地用龙胆泻肝丸，或其他清肝胆经之类的药。

足厥阴肝经："……向上穿过膈肌，分布于胁肋部，沿喉咙的后边，向上进入鼻咽部，上行连接目系出于额，上行与督脉会于头顶部。本经脉一分支从目系分出，下行于颊里，环绕在口唇的里边……"

由此可以看出，**有时确实会因肝经有热而引起鼻部和眼部的症状。**之前我们可能都没往这方面想，现在经过这个医案，我们应该备存这条思路了。

一旦找准了病因，治疗就很简单。

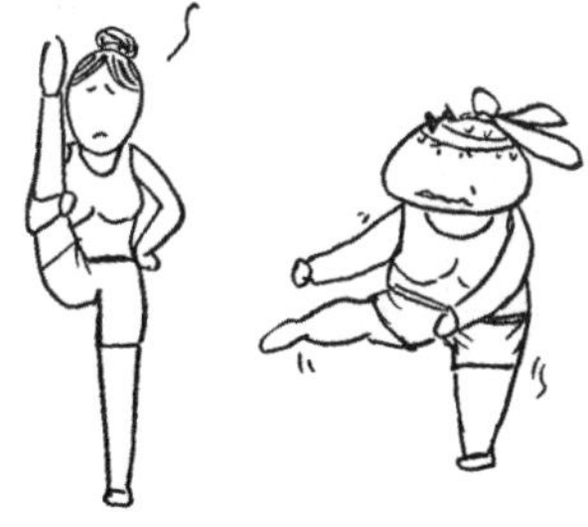
兔子，你说我一生气，
就想买东西。

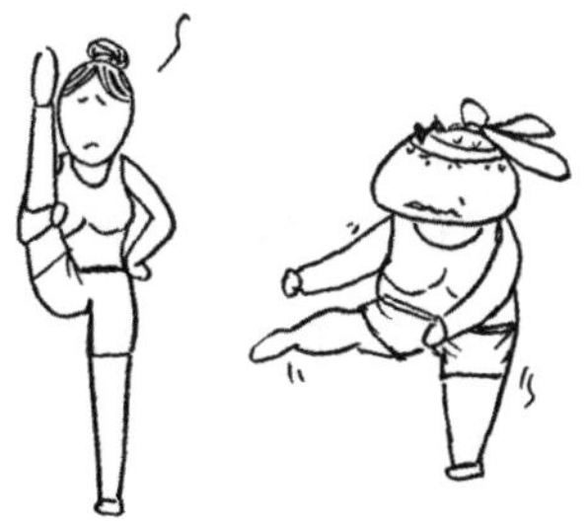
这是肝经经过哪儿了？

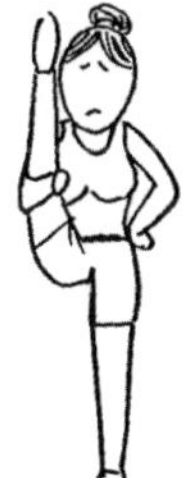
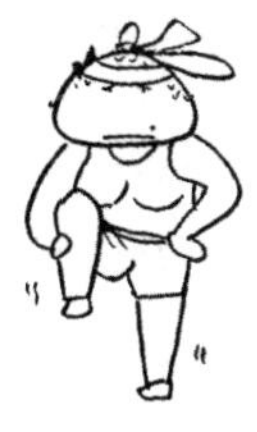
经……经过……
你的支付宝了吧……

3. 用归脾丸治疗妈妈的摇头问题

兔子，你好。分享一个妈妈摇头的医案。

注意到妈妈有摇头问题，是在去年年中的时候，当时不算很严重，只是偶尔会摇一两下。当时我也才刚开始学习《中医基础理论》，知道那是肝风内动的表现，但是完全不懂病机在哪儿。何况当时妈妈很反对我这个大龄未婚女青年学中医，别说给她推荐用药了，我连学习都得偷偷摸摸的。

后来大概是我学习中医的坚持有点打动她吧，渐渐地，她也不再反对了。针对她的摇头情况，去年 10 月我大着胆子给她试了镇肝熄风汤泡脚，七服药，无果。又试了几服温胆汤和加味逍遥丸，也无果。她不耐烦了，我也有点失去信心，感觉自己学艺不精，不敢试了。

直到 2020 年 1 月的时候，她的摇头真的严重了（几乎每天都在摇，尤其是说话的时候），我才开始认真思考要怎么说服她，帮她调理。妈妈不愿意配合我问诊，但我能看到的是她经常没有精神，吃饭没胃口，嘴唇没血色，舌淡苔白，而且舌头还是尖的。

我原来以为她是肝气郁结才导致的肝风内动，思路一直在疏肝里打圈圈。后来我灵机一动，突然想到如果是脾胃虚弱导致的气血亏虚，也会血虚生风引起摇头。所以我决定选用归脾丸和加味逍遥丸这两个大众熟知的药，安全性高也容易买，同时还可以加温胆汤泡脚。可是当我把想法告诉妈妈后，她就是不愿意配合我，我也没办法。

过了年，疫情来了，我的转机也来了，我不知道是不是疫情对她有所触动，还是每天摇头对她的身体有了实质的影响，某天她居然主动跟我说想试试用药，我的心情有点小激动呀。幸好这三个药家里都有，归脾丸一日三次，加味逍遥丸一日两次，晚上温胆汤泡脚。就这样十天左右，妈妈的摇头有所缓解，她感觉有效，继续坚持。又过了 10 天，家里的加味逍遥丸用完了，而妈妈的摇头也差不多好了，而且胃口也变好了，经常能看到她晚上九点还在吃零食。

之后我就把温胆汤和加味逍遥丸停了，让她坚持吃归脾丸，现在吃完一瓶半，基本已经看不到她摇头了，只是唇色还不算太好，所以打算把这瓶吃完后再彻底停药。治好家人的病似乎比治好自己还要有成就感，谢谢我们的祖先给我们留下这无比珍贵的宝藏，也感谢所有为中医而努力的人们。

懒兔子按：

这个医案很好，用药思路很值得借鉴。

不自主地摇头，一般来说多见于中老年人。以前我们单位有个大领导，年龄差不多 50 岁，就有这个摇头的问题。是不自觉地摇头，不管是说话还是静止状态，幅度不大，但很明显。

那时候我还没学中医，以为是领导对我们不满，看见我们就想摇头。现在想来，他应该当时就是生病了。但现代检测仪器查不出肝风内动，所以每年体检结果也没事。结果谁也没想到，几年后他就因病去世了。年纪不大，非常可惜。如果当时他在出现摇头症状的时候，能够及时接受中医的治疗，那么可能后面的结局会不一样吧……唉，这世间本来也没有如果。

摇头在中医里属于风动之证。《黄帝内经》中有载："诸风掉眩，皆属于肝。"所以**遇到风证，从肝论治都没有错。**可为何往往只用镇肝熄风的药效果不好呢？这个我在日常用药时也多有体会。后来我看李中梓先生的医案才突然明白——因为土薄不足以养木，才树动风摇。

这是什么意思呢？人的脾胃五行为土，肝的五行为木，把人体和自然比喻相论，就好像脾胃是大地，而肝为树木。当土太薄的时候，树木没法扎根深长，这时候就很容易树摇动风。

此时用药，一方面是镇肝熄风；另一方面就是要培补脾土。土厚才能养木，让树木不动摇。张仲景先生在《金匮要略》里说："夫治未病者，见肝之病，知肝传脾，当先实脾"，就包含了这个意思。

归脾丸健脾养血，配合加味逍遥丸，疏肝理气，清泻肝热。温胆汤除湿健脾，也是加强脾胃功能的。所以诸药合用，就把这个摇头的病治好了，真是妙哉，丝毫不出中医五行之理啊！

那其他肝风内动之证能不能借鉴此法呢？我认为当然可以。比如幼儿抽动症、中风先兆的手抖之证等。中医思路简单，但是适应证千变万化，用起来也非常灵活，这个大概就是中医最大的魅力吧。

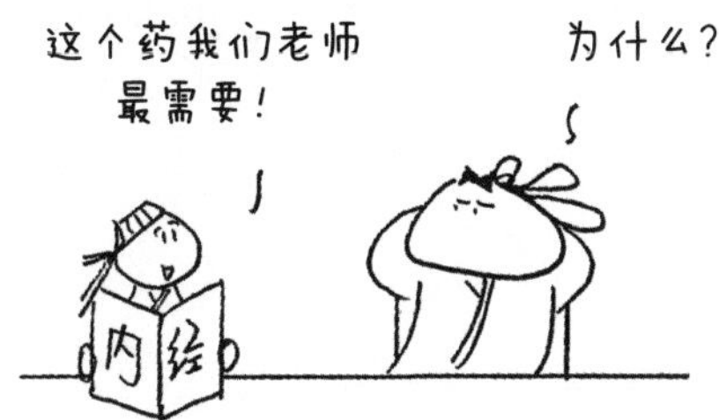
这个药我们老师
最需要!
为什么?
内经

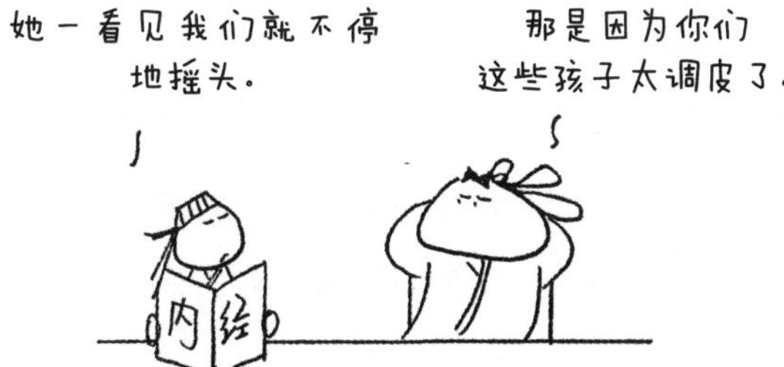
她一看见我们就不停
地摇头。
那是因为你们
这些孩子太调皮了。
内经

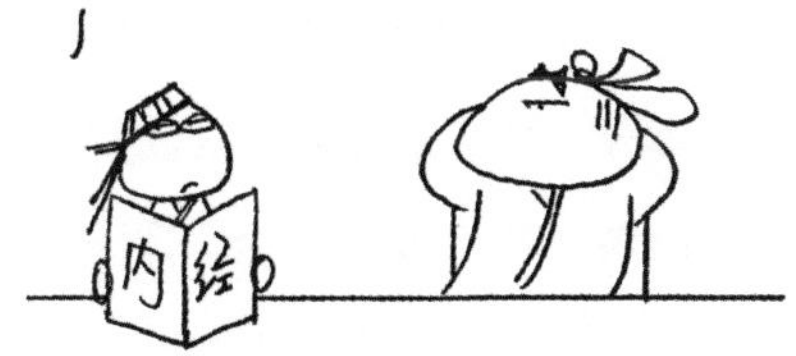
难道不是因为她该
调脾吗?
内经

4. 竟然是用这个治好了自己的胁肋胀痛

兔子老师好!

跟您说一下我最近治疗自己胁肋胀痛的事。

3 月 29 日，那天在我妈家，由于一件小事，我妈说了我一句，当时我的气就有点上不来了。但我什么也没说，自己揉揉胸口，倒也没什么明显不适，接着两天也无大碍。

4 月 1 日吃完午饭，我就感觉不太舒服，肚子有点胀，到了晚上，没有胃口，基本没吃。4 月 2 日还是没有好转，我觉得我需要用点药了。

我分析自己：没胃口，肚子胀胀的，不太疼，感觉肚子里头空，肚子靠近表面又胀，同时打嗝和排气，但都感觉不是特别痛快地出来，像挤出来似的。我分析了一下，肯定是气出了问题。综合分析应该是气滞、气逆，应该调整气机。

家里有小柴胡颗粒，想想它也可以治疗胁肋胀满，不欲饮食，就冲了两包，喝完睡觉。半夜感觉好了一点，但第二天右胁下还是胀，按下去疼，包括胸口下方按下也疼。怎么办?所以又加吃了两包加味逍遥丸，依然没有什么缓解。我又敲打胆经、足三里，还是没好，右胁下还是胀，按下去也疼，这一天过得闷闷的。

4 月 3 日，我突然想到张锡纯先生好像说过鸡内金可以去除一切积滞，我就去找《医学衷中参西录》，看他写的“鸡内金解”，感觉鸡内金可以用，后来又把书往前翻了几页，看到了“大麦芽解”，说大麦芽既能补脾胃，又能疏肝气。

同时张先生附了一个医案：“一妇人年近四旬，胁下常常作痛，饮食入胃常停滞不下行，服药数年不愈，此肝不升胃不降也。为疏方，用生麦芽四钱以升之，生鸡内金二钱以降胃，又怀山药一两以培养脏腑之气化，防其因升之、降之而有所伤损，连服十余剂，病遂痊愈。”

我家里有鸡内金、怀山药，也有麦芽，不过是炒麦芽，张锡纯先生说的是生麦芽，所以我立刻起身去药店买了 20 克生鸡内金，50 克生麦芽，回家把鸡内金、生麦芽各取 10 克，生山药片一把，加水小火煮了快一小时。

临睡前，我喝了一小碗（为了让口味好些，就着小米粥喝的），睡到半夜，再摸摸自己右肋下，基本不胀也不疼了，人立马感到爽多了。到早晨起床，我基本就没事了。但为了巩固效果，我还是把剩下的药汤就着小米粥喝了，接着晚上又熬了一次喝。痊愈！收工！

自学中医，真的是最好的出路，没有之一。这是兔子老师发自肺腑说的，真的没错！

懒兔子按：

这个医案特别好，因为我治疗胁肋胀痛还从没用过张锡纯先生这个小食疗方，没想到效果这么好，学习了。

张锡纯先生之所以用生麦芽疏肝，是因为他认为麦芽与肝同气，而且只有生麦芽有疏肝的作用，炒熟就不行了。因此他在临床上常用生麦芽治疗肝气郁结导致的病症。

再讲一个张先生的医案吧。

有个妇人 30 多岁，一向气虚体弱。有一天忽然觉得有一股气郁结在胃口，上也上不去，下也下不来，堵在那里非常难受。张先生就让患者回家用生麦芽 30 克煮水喝，喝喝就好了。

结果呢，真的喝喝就好了。可见生麦芽有疏肝理气的作用。

胁肋胀痛都属肝胆，尤其是在肝气郁结后最常见。所以以后再遇到此类病症，这个食疗方不妨一试。

为什么啊？
为什么要抢蚕宝宝的食物？
内经

别说食物了。
内经

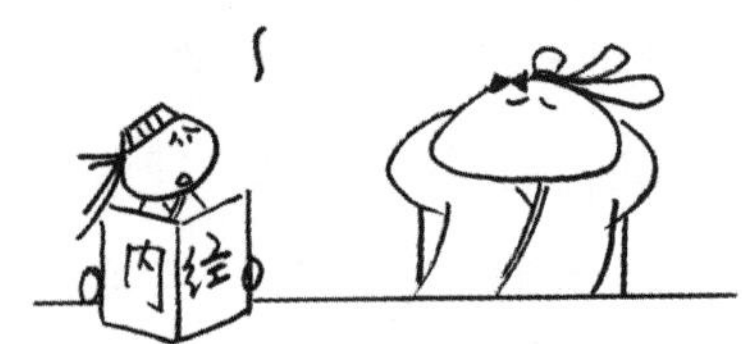

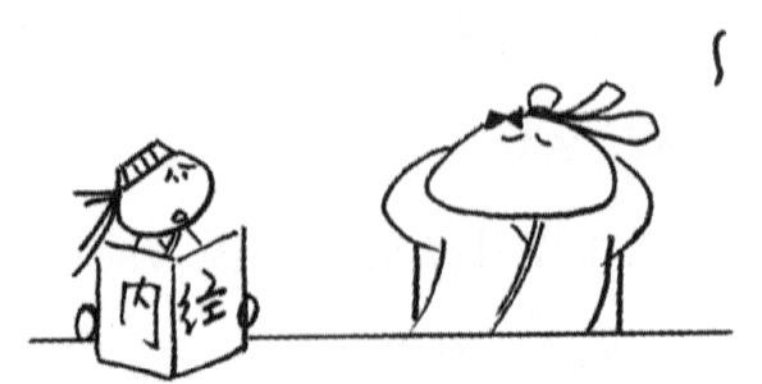

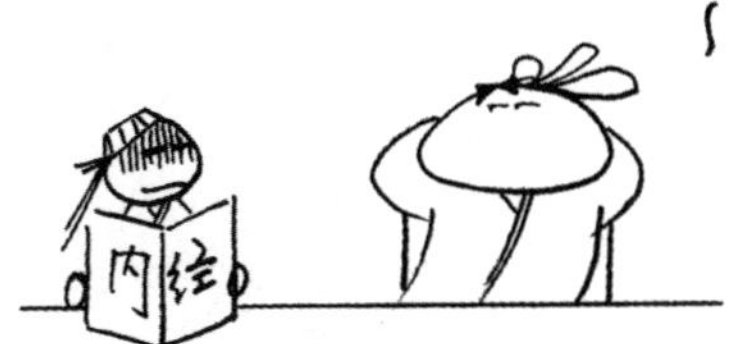
人着急了，
连蚕宝宝也吃。
内经

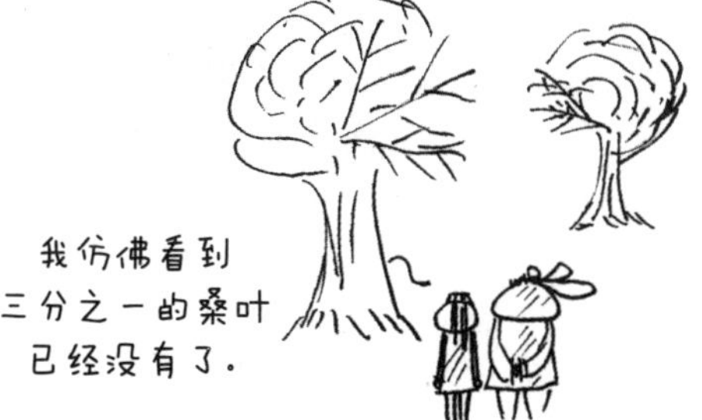
我仿佛看到
三分之一的桑叶
已经没有了。

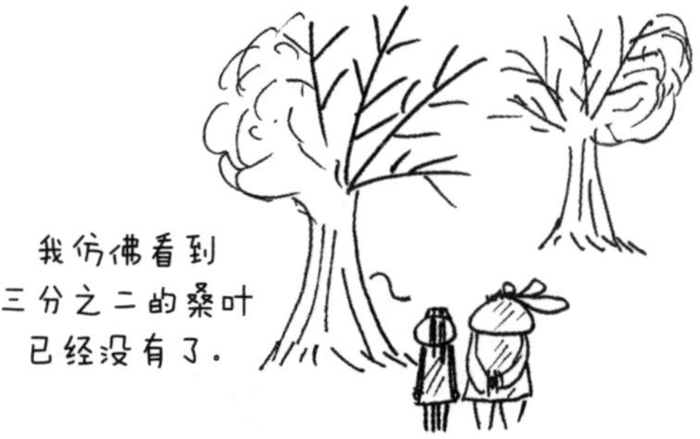
我仿佛看到
三分之二的桑叶
已经没有了。

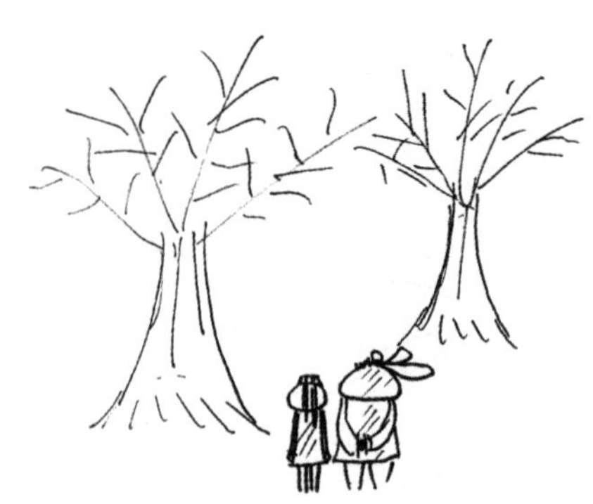

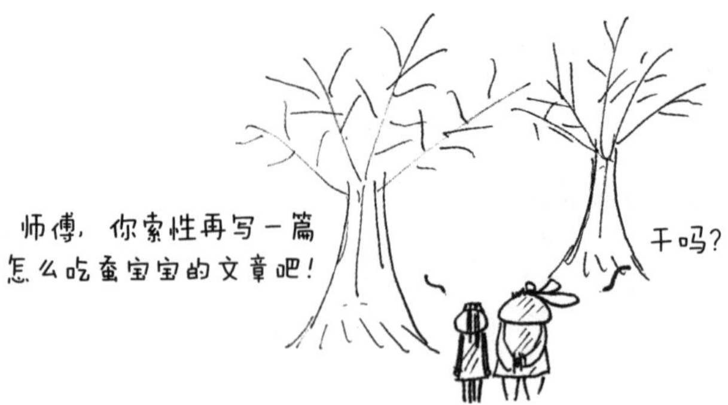
师傅，你索性再写一篇
怎么吃蚕宝宝的文章吧！
干吗？

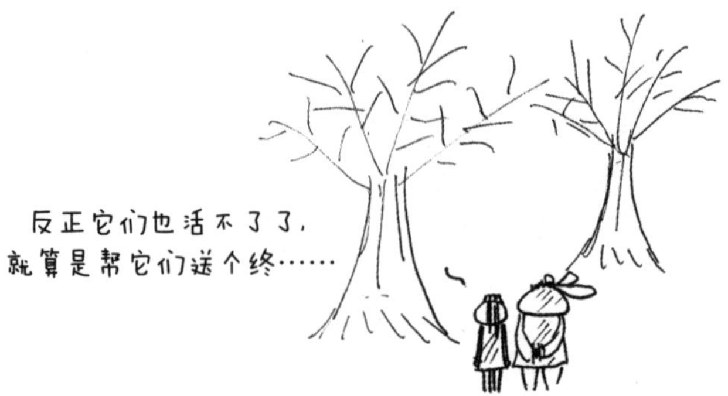
反正它们也活不了了，
就算是帮它们送个终……

5. 一个方子治各种胆结石

亲爱的兔兔：

这个治胆总管结石的药物，我母亲已用 20 年，很有效，与众共享。

我妈 50 岁左右时，因严重胆结石，造成整个胆囊萎缩。拍片时发现囊内全是结石，情况紧急，当时就做手术切除了整个胆囊。

几年后，又发现妈妈胆总管长结石了。幸运的是，我们在中药店购药时，碰到店内一个中医师提供了五金散，他说他父亲行医时常用此方治疗胆结石，尤其对胆总管结石有效。我母亲吃了近 3 个月后，再拍片，管内结石全无啦！因为胆管结石和个人内分泌、体内环境有关，所以要长期服药。我母亲是吃段时间停一阵又吃。

治疗胆总管结石的五金散组方为：鸡内金 150 克，金钱草 150 克，海金沙 100 克，郁金 80 克，硝石 20 克。以上为一个疗程的量，全部打粉拌匀。内服：每次 3 ～ 5 克，每日 3 次，饭前或空腹服用。

金钱草我们是预约乡民摘野生的，四五月，四川东北部的野外到处都是。有青、红藤两种，中医说以青藤、叶大、成熟期药效佳。但不能太熟，不便打粉。将新鲜金钱草洗净晾干（不晒），剪成小节，和另 4 种药物打粉，用袋装好放冰箱冻 48 小时（防寄生虫）。

深深感激无偿提供药方的医生！愿众生远离病苦及苦因！

懒兔子按：

其实中医里有很多方剂都可以治疗胆结石，比如三金排石汤。

主要用药基本都是海金沙、金钱草和鸡内金。海金沙、金钱草均可清肝胆湿热，排出结石，而鸡内金除了健胃消食以外，还可以通淋化石。所以在治疗胆结石、胆管结石或者肾结石的时候，都会用到它们仨。

方子虽好，但从这个医案中我们可以看出两个问题：第一，割掉胆囊并不能阻止结石的产生，反而会让结石长到胆管中。据说胆管结石疼痛程度比胆结石更厉害，发作时患者疼痛难忍。

第二，如果不彻底用药改善体质，结石会消掉再长。所以建议用药排石治标后，还是从湿热的体质入手，清热利湿，保持良好的生活和饮食习惯，否则就得像医案中的妈妈一样，定期就要服用药物，不能停。

现在人喝酒太多，又不爱吃早饭，熬夜也很常见，这些都是诱发胆结石的重要原因，没有药可以保终身健康，只有顺应天地自然作息，才能减少病痛。

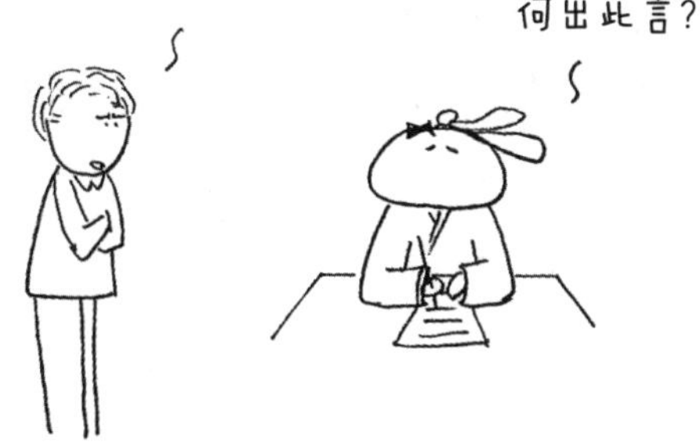
兔子，你说有没有低温病？
何出此言？

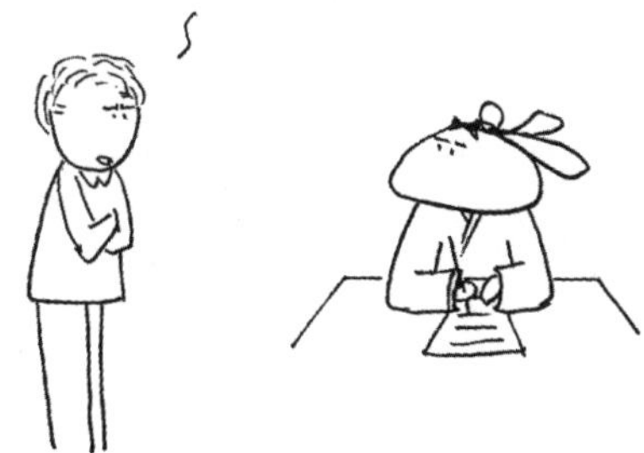
我这几天进出小区，
体温枪打出的温度都只有32℃。

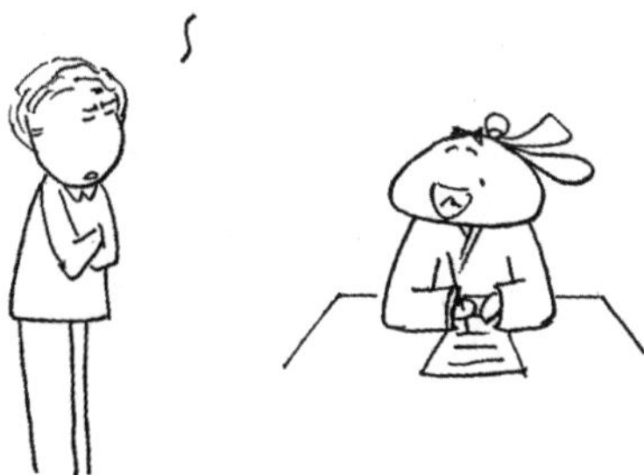
你说，
这又是一种什么新型怪病呢？

6. 停了吃了 9 年的降压药，我用中成药治好了自己的高血压

懒兔子你好！

今天分享一下我治疗高血压的经历，一是期望你一直坚持普及中医知识，帮到更多的人；二是期望有跟我一样情况的朋友看到中药治疗高血压的效果，以此坚定学习中医的信心。

我 35 岁怀孕时，妊娠高血压导致先兆子痫，因此刚满 36 周就早产一双儿女，生完孩子后血压恢复正常。但孩子 2 周岁时，我的血压飙升至 150/100 mmHg 左右，怕肾脏受影响，赶紧听医生的话吃了降压药，这一吃就是 9 年。

两年前，我搜索过治疗高血压的文章，但一直没行动，对自己没多大信心。后来，每天在家听你的《医目了然》读书会，我开始跃跃欲试。

3 月 8 日，吃完家里最后一颗降压药氯沙坦钾，不方便到医院再开药，我就决定自己试试。我根据自身的情况，先用补阳还五汤泡脚，我认为我是气滞血瘀导致的高血压。没泡多久，又换了罗大伦老师的解郁汤泡脚，这么试了一个月，到药店量血压还是 150/100 mmHg，无效。

回来后再查资料，决定重新辨证。认真看了你的文章《眩晕证型

汇总——希望以后大家都会治眩晕》，觉得我的情况属于气血亏虚，因为我一直舌质淡胖，有齿痕，贫血严重。

书中推荐中成药归脾丸，我就改成早晚吃人参归脾丸，中午吃加味逍遥丸，另外配合每天用 30 克山楂煮水喝（治疗我的瘀血），同时经常艾灸关元、命门、中脘、三阴交、涌泉之类穴位。

如此治疗了一段时间后，之前停西药走路就像踩棉花的感觉慢慢消失。前几天单位来了个医生坐诊，我量了血压 120/70 mmHg，简直不敢相信！赶紧又到药房重新量，结果是 120/86 mmHg，后又量的是 124/84 mmHg（不同时间段）！血压终于恢复正常了！其实我之前因为子宫肌瘤和高血压看过两个多月的中医，花了近 7500 元，病情没一点儿改善。没想到现在自己辨证，只吃了两三百块钱的中成药，血压就恢复了正常，真是不可思议！

后面，我下定决心，准备自己攻克子宫肌瘤，之前吃了血府逐瘀血丸、桂枝茯苓丸，可能正气不足，吃了没效果，现在准备吃人参归脾丸，同时每个月经周期吃一周大黄䗪虫丸，一边扶正，一边祛邪，不知思路对否哦。

懒兔子按：

单就我收到的读者投稿中，自己用中药治好高血压的医案就不在少数，可见这事不是偶然事件，是大概率事件。

因为高血压不是病因，是症状，是症状，是症状……还有十遍回音……

既然是症状，就可以消除，没什么奇怪的。我们的血压之所以会升高，是身体的自我调节和正常反应。当身体发现供血不足时，它就会主动提高压力，让血液走得快一些，以此来保证心脑的供血量。另外，当我们生气、激动或者焦虑时，肝气就会往上顶，气行血行，血随气走，血管压力增大后，自然会出现高血压。

前者是虚证，治疗以补虚为主。后者是实证，治疗以清泻肝热为主。

当然还有瘀血造成的高血压。比如说，当血管有堵塞时，血流不畅，通过的血量减少，这时候身体也会主动升压，来帮助更多的血液通过堵塞的地方。此时的治疗思路，就是以活血化瘀为主了。

所有的证型，都可以通过整体辨证得出结论。就像文中作者的情况，她的高血压首先出现在孩子 2 周岁的时候，想象一下一个有一对双胞胎的妈妈，一定是非常辛苦的，多半气血亏虚。再加上她的舌象和贫血，也都是气血双虚的表现。

人参归脾丸是在归脾丸的基础上加了人参，以加强补脾益气的作用，整体功效为益气补血，健脾养心。用于气血不足，心悸，失眠，食少乏力，面色萎黄，月经量少、色淡。

此药服用一段时间，可以大大改善气血双虚的情况。当气足血丰的时候，身体就自然不需要用增大压力来提供血液了，血压就会恢复正常。

后面作者说，想自己用药消除子宫肌瘤，这个当然可以，思路也是对的。就是估计会需要一段时日，因为中成药药性缓弱，想要把长了很久、很坚实的肌瘤破开，并一点点地代谢掉，不是容易的事情。但是至少肌瘤应该是不会再长大了。

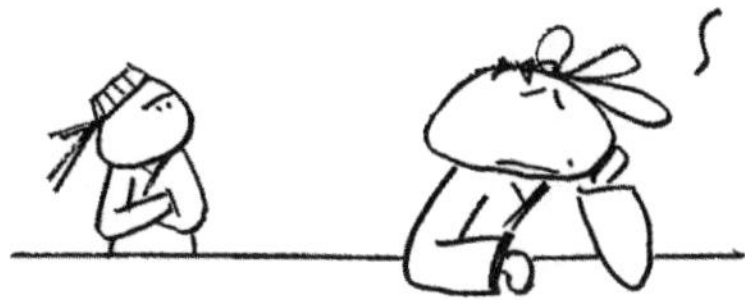
唉，我一看到帅哥血压就高，
这事儿，该怎么解决呢？

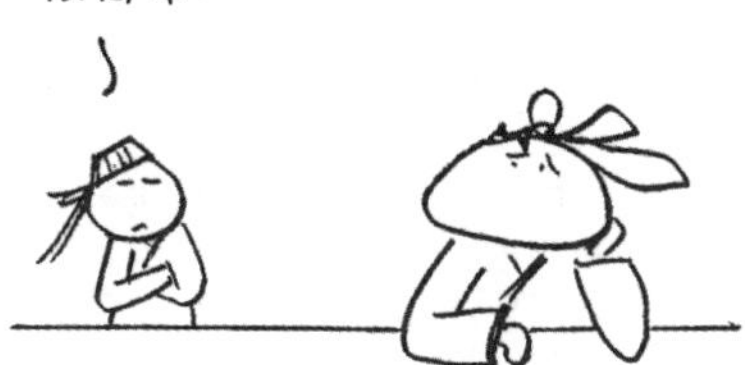
很简单。

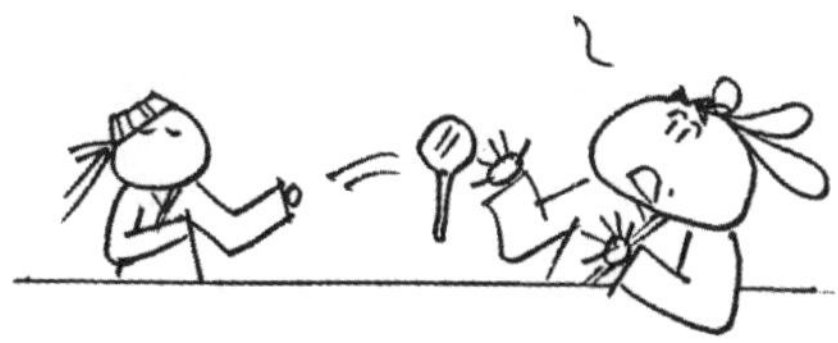
给我镜子干吗？

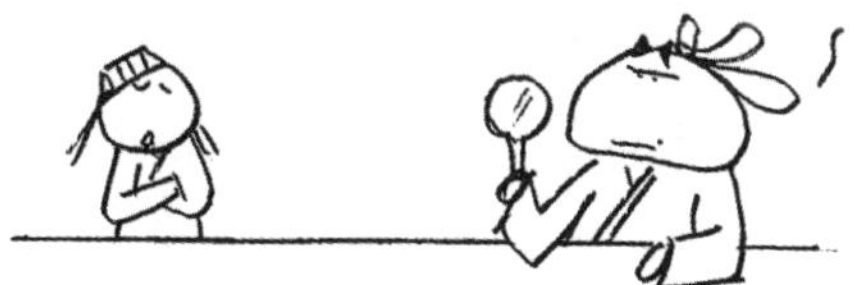
只要看看镜子，
你就能立刻冷静了。

7. 中成药治好了老爸的高血压

兔子，您好！

我是一名工科男，我想分享一个我用中成药治好爸爸高血压的案例。

我爸 60 岁那年血压开始偏高，高压有的时候达到 150mmHg，他自己不敏感，觉得没事儿，也没太在意。后来他去医院检查身体，医生一看高压都 170mmHg 了，就让他吃降压药。还好他平时生病吃药一般都会打电话问问我（他在老家，我在外地），当时他说医生讲不吃降压药很危险，但他担心一旦吃了药就再不能停，问我该怎么办，我说，先别吃降压药，告诉我你的症状，吃点中成药试试吧。

我爸属于先天体质比较好，又结实又胖的体形，一般很少生病，声如洪钟，脾气容易急，睡觉打呼噜很严重。他主要症状就是嘴里干涩，有时候早上口苦，眼睛干痒，小便热，大便还行，舌苔黄厚腻。心脏位置有时有点疼痛，前胸后背也会不定时、不固定地方地胀痛。偶尔头晕，晚上睡眠不好，入睡难，一晚上得醒两三次。

我分析了一下这些症状，结合平时对他身体情况的了解，初步判断为肝胆湿热，肝郁化火，加上有心血管类疾病的家族史，可能是引起高血压的主要原因。因此我让他去买了龙胆泻肝丸和愈风宁心片一起吃。

他平时身体比较好，用龙胆泻肝丸急泻肝胆湿热没问题，用愈风宁心片来降血压，改善夜间睡眠。吃了一个星期后，血压基本正常，高压也就 130mmHg 多，不超过 140mmHg，睡眠也好了很多。我觉得他这个问题应该是多年积累的，还需要好好调理，防止复发。于是改用效用缓和一些的疏肝清热的护肝片，继续跟愈风宁心片一起服用。后来坚持吃了将近 2 个月，每天量血压都很正常，低压 80mmHg 多，高压 120mmHg 多。到现在已两年了，再也没复发过。

当然，他的饮食习惯也改变了不少，少油少盐偏清淡，每天坚持走路和练太极拳的起式（只教会了他起式），直到有打嗝或放屁的效果。如果哪里有胀疼，就不停地揉按直到症状消失，这些其实也起到了疏肝理气的作用。

引起高血压的原因很多，我爸这种肝郁气滞的情况应该不在少数，及时用中医辨证调理，就避免了长期服用降压药的副作用。希望这个医案能给大家一些帮助，别被高血压吓到而放弃了中药治疗。

懒兔子按：

这个医案很好，很像我写过的一篇文章：《冠心病居然被感冒药治好！没逗你，是真事儿》。

这两个病都是被西医确诊的病：冠心病和高血压，且病名听起来都很严重，前者可能需要手术，后者则需要终身服药。

但是中医拿到此类病症，并不是按西医的病名来看病的，而是看症状。有什么治什么，随证治之。

此案中，作者父亲肝胆有湿热的症状很明显，之所以血压升高，是因为阳热往上走，会增加血流的速度，从而加大血管压力。此时不是强行地扩张血管、减小压力，而是清热平肝，让上逆的肝气下来，清除多余的湿热，这样血流速度恢复正常，血压自然就正常了。

龙胆泻肝汤的功效为清泻肝胆实火，清利肝经湿热。当肝胆实火循经上冲时，则头部、耳朵作痛，或听力失聪，旁及两胁痛且口苦；湿热循经下注则为阴痒、阴肿、筋痿、阴汗。辨证要点为口苦溺赤，舌红苔黄，脉弦数有力。

龙胆泻肝丸是此汤方的中成药，但丸药性缓，如果要用，症状严重时，建议用 1.5 倍量，或者是在医生的指导下加量服用。

文中作者用的愈风宁心片我在网上并没有查到确切的组方，只是说主要成分为葛根。有解痉止痛，增强脑及冠脉血流量的功效，用于治疗高血压头晕、头痛，颈项疼痛，冠心病心绞痛，神经性头痛，早期突发性耳聋。所以这个药无从分析，仅给各位作为参考。

最后正如作者所说，引起高血压的原因有很多种，龙胆泻肝丸绝不是通用药，任何时候，都要抛开西医的病名辨证论治。

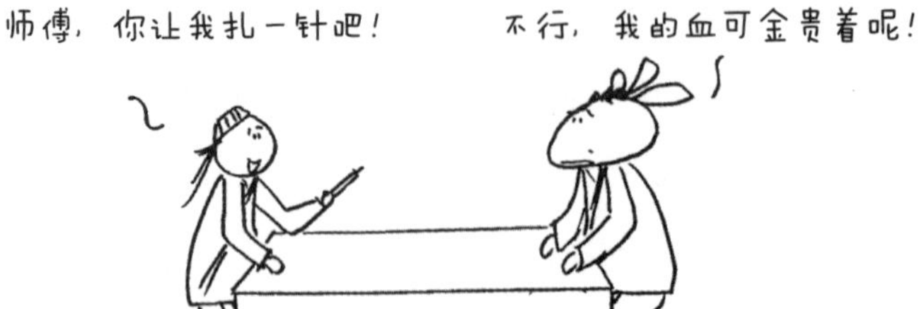

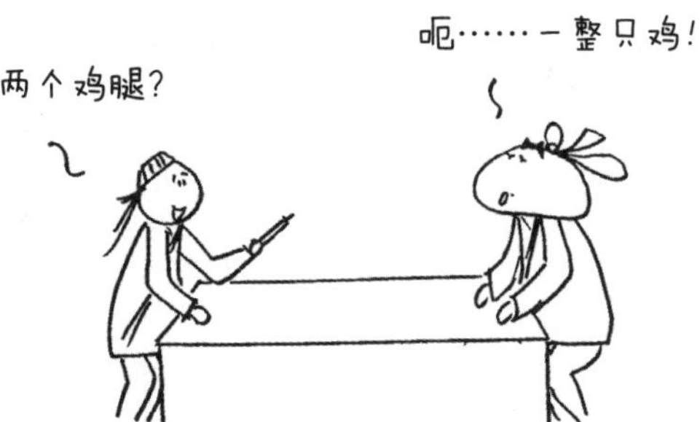
两个鸡腿？
呃……一整只鸡！

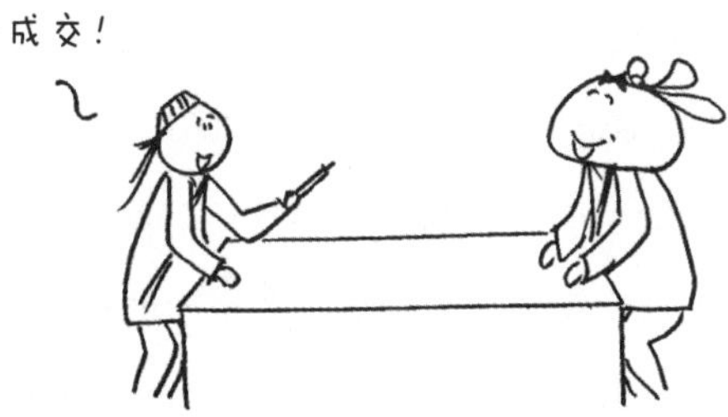
成交！

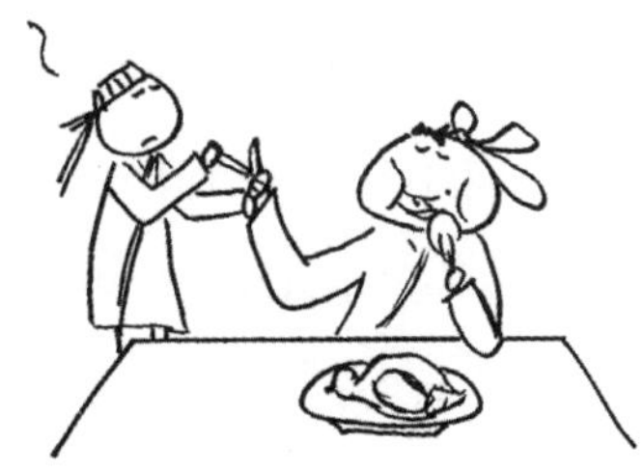
我终于知道
"打鸡血"这词从哪儿来的了。

8. 炙甘草汤治好了我的心脏病

懒兔子，你好！

我今天想说的是我用炙甘草汤治好了我多年来的心脏病。

我是 2013 年做的甲状腺手术，手术后因为没有好好调养，落下了动不动就心慌气短、手脚无力的毛病，最严重的情况是经常晚上睡着睡着就因为心脏跳动过快而从床上惊醒，那种上气不接下气、心随时要跳出来的恐怖感，真的只有经历过的人才知道！

我的心脏病大大影响了我的生活和情绪。我甚至都不敢一个人出远门，我怕万一发作，就会死在路上。我也不敢长时间看书或看视频追剧，因为看的时间稍长我的心慌就会发作（我真是太难了）。

这几年我也一直断断续续地在看中医吃中药，感觉体质上总体来说好了很多。但就是心慌气短这老毛病一直在。在我吃少了饭、劳累、生气或偶尔熬夜后，就会时不时蹦出来刷一下存在感。

这两年来我开始关注中医，但只是关注，没想过要学习。后来因为饱受病痛的折磨，我决定学习中医知识。于是我买了懒兔子的全套书籍，下载了潘毅教授的《中医基础理论全集》视频，从零学起……

当我在《医学就会》中看到炙甘草汤主治心阴不足引起的心脏病时，我脑袋里突然灵光一闪，想起从初中开始，每每午睡被闹钟吵醒，我的心就会狂跳、心慌，需要缓好长时间才能让心脏跳动恢复正常。

潘毅教授在课堂上曾经说过，阴虚之证往往病程都较长。如果从初中开始算，那我心慌气短的病程真不是一般的长了。只是以前不懂中医，根本不知道这是个病。犹豫再三，我决定试一试这个炙甘草汤。我还特地去了我们当地的中医院，咨询了药方和用量。医生根据我自身的情况，减了生地黄的用量，又加了一味茯苓。

回到家煎完药，我小小尝了一口，甜甜的，真的觉得这是我喝过的最好喝的中药了。我抱着忐忑的心情喝了半碗炙甘草汤，毫不夸张地说，喝完后我感觉整个人都滋润了，尤其是我的心脏，真的像是干涸的心田涌入了甘甜的泉水，整个人舒爽滋润到飞起。

这一夜我睡得很好。第二天起床后，意外地发现自己的皮肤也水润了很多。接下来的几天，我又喝了三服炙甘草汤，发现就算我吃得少一点，心慌也基本不会来报到了。

炙甘草汤的疗效对于初学中医的我来说，真的是个莫大的鼓励。虽然我知道，对于既有血瘀又有气虚脾虚还有湿气等诸多毛病集一身的我来说，改善体质不可能一蹴而就，但我也做好了打持久战的准备。

我会继续学习中医的!

懒兔子按：

这个医案，不是本身辨证和治疗有多精彩，事实上，作者也仅仅服用了三服药，还远没有达到治愈的地步。但是，我特别希望通过这个医案呼唤更多的人，自己学中医，自己救自己!

一个初学中医的人，为什么可以准确辨证？不是说她多有天赋，或者正好碰对了。而是没有人比我们自己更了解自己！比如本文作者说，她从初中开始，就有心慌心悸的问题。这在你去医院和医生简单交流的那几分钟里，会想到吗？会说吗？会觉得有关系吗？但恰恰就是这些，往往是重要的信息，可以帮助辨证。

文中用的炙甘草汤，出自《伤寒论》，又叫“复脉汤”，主要用于治疗阴阳气血俱虚之证。

TIPS

组方：炙甘草 12 克，生姜 9 克，桂枝 9 克，人参 6 克，生地黄 30 克，麦门冬 9 克，火麻仁 9 克，大枣 10 枚（掰开），阿胶 6 克(烊化)。水煎服。(剂量仅供参考,请在医生指导下用药)

先煮前 8 味药，煮好后去滓倒出，将阿胶烊化兑入药液中，分 2～3 次温服（如阳虚明显，可以水 800 mL，加入黄酒或者清酒 700 mL 煎服）。

这个方子的功效为滋阴养血，益气温阳，复脉定悸。如果不能辨证，我也建议大家像医案作者一样，拿着方子去医院请医生根据自身情况，重新进行辨证和加减，这样准确率会更高。

真正心阴亏虚、心气虚弱的人，服药后确实会出现像湖水灌溉了心田一样的舒适感，所以对症用药后，身体自然会给你答案。

二毛，周末妈妈要去一个阿姨家玩，
你要不要陪我一起去？
不去。
网课

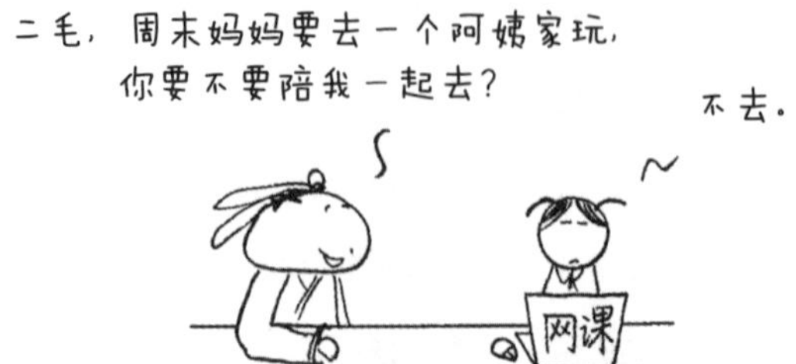

她家有个十五岁的小哥哥。

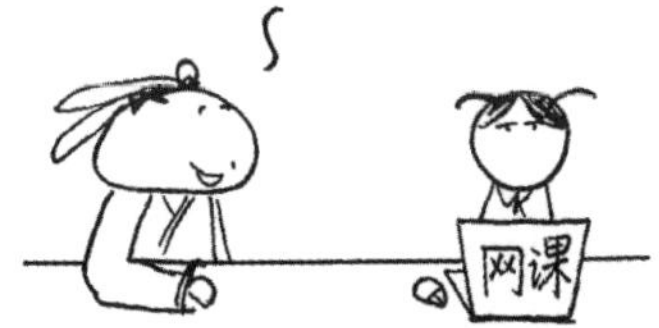

还有两只可爱的小猫咪。

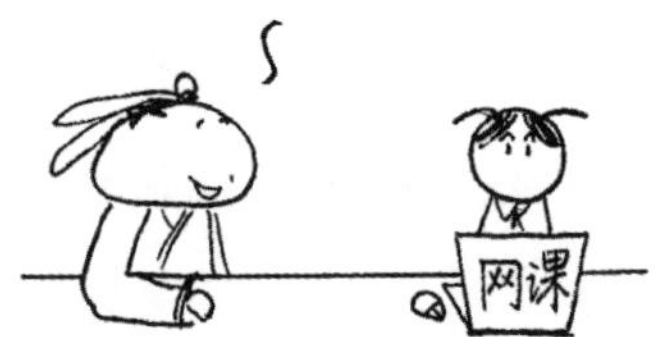

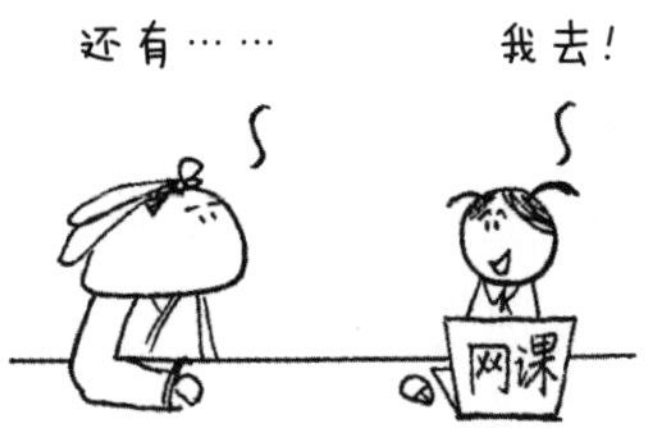

有猫又有男生，
根本让人无法拒绝啊！

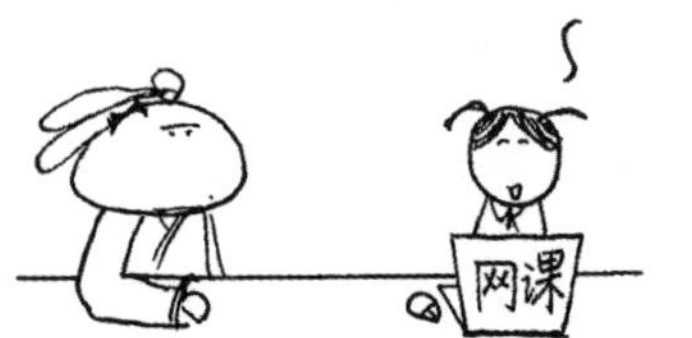

9. 升陷汤治好了我的心悸

亲爱的兔子：

你好，自学中医有一段时间了，以下是我自己经历的一个医案。

我从小瘦弱、脾胃不好，去年年初忙了一段时间，没怎么好好吃早餐，也没胃口。然后，6 月搬家，也顾不上吃东西，结果慢慢到了秋天就出现了心悸，一下子不知所措。只要天气一变就莫名其妙地出汗，随便动一动就气喘。看了两个中医（重视补脾胃）也没好。秋冬舌苔一直薄白，舌质淡。没胃口吃饭，一饿就心悸心慌，但是又不敢吃多，吃多就便秘，准时早上 5 点醒，入睡困难，刚要入睡就惊醒，手脚无力，怕冷，脾气差，情绪不稳定。

之前判断自己是阴虚体质，一直给自己滋阴，但是脾胃受不了。吃补药就上火，吃凉药就腹泻，简直让人崩溃。后来我在懒兔子公众号看了好多文章，搜索了很多关键字，还是没把自己治好。主要是心悸导致极度敏感脆弱，都不敢随便吃药了。

过了春节，休息好了，天气也变暖了，我的身体勉强恢复一些。一直到今年 5 月（广东热得早），办公室开空调后，我就比别人要多穿一些，有时甚至还要戴上帽子，经常感冒。一直到一个月前，心悸又开始复发了。这次没办法，想想我才 20 来岁，难道要被心悸折磨一生吗？于是我静下心来，打算重新看病。

这次找的是另一位老中医，他把脉说我是肺气虚，脾胃也不好。给我开的方子全是四君子汤加减。另外还给我开了隔物灸（天突、大椎、肺俞）7 次，每次 15 分钟。三伏贴也是同样的位置。每次灸完都觉得舒服很多，心悸和其他一系列症状都缓解了。可时间太短，15 分钟，刚刚热起来，就结束了，疗效很慢。但我知道方向应该是对的。然后，我就开始思考我肺气虚这个问题。念念不忘，必有回响。有一天，罗大伦老师的公众号里推送了一篇《聊聊现代人最需要的升陷汤》，我看了里面的症状，天啊，13 条里面，我居然中了 11 条。再学着把把自己的脉，右手寸脉几乎摸不到。是的，升陷汤一定对我的病。于是我马上去药店抓了生黄芪 18 克、知母 9 克、柴胡 4.5 克、桔梗 4.5 克、升麻 3 克。只买了 1 服，出于谨慎还是想先试试。没想到，半服药下去，心悸几乎没了，手脚没力的症状还剩一点点，第二天大便也来了。是的，这就是我要的！但是，我还是有点胃胀，右下牙龈有轻微肿痛的感觉。之后我又连续吃了 3 服升陷汤，配合了 7 次艾灸，就这样，我的心悸彻底好了。

记得罗老师说过，之所以出现气陷，主要是脾胃虚弱的问题，所以我后面会加强自身脾胃的调养，补中益气，这样才能避免病情再次复发。其实，之前也看过懒兔子公众号中的大气下陷医案，给我的感觉是这个病老人才会得。但后来我发现，很多大气下陷的医案患者都只有二三十岁，并不都是老年人，只是年轻人病了总是不往这个方面去想。所以我今天写这个医案，是希望大家可以重视这种病，尤其是年轻人，别把病情耽误了。最后，愿大家健康幸福。

懒兔子按：

张锡纯先生在《医学衷中参西录》里，用了很长的篇幅写大气下陷这个病，说很多人的无疾而终，都是因为此病。所谓“无疾”，不过是没有发现死亡原因罢了，并不是真的没有原因的死亡。而大气下陷就是无法被发现的一种死亡病因，所以应该特别引起重视。

咱们先来讲一下张先生讲的“大气”是什么气吧！

这个“大气”，是指我们人体的宗气——由谷气与自然界清气相结合而积聚于胸中。

《灵枢经》中记载 ：“宗气积于胸中，出于喉咙，以贯心脉，而行呼吸焉。”这句话的意思就是，一方面宗气上出于肺，循喉咙而走息道，推动呼吸 ；另一方面有贯注心脉，推动血行的作用。

讲得再简单点，就是心肺都得靠宗气养活，没了宗气，心肺就都没法工作了。而心肺一旦不工作，人不死才怪呢！所以宗气重要不重要？人活一口气，说的就是它。此外，宗气还可沿着三焦向下运行至丹田，滋补先天之气。

总结一下，宗气的生理功能主要有三个 ：行呼吸、行血气和资先天。有如此重要功能的气，一旦出现问题，就很要命。宗气是停留在胸中的，心肺靠它滋养。如果它下陷，那心肺就失去了依靠，人就会感到呼吸困难，心慌心悸，浑身乏力。辨证的要点为 ：右脉轻按无或者弱，重按仍弱，或者脉搏紊乱不齐。呼气困难（不是吸气困难），心慌心悸，要深深地用力呼气才感到舒服。

张锡纯先生治疗大气下陷的方子，叫“升陷汤”。

TIPS

组方：生黄芪 18 克，知母 9 克，柴胡 4.5 克，桔梗 4.5 克，升麻 3 克。

如果患者气虚至极，可酌情加些人参和山萸肉。

黄芪既善补气又可升气，但因为性热，所以常要与知母配伍。柴胡可升肝气，让清气自左升。升麻、桔梗都可以将中焦之气提升至胸中。

此方“主治胸中大气下陷，气短不足以息，或努力呼吸，似乎有喘；或气息将停，危在顷刻。其兼证，或寒热往来，或咽干作渴，或满闷怔忡，或神昏健忘，种种病状诚难悉数”。

张先生用这个方子加减，治好过无数大气下陷患者。他特别强调了一个辨证的要点：喘病者，呼吸困难时会耸肩，是因为吸入清气困难。而大气下陷者呼吸不接时，则不会耸肩，是因为大气下陷后呼气比较困难。

另外喘证之人，脉多浮滑而数，或尺弱寸强。大气下陷者则与之完全相反。这个一定要仔细辨证。

正如医案作者所说，**由于现代人的生活习惯及工作压力，大气下陷的情况越来越多，确实应该引起大家的重视**。这种病，用西医的检查仪器是根本查不出来的，所以就算你病到很难受了，到了医院检查可能指标也没啥问题。

了解大气下陷真的挺重要，说不定到时候能救你一命的就是你自己。

“双十一”我破产了。
啊？你买什么了？

我用多年积攒的压岁钱，
帮我妈清空了购物车。

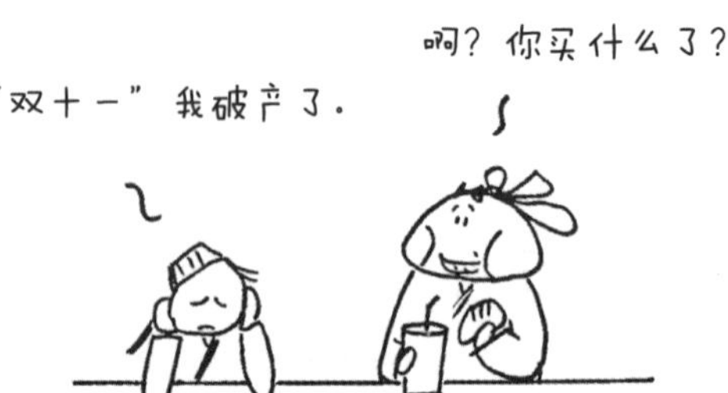

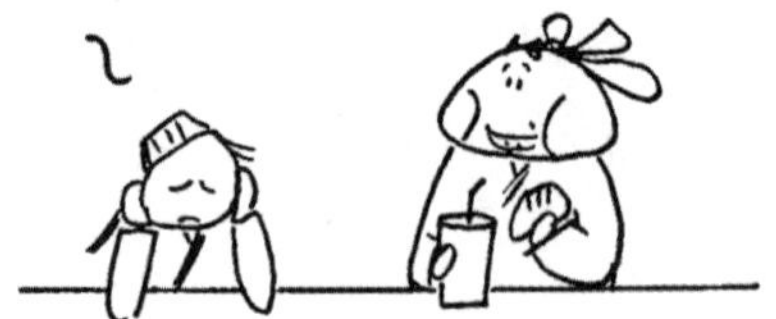

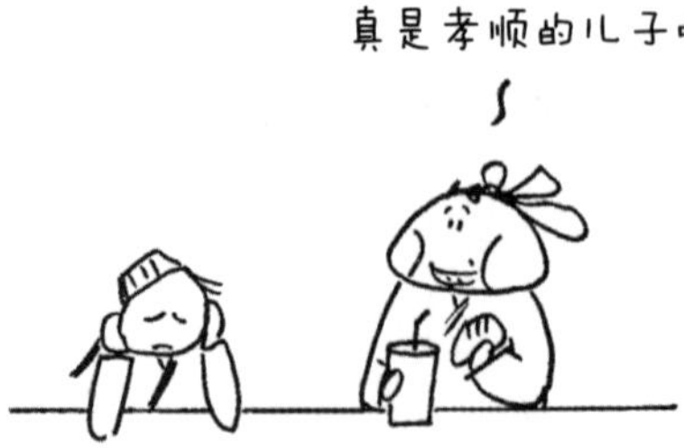

真是孝顺的儿子啊！

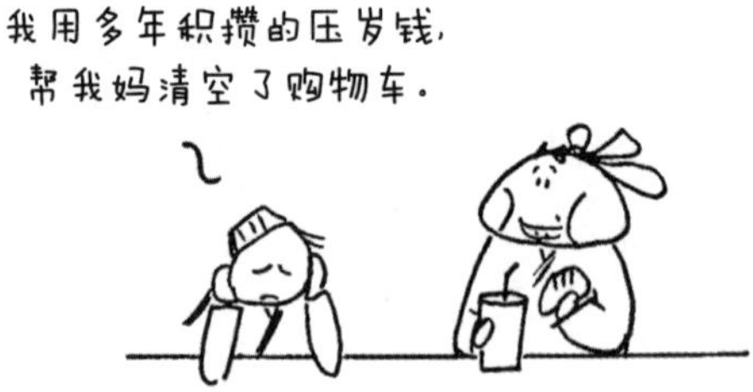

不，是我爸逼我的。

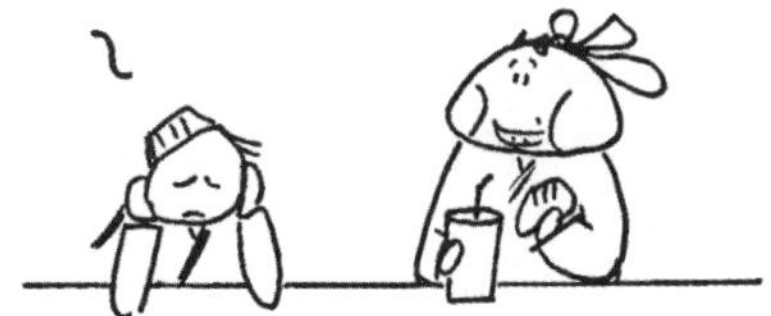

他说我应该从小练习这项本领。

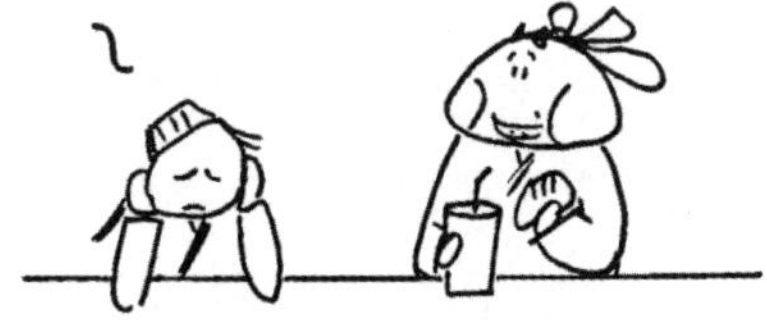

这样长大后就不会那么痛苦了。

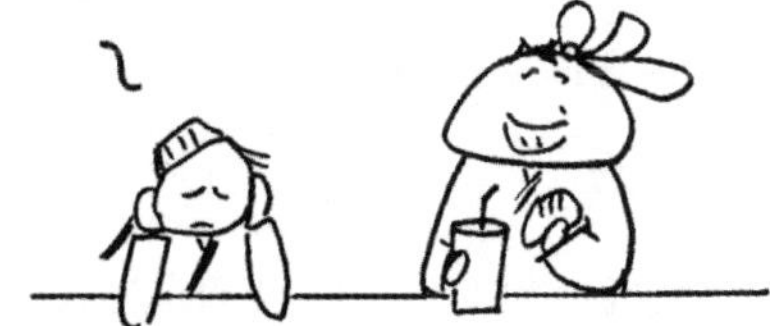

10. 一个方子治好了爷爷的小腿抽筋和脑血管硬化

亲爱的懒兔子：

您好，我想要跟您分享一下我使用暖肝煎治好爷爷的小腿抽筋和脑血管硬化的故事。

我的爷爷是在一年前检查出来有脑血管硬化的，当老爸打电话告诉我这个消息时，我才刚开始自学中医（我本身是康复专业而非中医专业的学生），他问我有没有什么办法可以缓解爷爷的病情，而那时候我对中医了解不深，只想起了以前看过的一篇文章说，用陈醋泡黑豆可以治疗。

爷爷知道了这个法子后，性格倔强的他就不愿意继续待在医院里了，别看他七十多岁了，但身体还算硬朗，执意要回老家下地劳作。其实我知道，爷爷是怕继续在医院治疗会加重家里的经济负担，我爸妈与爷爷争执不过，就只能让爷爷拎着一大袋西药回了老家。爷爷回去后，餐餐都会吃些陈醋泡黑豆。

这次暑假回来，我问爷爷身体有没有好点，爷爷说吃了那个醋泡黑豆确实是不会头晕了，就是小腿还是抽筋抽得厉害，一到晚上就抽，一下田也抽，有时候晚上抽筋硬生生会把人疼醒。

听到爷爷这么说我赶紧去看他的小腿，只见爷爷的小腿因为经常抽筋，肌肉已经变得有点僵硬，小腿的静脉也变得曲张。我难过地问爷爷这几个月都是怎么过来的，爷爷说一抽筋他就拼命地去搓小腿，搓热了就会好一点，果然，再看爷爷的小腿因为经常被搓已经脱了一层皮。

为什么爷爷的腿总是会抽筋呢？我试着给爷爷把脉，发现爷爷左手关脉紧绷，过血不畅，既弦又涩，我觉得爷爷应该是肝有问题。爷爷说他小时候早上晨跑就会喘不过气，尤其是冬天和春天，后来看了中医，就说是肝的问题。吃了一段时间药，跑步能喘过气来，就没有再继续治疗了。

我心里一喜，想着这应该就是病的源头，肝不正是在体合筋吗？再看爷爷的指甲，确实有点带黑色变形（肝其华在爪）。另外，爷爷舌淡苔白，平时左手会有轻微颤抖，晚上和下田时小腿抽筋会加剧，搓热可缓解，这些都是肝脏有寒的迹象。说不定爷爷的脑血管硬化也与此有关，因为足厥阴肝经也会循行于头顶。

把这些问题都汇总思考后，我跟爷爷说，陈醋泡黑豆不能再吃了，因为过食酸伤肝，酒也一定要少喝（爷爷喜欢喝酒，每餐最少也要喝一杯白酒，酒多也伤肝）。

接下来我便开始查找暖肝祛寒的方子，查到“暖肝煎”时，我觉得比较对症，它的组方是：当归 6 克，枸杞子 9 克，小茴香 6 克，肉桂 6 克，乌药 6 克，沉香（木香亦可）3 克，茯苓 6 克。抱着试试看的态度我去药房抓了三服，拿回老家煎好后给爷爷服用。结果才吃了一服，爷爷就说下午下田插秧遇水时，腿就没有抽筋了，当晚睡觉也没有发生抽筋的现象。真没想到一服药就能见到如此奇效，我和爷爷都是既惊喜又意外。

在连喝了 8 服药后，爷爷气色明显好了很多，手也不再颤抖，连脾气也好了很多（以前因为一些小事他都会发好大的脾气）。

我忍不住再拉爷爷去做了一次头部检查，医生也很意外，说以前相同位置检测到的高信号灶已经没有了，脑动脉也恢复到了正常大小。我趁着爷爷高兴，劝说他最好还是把酒戒了，爷爷觉得也是，饮酒的嗜好远远没有身体的健康重要。

这一次成功的医案让我更加坚定了学好中医的信心，平时在学校由于专业的关系大家都偏向于现代医疗，对中医都抱有怀疑，甚至还有不相信中医的同学对我冷嘲热讽。但我还是坚信我们的中医是有效的，其理论历时几千年都没有改动，不正是证明了中医本身就是顺应自然规律的产物吗？

也很感谢在我自学中医的这段时间里，不厌其烦地让我把脉、观察舌象，给我指点迷津的同学和老师。中医这条路我会继续坚持下去，即使受尽万千嘲笑，但只要能治愈一疾我也知足。

懒兔子按：

看完这篇医案一定会有很多人问：肝经也会有寒？肝经不是只会有热吗？

事实上，所有的经都会有寒、热，没哪条经独有寒或独有热。肝经也不例外。

肝经有寒会有什么症状呢？症见睾丸冷痛，或小腹疼痛，疝气痛，头顶冷痛，畏寒喜暖，舌淡苔白，脉沉迟。临床上常见的疾病有精索静脉曲张、睾丸炎、附睾炎、鞘膜积液、腹股沟疝等属肝肾不足，寒凝气滞证。

医案中，作者的爷爷主要表现出的症状为头部脑血管硬化和小腿抽筋。这些都是肝经有寒，寒主收引导致的。因为肝主筋，厥阴肝经上巅顶，作者分析得一点儿没错。

此时的治疗方法是温阳补肝。

暖肝煎为理气剂，顾名思义有温补肝肾，行气止痛的功效。主治肝肾不足，寒滞肝脉证。

TIPS

组方：当归 6 克，枸杞子 9 克，小茴香 6 克，肉桂 6 克，乌药 6 克，沉香（木香亦可）3 克，茯苓 6 克。加生姜三五片，水煎后，饭后温服。（剂量仅供参考，请在医生指导下用药）

这个医案非常好，是治疗肝病的另一个思路。**现在很多人遇到肝病，首先想到的就是肝胆有热，思路就被局限在清热之中，但其实寒证也有，一定要根据症状仔细辨证。**

但这里要提醒各位的是，以后即使碰到脑血管硬化或者腿抽筋也不能认定就一定是寒证，还是要结合舌脉整体辨证。因为热证同样会引起上述两种症状，绝不能一概而论。

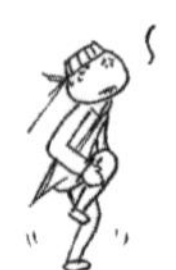
师傅，我一跑步就
腿抽筋是怎么回事儿？

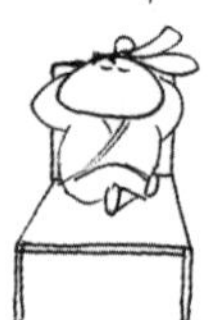
那是因为你懒，不想跑。

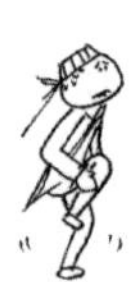

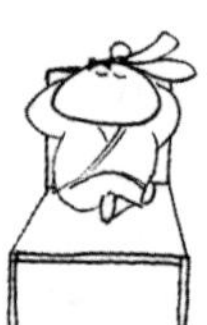
和二毛做作业一样。

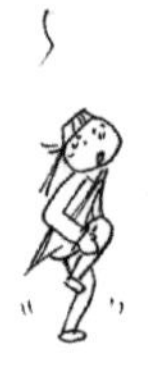
啊？二毛做作业也会腿抽筋？

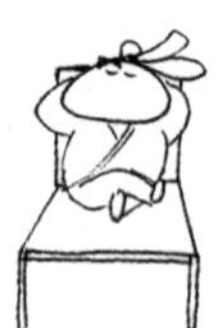

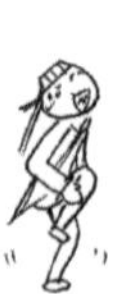

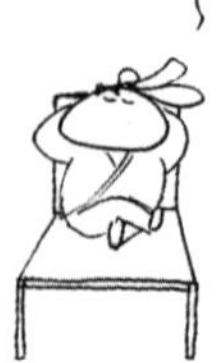
不，她一做作业就要大便。

11. 胸痛（冠心病）的治疗

兔子你好：

分享一个医案。

上个月，母亲突然夜间胸痛，天亮时痛醒难眠，白天正常。我弟弟给她买了阿司匹林，夜间痛时吃，吃后缓解，一小时后又痛了。

我打电话问，妈妈说每晚都痛醒，天亮方缓。我跑去看她，舌下静脉怒张，呈青紫色。这是瘀血的舌象，加上痛处不移，老是左胸心脏处，夜间尤甚，痛如针刺，妥妥的瘀血证。我急忙要妈妈服西洋参加三七粉。于是，每到夜里，妈妈再胸痛时，她都会急服西洋参加三七粉，每次 8 ～ 10 克，并按揉内关穴，如此疼痛可以马上缓解，之后还能安然入眠。就这样过了三四天。

我后来细想想，这应该是冠心病，母亲鼻根处有两横纹，此属心脏病外现。再加上她瘀血那么严重，血管可能堵了百分之八九十，用三七和西洋参粉估计效力太弱。我想起王清任的血府逐瘀汤，历来公认这是治疗胸中有瘀血的验方，所以立刻开了三服给妈妈送去。

第一服喝完，妈妈晚上痛感缓解不少，按按内关勉强能安睡了。三服喝完，只是晚上偶尔痛下就过了，不再需要吃药和按揉穴位。效不更方，我又再开三服。结果妈妈喝完，夜里胸口就彻底不痛了。可是看舌下静脉，仍然是粗大、青紫色。我判断瘀血还多，就再开三服。

喝完后，妈妈说痛虽然不痛了，但是总感觉胸口冷，此症发病前就有，放个暖水袋焐一焐就好些，所以也就没说。

我又捋了捋思路，妈妈舌下青紫，代表瘀血严重，虽然未再痛，但是化瘀还要进行。而心胸处冷，应该是胸中有寒证，当用温药。我特地查了《金匮要略·胸痹篇》，看到理中汤治胸痹，觉得很适合妈妈。她素来体胖，是痰湿之人，理中汤可以温中、健脾、升阳。

于是后面给妈妈的用药，就改成了血府逐瘀汤合理中汤，另加桂枝 10 克。先开了 3 服给妈妈喝，第一服喝完晚上竟又痛了，第二服喝完就不痛了，三服喝完后仍然是不痛，但心胸处冷。

再看舌下静脉，青紫色已经消退了许多。所以我决定暂不用化瘀血的药了，重点治冷，选了桂枝生姜枳实汤。没想到一服喝完，心胸竟然不冷了。之后再没喝，妈妈也再没感到冷。鉴于妈妈不想再喝药了，现在就让她日常服用三七和西洋参保养，以善后。

懒兔子按：

这是个治疗得很成功的医案，作者母亲的胸痛应该就是冠心病引起的。

中医当然没有冠心病的说法，中医只看症状。而胸冷痛，是寒凝血瘀造成的，对症治疗即可。作者用血府逐瘀汤很对症，因为这个药常用于治疗上焦瘀血证。

TIPS

血府逐瘀汤：桃仁 12 克，红花 9 克，当归 9 克，生地黄 9 克，川芎 4.5 克，赤芍 6 克，牛膝 9 克，桔梗 4.5 克，柴胡 3 克，枳壳 6 克，甘草 6 克。（剂量仅供参考，请在医生指导下用药）

功效为活血化瘀，行气止痛。

主治：胸中血瘀证。症见胸痛、头痛、日久不愈，痛如针刺而痛有定处，或呃逆日久不愈，或饮水即呛、干呕，或内热瞀闷，或心悸怔忡，失眠多梦，急躁易怒，入暮潮热，舌暗有瘀斑。

而心胸处冷，是心阳不振导致的。作者母亲素来痰湿体质，内有水饮不化，因此作者选用了可以温阳化饮，下气降逆的桂枝生姜枳实汤，一剂见效，药到病除。

TIPS

桂枝生姜枳实汤：桂枝、生姜各 9 克，枳实 6 克。（剂量仅供参考，请在医生指导下用药）

经方就是这样的，用对了则“一剂知，二剂已”。之后作者用西洋参和三七粉善后，以补气化瘀，思路也是很对的，就是如果再能加点儿温阳化湿的药就更好了，比如参苓白术丸或桂附地黄丸。

作者的中医修养很高，遇到病症时辨证准确，用药也很恰当，可见自学中医是很多朋友都可以做得很好的事情，只要用心学，一定会大有收获。

另外关于**心胸痹痛**，还有一个药方很好，就是张锡纯先生创制的活络效灵丹。活络效灵丹，真的是每个家庭都应该知道的好药。

TIPS

活络效灵丹：丹参 15 克，当归 15 克，生明乳香 15 克，生明没药 15 克。（剂量仅供参考，请在医生指导下用药）

主治：气血凝滞，痃癖症瘕，心腹疼痛，腿臂疼痛，内外疮疡，一切脏腑积聚，经络湮淤。

这个方子主要的功效为活血化瘀，治疗因瘀血造成的心腹疼痛效果极好。但是它没有温阳的效果，所以心冷，还是要再用温阳的方子善后。

冠心病听起来很可怕，痛起来也很可怕，但是治疗并不复杂。只要找准病机，中医治疗还是非常见效的。

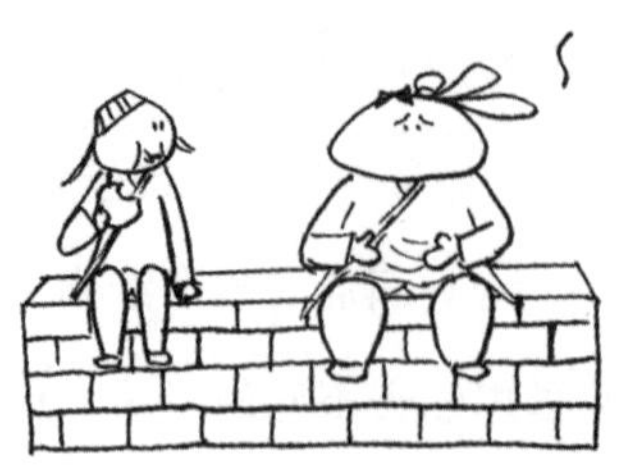

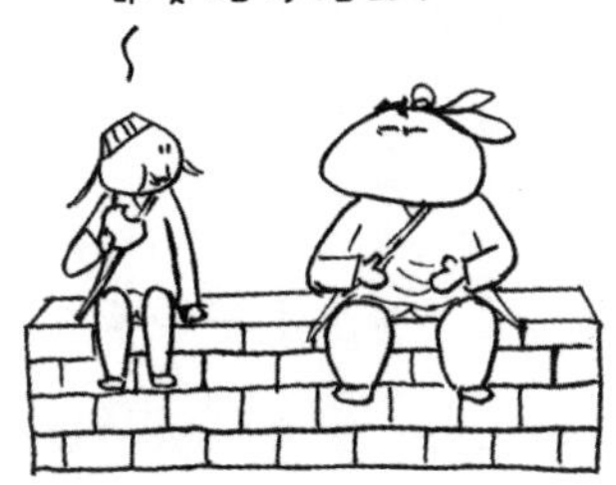
师傅，为什么所有的传统节日
都要吃好吃的？

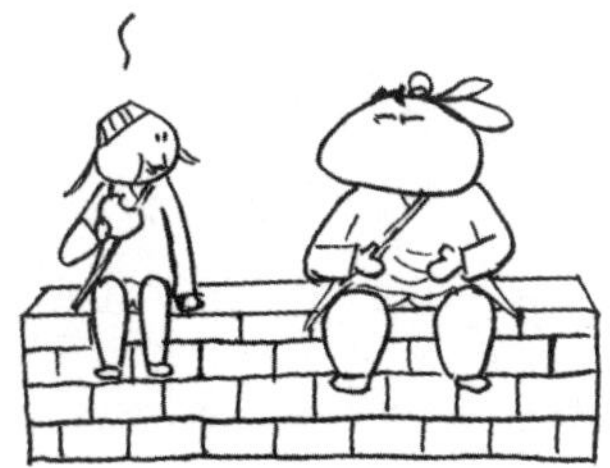
就连清明节都叫"寒食节"。

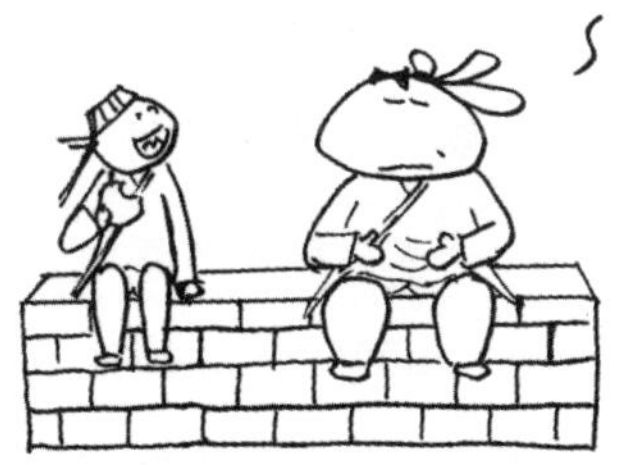
那是因为但凡不要吃的节日，
根本流传不下来……

12. 保济丸治好了女友的腹泻

兔子姐，关注你的公众号也差不多一年了，学习了一些中医的小知识。今天我也分享一篇医案，看能不能帮到其他人。

事情是这样的。元旦假期，我和女朋友出去旅游两天，其间也就是走走玩玩，吃吃喝喝。元旦早上回家后，她就开始拉肚子了。

之前看文章说，拉肚子是人体自动把脏东西、坏东西排出去，是小问题，我也没太注意。她除了拉肚子，其他一切正常，照常吃喝玩乐。但是，在女朋友白天跑了好几次厕所后，我还是开始有点担心。

元旦下午，我在你的公众号里搜索了关于腹泻的相关文章，看完我推测，她的腹泻是因为元旦天气冷，旅游途中又吃多了东西导致的，应该是肠胃感冒。藿香正气水对这样的症状有不错的效果，结果女朋友说宁愿拉肚子也不愿意吃藿香正气水，味道太不好，吃怕了。唉，这么挑的女朋友也是自己惯出来的。

我研究了藿香正气水的成分和“解表化湿，理气和中”的功效，然后就去药店找药了。一般我找药从货架底层找，因为很多好药，由于利润低都被藏在底层。结果真的被我发现了一个之前不太引人注意的药——保济丸，功效是“解表祛湿和中”，正好对症。

于是我就买了保济丸，还被店员加塞了一盒保济口服液。两盒品牌药加起来不到 40 块，可以说很便宜了，难怪平时都看不到。

回去后，女朋友立刻吃了保济丸，当晚腹泻就基本收住了，没有再拉。今天早上，我又提醒她带着药上班，吃了 2 次后，就没有再拉。接下来只要饮食清淡，继续调理两天就可以了。

另外有一个问题：口服液是液体，会不会好吸收一点？放在家里还没吃。希望身体健康不用吃药。

最后一个问题，感觉公众号里是姐姐们的天下，学中医的男生是不是很少呀？

懒兔子按：

一个暖心、机灵、好学、可爱的小哥哥跃然纸上……

男朋友都是别人家的。知道女朋友挑，还揽锅说是被自己惯的。唉，可以说是求生欲很强了。

这个医案的优秀之处就在于，作者能根据组方，去药店寻找功效差不多的其他中成药。这个办法相当值得推荐，因为不是每个药房都能有我们指定的药品的，往往很多时候我们只能根据组方找药，只要组方和功效一样，效果也是一样的。

比如**治疗肠胃型感冒，当患者不能接受藿香正气水的味道时，就可以用保济丸。**

保济丸为祛湿剂，具有解表、祛湿、和中的功效。主治暑湿感冒，症见发热头痛、腹痛腹泻、恶心呕吐、肠胃不适；亦用于晕车、晕船。

保济丸真的和藿香正气水差不多，适应证也基本一样。

另外，保济丸和口服液相比较的话，我个人认为确实是口服液见效应该更快些。因为丸剂性缓，效弱，一般用在急症时，效果会不如口服液来得快。

至于最后一个问题，为什么学中医的都是小姐姐，男人跑哪里去了……我的回答是，很多男人都比较认可专业和权威，生病的第一选择往往是医院和专家，他们既不相信自己能学中医，也不相信老婆能学。

但其实呢……生活一定会把更多的男人送到自学中医的路上，我相信只是时间问题。

二毛，你不觉得自己满脸痘很难看吗？

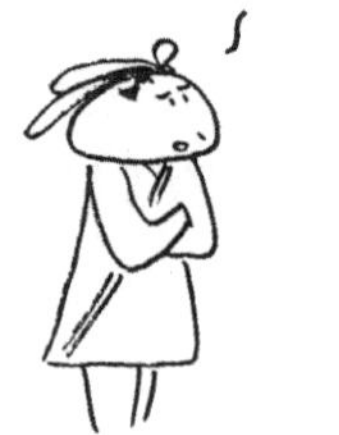

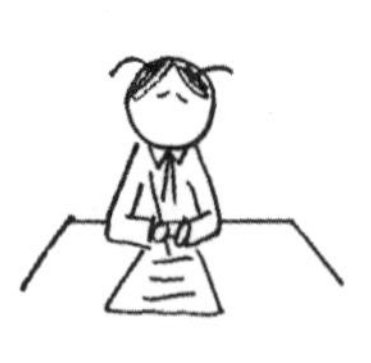

我不能太好看，
否则追我的人太多。

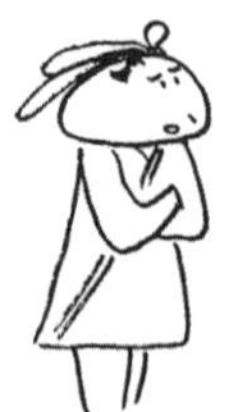

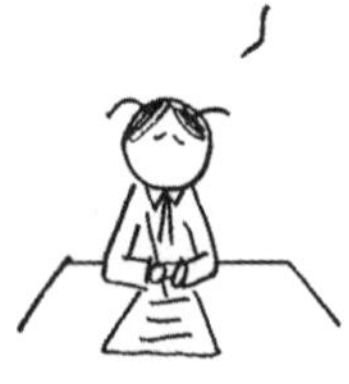

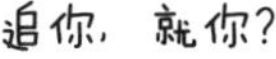
追你，就你？

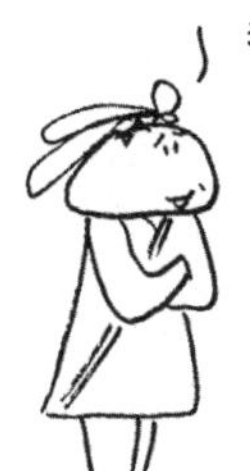

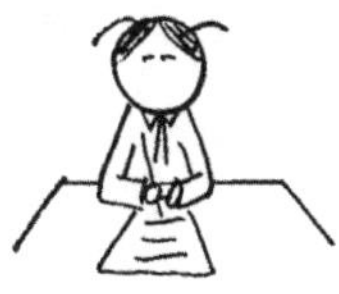

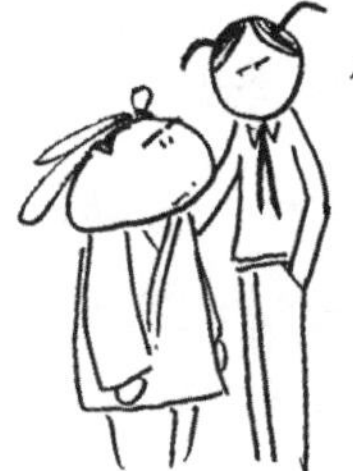
老妈，你这辈子
在情感上的经历太少了。

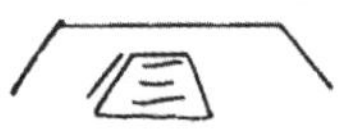

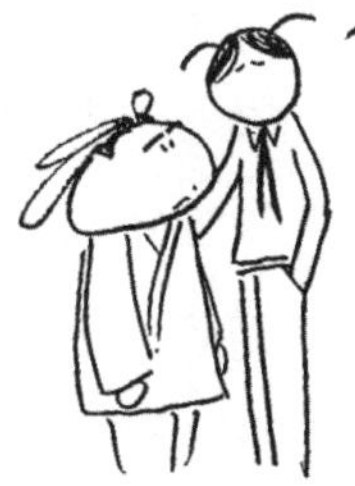
你是不能体会一个美女
被众多男生追求的烦恼的。

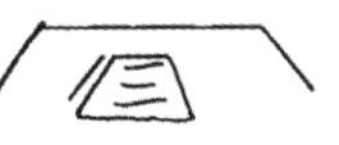

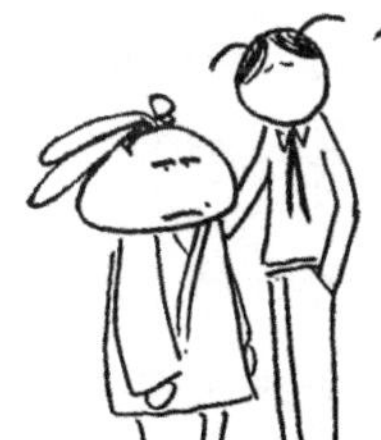
我多想像你一样
清净地长大啊！

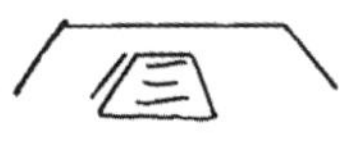

13. 肝郁不仅是女人的标配，男人也会肝郁

兔子：

你好！

平素我们都知道女性爱生闷气，因此遇到甲状腺结节、乳腺增生、痛经时总会先将肝气郁结作为首号排查对象。然而，男性也是会有肝郁的，只是他们的表现症状不那么明显和常见，所以往往容易被忽略，这就是我想和大家分享这则案例的原因。

5 月 9 日，父亲说觉得右下腹疼痛，痛无定处，时而牵连至大腿外侧，舌暗红稍胖，苔腻稍黄。由于当时还没有学脉证，所以没有记录脉象。父亲自行涂抹活络油和热敷均无效，两天后去医院抓了 3 服药服用（从配伍上看是祛风通络，清热除湿的方子），但疼痛依旧。

于是，老人家就开始怀疑自己长东西了，开始和母亲商量是否要去拍片子。家里一副如临大敌的气氛。我咬咬牙，想着新手上路吧！因为自学了中医基础理论和诊断学，心里并不慌。既然痛无定处，那就不是有形的东西了，多半是气滞的痛。加上部位在右下腹和大腿外侧，刚好就是肝胆经循行的路线啊，结合父亲以前做过小肠疝气手术和平素不爱与人争执、爱生闷气，我判断应该是肝胆气滞造成的疼痛。

我决定先让父亲用一服我开的药试试看，如果不行再去拍片子。治以金铃子散合平胃散加减：川楝子 10 克，延胡索 10 克，木香 10 克，

青皮 10 克，苍术 10 克，厚朴 10 克，陈皮 10 克，甘草 10 克。

金铃子散即川楝子和延胡索，用于疏肝泄热，活血止痛，由于第一次用川楝子，担心疏肝的力量不够，佐以疏理肝胆气的木香和青皮，加以平胃散是考虑他平时易胃脘胀满，且舌苔厚腻，应该是兼有痰阻中焦的问题。

第二天，我在外面不放心，发了信息回家问服药后的情况，父亲很简短地回复“很好，今日无痛。”就这样，1 剂愈，完全在我意料之外，我原来想着只要疼痛有所缓解就很满足了。

总结这次的家庭医护经验：

一是家庭医护在辨证方面具有一定的优势，第一次就医时医生辨证为风湿痹阻疼痛也是可以理解的，从舌象看也像是湿热证，主诉疼痛的情况可能不够全面以及医生不一定能察觉到情志方面的问题。

二是家庭医护在用药上应该尽量药少而力专，回避“十八反”和“十九畏”的药物，对药典中慎用和禁用的药物要十分谨慎。

三是不可贪功和讳疾忌医，家庭医护的初心是为了缩短病程和免除奔波之苦，药效不显时仍应及时就医。

写得不好的地方，请兔子指正。

懒兔子按：

讲真，没有写得不好的地方，没法指正。

收工。

（以下为假模假样的补充，其实没啥必要，作者写得都很清楚了。）

疼痛分为很多种，比如，胀痛、刺痛、窜痛、游走痛、固定痛、冷痛、灼痛、绞痛、隐痛……

像文中老爷子的疼痛，看症状应属窜痛，而且在胸胁脘腹等处，多半因气滞所致。

再加上牵连着大腿外侧疼痛，确实都在胆经循行的部位，因此判断为肝胆气滞，没毛病。

如此一来，治疗思路就很明确了，疏肝理气止痛即可。

金铃子散为理气剂，组方只有川楝子和延胡索两味药，具有疏肝泄热、活血止痛的功效。主治肝郁化火证。心胸胁肋脘腹诸痛，时发时止，口苦，舌红苔黄，脉弦数。临床常用于治疗胃及十二指肠溃疡、慢性胃炎、慢性肝炎、胆囊炎等属肝郁化火者。

这个药用途非常广，赵绍琴先生治疗肝胆气郁导致的脘腹痛症时，几乎都会用到它。

在此医案中起到主要治疗效果的，也是它。所以作者金铃子散用得特别好，点赞。

平胃散是化湿和胃剂，可燥湿运脾，行气和胃，主治湿滞脾胃证。用在此医案中，主要是因为作者觉得父亲的舌象属湿热，而且平素也有脘腹胀满，湿阻中焦的症状。所以也用得好，点赞加 1。

最后作者说了，**家庭护理有个独特的优势，就是对家人身体及情志状况非常了解，这是任何一个医生都无法做到的**。我特别赞同。我一直呼吁大家自学中医，做最好的家庭医生，就是出于这个原因。

所有的病都有起因，和平素的体质及饮食生活习惯密切相关。撇开这些重要的参考因素，仅仅让医生凭几分钟对病症表现的观察，是很难准确辨证的。

作者正是因为对父亲体质和性格的了解，才能如此精准用药，做到一剂而愈。就算是名医，疗效也不过如此吧。

大家一起来学中医吧！从基础理论学起，受益无穷。

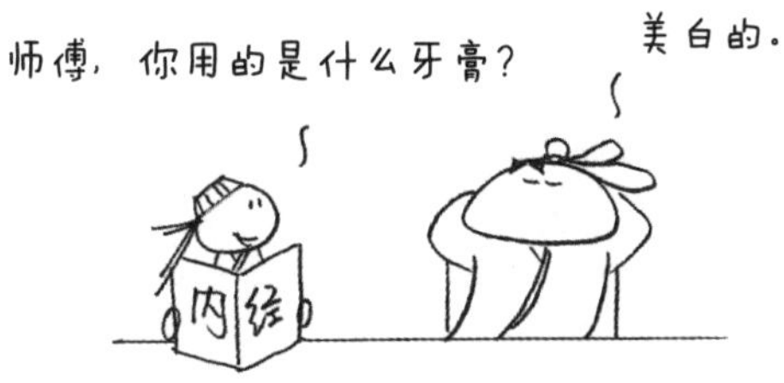

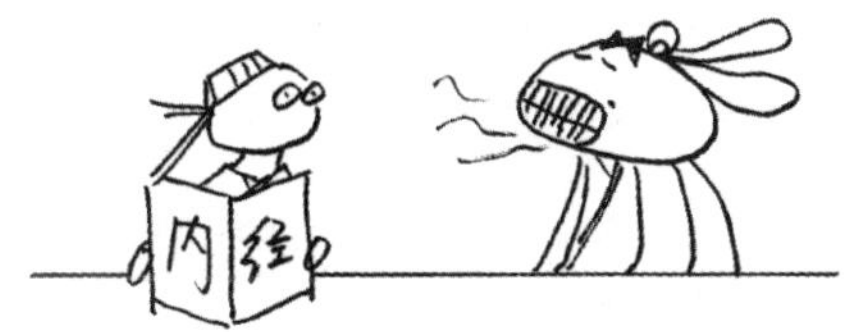

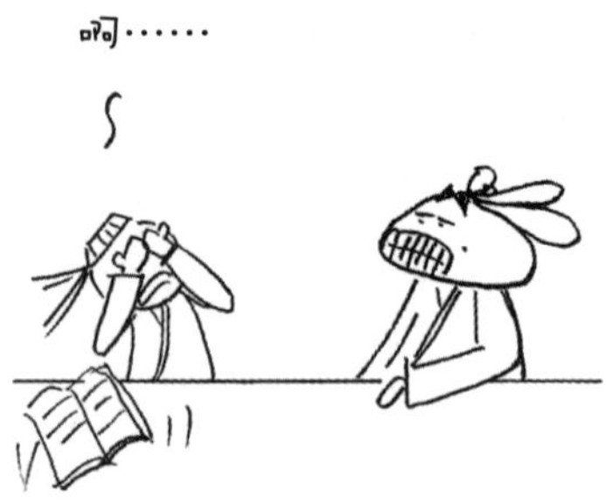
啊……

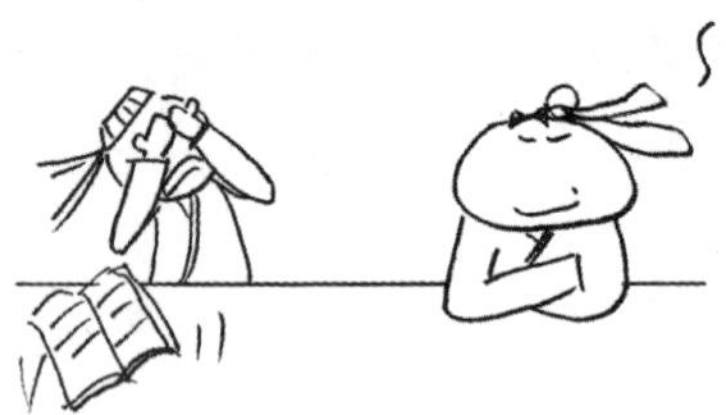
是不是亮瞎了你的眼睛？

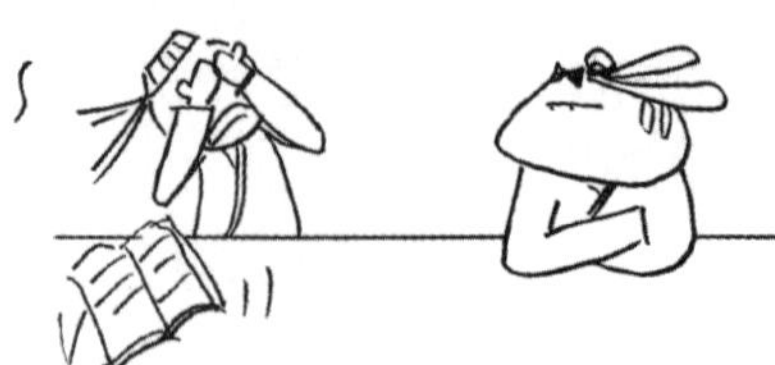
是熏瞎了我的眼睛……

14. 多年鼻炎，几服中药就治好了

亲爱的懒兔子姐姐：

您好！

秋天又到了，很多人容易受到过敏性鼻炎、过敏性结膜炎，还有咳嗽的影响，我也曾感同身受，且听我慢慢道来……

前几天，我的鼻炎又犯了。刚开始还能通气，也就没有太在意，后来没过几天，就只能用嘴呼吸了，再过了几天，一躺下就完全上不来气，头也一直是闷闷的，根本没办法学习，甚至连睡觉也成了问题。

于是我去了当地的三甲医院，挂了耳鼻喉科的专家号，专家说是过敏性鼻炎，过了秋天自然就好了，让我不要担心，开了抗过敏的药和喷剂。（这些药我几年前都用过，当时用还挺有效的，后来用了一两年，就完全没有效果了。）这次我抱着一丝希望，用了几天，果然，完全没有效果。

为了缓解鼻炎导致的鼻塞，我每天要出去散步两次，因为只有这样我才能顺畅地呼吸，头才不会那么闷，但晚上睡觉依然没法躺着呼吸，只能靠着睡一会儿。再后来我的结膜炎也犯了，不知道为什么，近几年鼻炎出现半个月以后，结膜炎就会出现。

接下来又是去三甲医院看眼科专家，说是过敏性结膜炎，拿了消炎的、止痒的，还有杀菌的滴眼液。当时好几瓶药都快滴完了，好了六七分。后来药用完了，没过几天就又变成老样子了。每到秋天我都在想，秋天怎么那么长呢……

后来无意间在朋友圈里看到朋友转发的一篇懒兔子公众号里关于鼻炎的文章，看到流清鼻涕用桔梗元参汤的方法，就抱着试一试的态度，抓了五服药。当天晚上就煎了一服，喝完以后，第二天早上醒来，感觉嗓子冒火。

我再仔细看文章，里面说流黄涕用五味石膏汤，想着就再试试这个方子吧。

让我万万没有想到的是，第一服药喝完，晚上我就能躺着睡觉了。后来我仔细想，我虽然是流清涕，但舌边尖红，苔黄厚，明显就是外寒内热，确实有清热作用的五味石膏汤更适合我。

我本是阴虚、湿热体质，脾胃虚弱，每到秋天，很容易外感风寒，就会出现寒热夹杂的鼻炎。

后来用了几天，我发现过敏性结膜炎也跟着好了。这说明虽然我鼻子和眼睛表现出来的症状不同，但病机、病因是一样的，所以异病同治了。

剩下的 4 服桔梗元参汤怎么办呢？我未婚妻受了风寒感冒出现咳嗽后，我当咳嗽药给她喝了。哈哈，药到病除！

懒兔子按：

老读者一看，又是鼻炎！又是桔梗元参汤！又是五味石膏汤！能不能来点儿新花样？

花样可以有，安排！

你看，五味石膏汤加味会不会比较有创意？我认真的。

TIPS

桔梗元参汤（治鼻塞清涕多者）：陈皮 9 克，甘草 6 克，桔梗 9 克，玄参 9 克，杏仁 9 克，半夏 9 克，茯苓 9 克，生姜 9 克。

五味石膏汤（治浊涕黏黄者）：五味子 3 克，石膏 9 克，桔梗 9 克，玄参 9 克，杏仁 9 克，半夏 9 克，茯苓 9 克，生姜 9 克。

看，这两个方子对比一下，其中有六味药都是完全相同的，但上一个方子治疗的是流清鼻涕，下一个方子治疗的是流浓黄鼻涕。

那如果是既有清鼻涕，又有黄鼻涕，或者是虽然流着清鼻涕，但是有内热的，怎么办？就用这两个方子的合方。

也就是把桔梗元参汤里的陈皮和甘草加到五味石膏汤里，变成下面这个加味方。

TIPS

五味石膏汤加味方：陈皮 9 克，甘草 6 克，五味子 3 克，石膏 9 克，桔梗 9 克，玄参 9 克，杏仁 9 克，半夏 9 克，茯苓 9 克，生姜 9 克。

此方既可以散外寒、温中，又可以清肺热、敛肺气，对于混合型的鼻炎非常有效。所以如果你单纯用桔梗元参汤或者五味石膏汤治疗效果不好，建议你用这个加味方试试看。如果鼻子塞得厉害，就再加 6 克苍耳子。

放心吧，这世上没有治不好的鼻炎。就算有，可能也不会那么“幸运”地轮到你。

二毛，我们去游泳？

我不去。

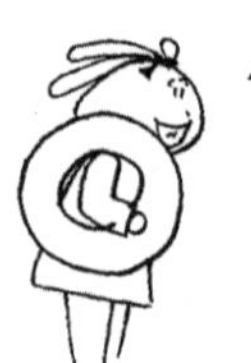
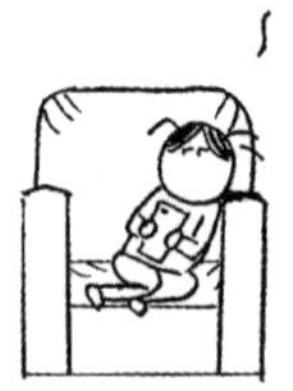

走嘛！就像你每次不愿洗头洗澡，
但是洗完就很舒服啊！

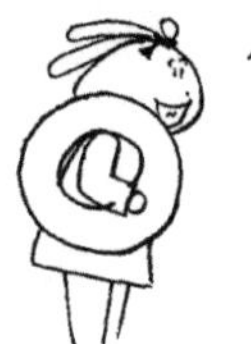
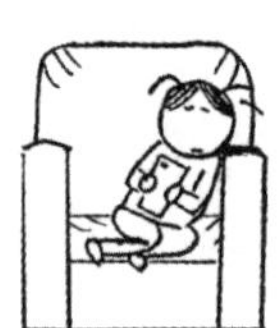

游泳也是一样的！

那不是游泳让我舒服的。

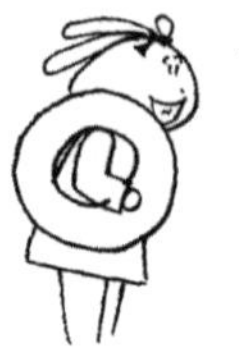
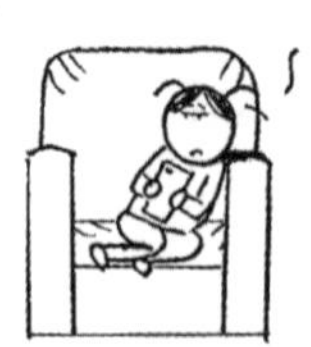

还是因为游完泳后
我洗头洗澡了。

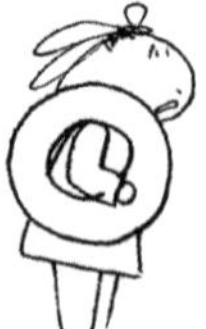
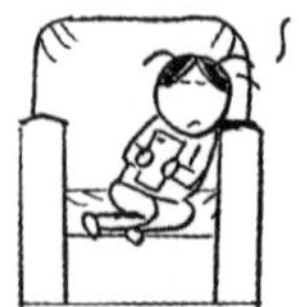

15. 警察小哥哥一夜治好自己的感冒

懒兔子您好：

我今天想和你分享下自己一个晚上解决感冒的亲身经历。

本人是在基层派出所工作的，由于连续两天加班，倍感疲劳。可能是 10 月 13 日晚受了凉，14 日白天就有感冒症状，头胀怕冷，人没精神，额温在 36.9 ～ 37℃，因为自己也是中医爱好者，所以决定坚持上完班后当晚回家自己解决。

到家看了舌象，舌质略淡苔薄，白舌根处微黄，给自己摸脉后没感觉到有浮脉，不像太阳病。又因胃口好、无口苦、胸痛，所以排除少阳病。没有腹痛、下痢，排除太阴病。没有气上撞心的感觉，排除厥阴病。

人没精神总想睡觉，有种“但欲寐”的感觉，因为自己有怕冷、腰酸的症状，感觉是像少阴感冒，给自己拟用麻黄附子细辛汤。但家里没有附子细辛，所以只能就地到厨房取材。先取 30 多克怀山药煮水喝，再用艾绒、葱白、生姜切碎煮水泡脚。

泡脚时人微微出汗，泡脚完毕直接上床睡觉，盖被子发发汗，口渴就喝怀山药水。躺床上后感觉腰背有点紧，家里正好有之前抓来剩下的一服葛根汤，就让家人帮忙煮好，睡前喝了一碗，晚上多次起来上厕所，每次起来都感觉头胀有所缓解。

今天早上起来的时候体温正常，头基本不胀了，但感觉有点口苦，泡了一碗小柴胡颗粒就着怀山药水喝了就去上班了。今天白天感觉精神基本恢复，可以应对值班的工作。

这次的亲身经历，让我再次感受到了中医的强大，一个晚上就基本解决了自己的感冒问题。本次处理中若有不妥之处，希望可以多多批评指正。

懒兔子按：

这是署名为“一位在派出所摸爬滚打的中医爱好者”发来的医案邮件。

是的，我偏心了。有很多类似的感冒医案，因为比较简单，我都没有出版，但是我出版了这位警察小哥哥的医案——不知道为什么，看完他写的这寥寥几行字，我心里就热热的。

想到我们现在平安幸福的日子，都是这些无名英雄用自己的生命、生活、辛苦工作换来的，我就很感动。

我们能为他们做点儿什么呢？对于我来说，就是出版他们抽空写下并发来的医案吧！

这个医案本身比较简单，是常见的感冒。我不擅长六经辨证，无法判断到底是什么经病，但是单纯从他的舌脉及症状来看，应该就是外感了风寒。之所以他说没有摸到明确的浮脉，应该是他之前太累了，正气不足，正邪相搏得不厉害。

艾绒、葱白、生姜，都是解表散寒的，用来泡脚发汗，以散寒邪。后来用的葛根汤，也是辛温解表剂，具有发汗解表、升津舒筋的功效。

这些药用了以后症状全部缓解，说明他确实就是风寒感冒。

有一点他做得很好，就是他一开始就喝了怀山药水。我前面说了，他很累，导致正气不足，所以难以驱邪外出，这时候如果不补中益气，他的感冒不会好得那么快，至少第二天的白天还是会很难受。

正是因为**他喝了补益脾气的山药水，扶助了正气**，再加上他平素身体应该很棒，所以简单的药物和适当的休息，就让他很快恢复了健康。其实如果家里没有怀山药，用党参或者西洋参补气也可以，都能达到扶正的效果。

总之，警察小哥哥棒棒的。能文能武，必成大器。希望所有的警察朋友，都能学点儿中医好好照顾自己，尤其是在外执行任务，不能及时就医时，会点儿中医能帮上大忙。

向所有在一线辛苦工作的警察同志，致敬！

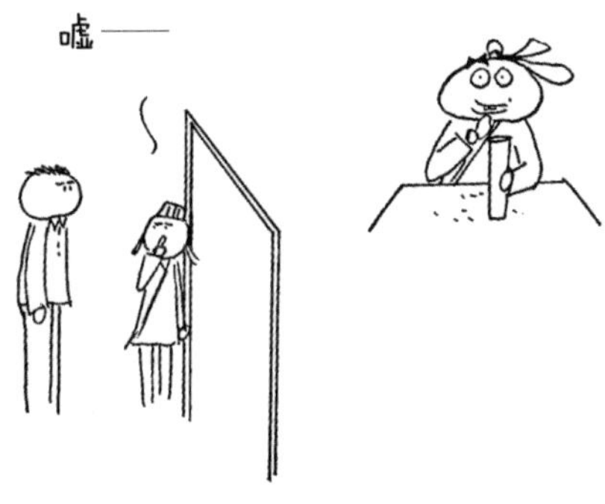

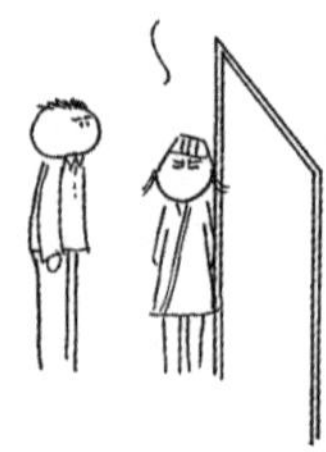
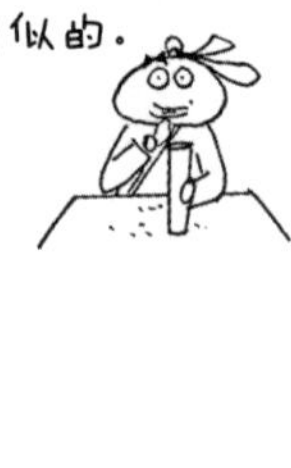
吃薯片的时候像个行尸走肉似的。

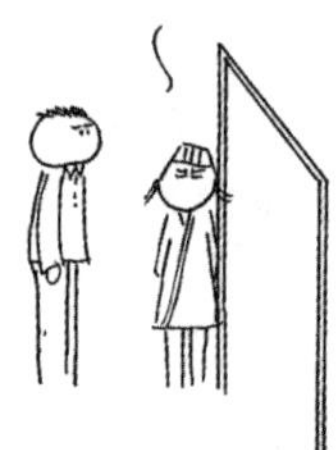
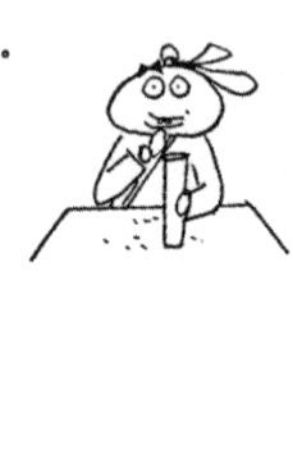
我师傅每次这样都是在想段子。

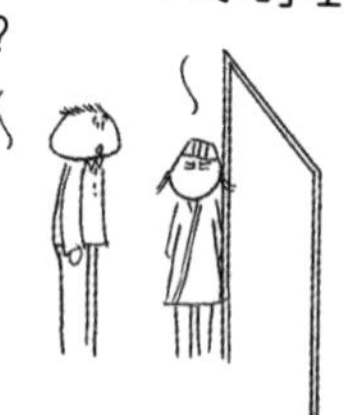
啊？那她每天
要想多久啊？
八小时左右。

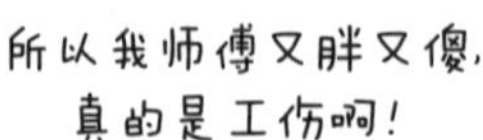
所以我师傅又胖又傻，
真的是工伤啊！

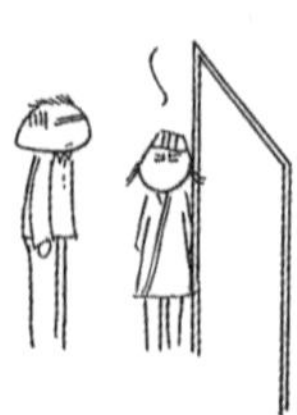
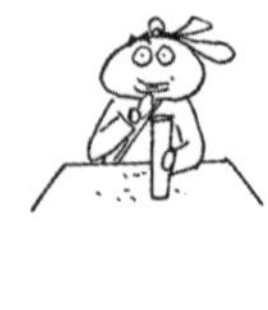

16. 用补肾的药治疗迁延不愈的咳嗽医案两则

医案一：

本人女，1981 年 5 月生人，已婚，育有一子。2018 年从年初开始咳嗽，愈演愈烈，严重到每天半夜咳醒之后会咳一个多小时才平息继续睡，影响家人休息不说，自己睡眠也大受影响。

白天更是咳得吓人，如果换到今年生这个病，那真是说不清了……另外，咳痰基本无色半透明，黏稠度极高，吐在纸杯里倒都倒不下来。（后来看了你的书以后自己研判，这样的痰应该属于寒痰，如此黏稠地蒙在我的肺上，心疼自己三分钟……）

其间我去医院问诊，即便咳了这么久，医生还是诊断为急性气管炎，好在也没有要求打针，只开了点平喘止咳的药。然后，机缘巧合下，我开始读你的《说医不二》，才知道每天凌晨 3—5 点走肺经，顿感神奇，因为自己每夜准时在那个时段咳醒。

之后又看到肺气虚弱有可能是肾气不足所致，我对照自查，确定自己有肾虚的状况，于是突发奇想跑去医院开了两盒六味地黄丸，按瓶子上的量，每天 3 次，每次 8 粒服用。结果吃了两周，缠绵大半年的咳嗽停了！我继续把那两瓶地黄丸吃完就没有再吃了，至今咳疾没有复发。自己医好自己，那种成就感无与伦比！

医案二：

这是我自己的医案，没用一种止咳的药治好了咳嗽，分享给大家。

现在是秋天了，气候特点是早晚冷，中午热，天气干燥，身边不少人得了咳嗽，我也不例外。跟着兔子学了这么长时间的中医，治好了很多自己和家人的小毛病，这次当然也自己治。

中医讲辨证论治，治任何病都要仔细辨证，然后对症下药，我这次就得了不同寻常的咳嗽，如果不仔细辨证，肯定要治坏了。事情是这样的。

几天前我开始咳嗽，偶尔几声，没什么大碍，以为是天气干燥，多喝点水就好了。但是两三天的时间发展为胸口发紧，像有东西挤着，感觉越来越厉害了，得治治了。

分析一下症状：干咳无痰，嗓子稍微有点痒，白天和晚上咳嗽频率差不多，早晚保暖措施做得挺好，应该不是受寒。其间喝了几次银耳莲子雪梨羹，没什么用，应该也不是干咳。

想想这几天晚上孩子睡得特别晚，每晚十一点半才睡，我再收拾一下，就得十二点才能睡了。连着几天，感觉很虚，于是我确定我的咳嗽是熬夜导致的肾精亏虚造成的。

《黄帝内经》中有载："五脏六腑皆令人咳。"肾主纳气，肾精亏虚不纳气，就容易咳喘。于是我就给自己吃了滋补肝肾丸和人参健脾丸。滋补肝肾丸可以补肝肾阴虚（我总结了规律，发现这个药对熬夜导致的一些病都挺管用的）。人参健脾丸用来培土生金，帮助肺恢复。

吃了第一天没减轻，也没加重，吃了第二天就感觉轻松多了，胸口不再发紧，咳嗽减轻了。吃了第三天就全好了，不再咳嗽了。

通过这个医案，我再次感受到了辨证论治的重要性，如果仅根据气候特点判断是寒咳热咳还是燥咳，就会耽误病情，越治越重了。

此外，我还用滋补肝肾丸治好过妈妈的眼干眼涩，归芍地黄丸治好了妈妈的脚后跟疼，小柴胡加双黄连治好了自己的偏头疼。希望通过这个医案让大家再了解一种中成药。

TIPS

滋补肝肾丸：当归、熟地黄、何首乌（黑豆、酒炙）、女贞子（酒炙）、墨旱莲、五味子（醋炙）、北沙参、麦冬、续断、陈皮、浮小麦。

功能主治：滋补肝肾，养血柔肝。用于肝肾阴虚，头晕失眠，心悸乏力，胁痛腰痛，午后低热，以及慢性肝炎、慢性肾炎而见阴虚证者。

懒兔子按：

这两个医案分别是两个作者写的，但是思路一样，所以就放在一块儿了。

在我的公众号里，"咳嗽"永远是号内搜索排名第一的关键词，从未从冠军的位置跌落，可见朋友们对治疗咳嗽方法的需求量有多大了。

咳嗽难治吗？依据我个人的经验，只要了解了肺的生理功能，以及肺和其他脏腑的关系，咳嗽就很好治，至少我身边还真没有见过咳嗽不能治愈的。

咳嗽，本身不是病，说到底都是肺的生理功能出现了问题。**最直接的两个原因就是宣发和肃降的功能不灵了。**宣发是指肺气有向上、向外宣散的功能，肃降是指肺气有向下、向内降气的功能。宣发可以将体内的浊气排散出去，肃降可以将吸进的清气传送到肾。

具体不展开说了，有需要的朋友可以买本《医学就会》，里面写得很详细。

《黄帝内经》中说的“五脏六腑皆令人咳”，意思就是除了肺自己坏掉以外，五脏六腑出现问题，都会影响到肺的功能，然后令人咳嗽。因为五脏六腑都有五行属性，彼此相生相克，一个脏腑出了问题就会连带着子行或者母行的脏腑出问题。

肾气虚弱确实会令人咳，原因一是肾气虚弱后，肾不纳气，导致气息无法深入，我们的呼吸就会短促，从而出现咳喘之症；二是肾的五行为水，肺的五行为金，金生水，通俗地讲就是肺是肾的母亲。中医里有子病及母之说，也就是子行的脏腑生病，会反过来连累母行的脏腑。所以肾气虚弱了，也会导致肺出现问题，从而引起咳嗽。

那如何判断自己的咳嗽到底是哪一个脏腑引起的呢？最好的办法就是整体辨证。一般来说，先排除外感邪气，然后再一一对照症状看是哪个脏腑的问题。比如，你最近正好和老公生气了，每天晚上临睡前都会猛咳一阵，那多半是肝咳，吃加味逍遥丸就能好。

又如，最近工作压力大，心火亢盛，晚上睡不着觉老想咳嗽，嘴里好几个口腔溃疡，还牙痛、头疼，就可以判断为火克金（心的五行为火），吃点儿黄连上清片，咳嗽就会好。

总之，牢记“五脏六腑皆令人咳”，就能找到咳嗽的根源，从而辨证用药。所有迁延不愈的咳嗽都有真相，而你，通过整体辨证就一定可以找到真相。

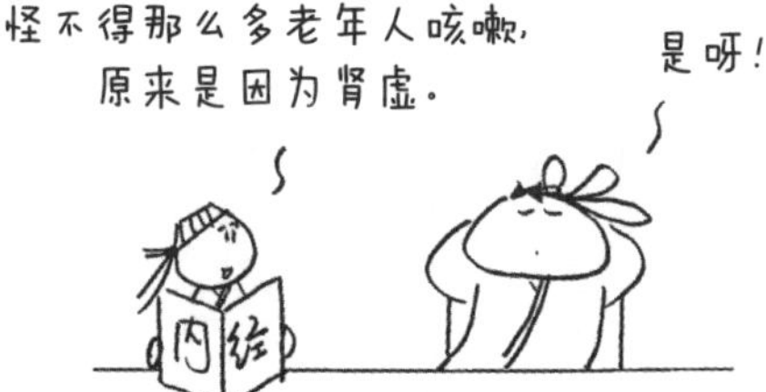

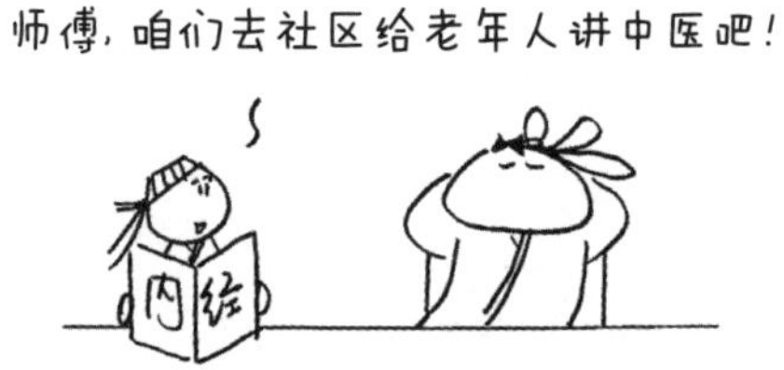

怪不得那么多老年人咳嗽，
原来是因为肾虚。
是呀！
内经

师傅，咱们去社区给老年人讲中医吧！

内经

算了吧。

那些老人只认医生，
咱们这种自学中医的，根本没人信。

内经

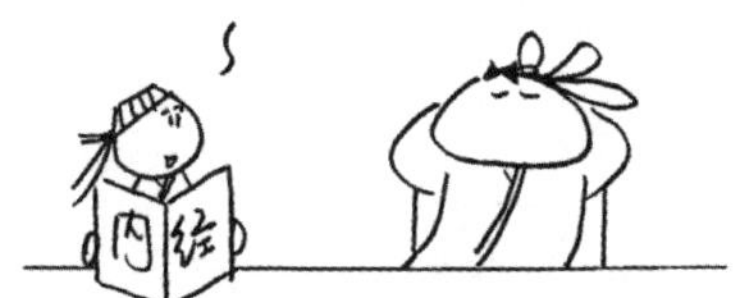

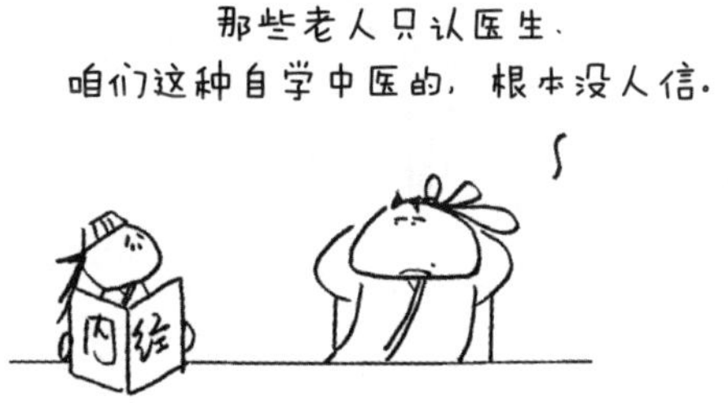

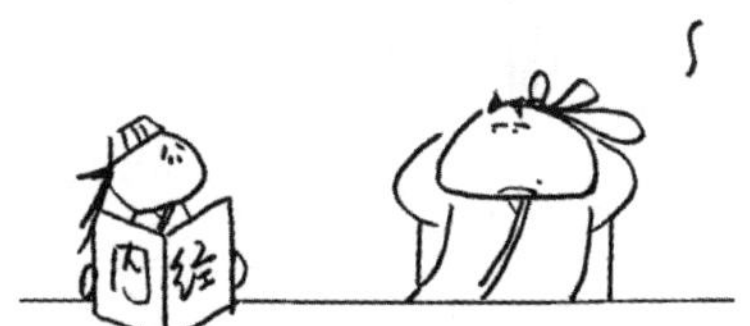

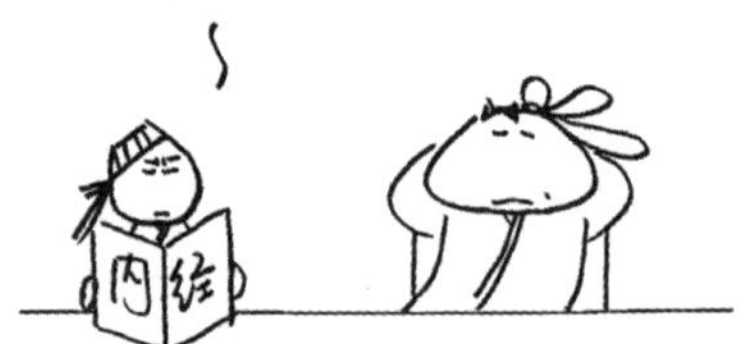
我来想想办法。
内经

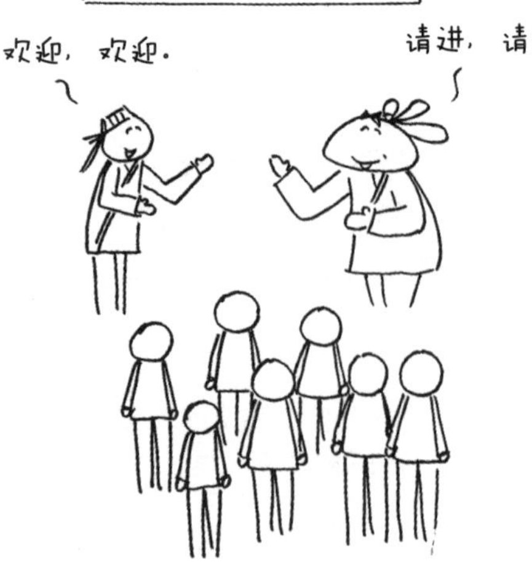
来自学中医的讲座
欢迎，欢迎。
请进，请进。

17. 母女俩三伏天咳嗽，用不同的小方治好了

兔子你好：

好开心，通过学习解决了一些小问题。

7 月 21 日那天，北京 40℃高温的桑拿天，人们出门就汗如雨下，进入室内又冷得一激灵。

恰逢周日休息，我勤快劲儿上来了，一上午洗了好几缸衣服、沙发套之类的，打扫卫生、做饭，累坏我了。女儿上午在外面玩了一会儿，出了很多汗，下午我们步行去上游泳课。这天儿，肯定汗流浃背的。

熊孩子在水里耍，我在等候区听兔子老师的中医课，一听课时间就过得好快，其间感觉风扇吹在后背。等她下课在浅水区玩，我在边上边听课边看着她，感觉自己还是在蒸桑拿，这时出现了不停打喷嚏、嗓子干痒的症状。

我本身就有湿，想来是出汗时被风吹到了，回家喝了一包午时茶，味道不错，又冲了一包喝。然后就没有然后了。

娃游泳出来，感觉口渴，听到一声半声的咳嗽，不停地灌水还是渴。一晚上都断断续续干咳，心烦啊，好不容易规律地去上游泳课，又病了。转念一想，学了一身本事，这不正好派上用场吗？

舌红，脉浮。于是想到了加减葳蕤汤，因为这孩子本身就有些阴虚，想来是天气太热，出汗过多。老师说过，这个药治疗阴虚风热感冒很好。

第二天一早娃抱着一包纸巾擤鼻涕，跟我前一天一样打喷嚏，我抄下方子去买药，我写的葳蕤，店员对我说没有这个药，我说就是玉竹，她说:“你确定是玉竹？”我突然发觉药店专业人员都不看方剂学的吗?我好像比她厉害了一点点。买药回来的路上买了几根葱。

熬好药嘱咐娃喝了，她表示好苦不要喝，我说不苦，还吸溜一口跟她说：“味道不错！”另外煮了一锅乌梅汤让她喝。

忙了一整天，晚上 8 点回家，已经听不到咳嗽了，晚上睡觉也没有咳。到第三天早上我又煮了一碗葳蕤汤和乌梅汤，然后好像也没有然后了。

懒兔子按：

此案是我的中医基础课学员写的，不是因为她是学员才出版了医案，而是因为学过中医基础之后，再来治疗感冒这类的医案，真的比较容易。不要小看治好感冒啊——小病治好，大病不来。

午时茶是一款很好的中成药，主要用于治疗寒湿感冒，有祛风解表，化湿和中的功效。建议家中常备，是常用的风寒感冒药。重点说说加减葳（wēi）蕤（ruí）汤。

TIPS

组方：生葳蕤 9 克，生葱白 6 克，桔梗 4.5 克，东白薇 3 克，淡豆豉 12 克，薄荷 4.5 克，炙甘草 1.5 克，红枣 2 枚（掰开）。功效为滋阴解表。主治阴虚外感风热证。症见头痛身热，微恶风寒，无汗或有汗不多，咳嗽，心烦，口渴，咽干，舌红，脉数。

可能有些朋友已经蒙了，啥是阴虚外感风热啊？其实简单地说，就是阴虚体质的人，得了热感冒。这种情况常见于小孩儿，很多小孩子都是阴虚体质：爱出汗，舌质红，没什么舌苔，不好好吃饭，睡眠不安，手脚心热等。这样的孩子，得了热感冒以后就会出现加减葳蕤汤的适应症状，此时用加减葳蕤汤效果特别好，尤其是妈妈们最怕的咳嗽，也能很快就好。

葳蕤即为玉竹，甘平滋润，滋阴润燥；薄荷疏散风热，清咽利喉；葱白、淡豆豉助薄荷发表散邪；白薇清热益阴，桔梗宣肺止咳。方子以滋阴为主，因此阴虚的人用效果最好。如果是普通人得了风热感冒，就直接用银翘片或者防风通圣丸就可以了。

生气的时候就想：老公是我选的，
我自愿的，我接（活）受（该）！

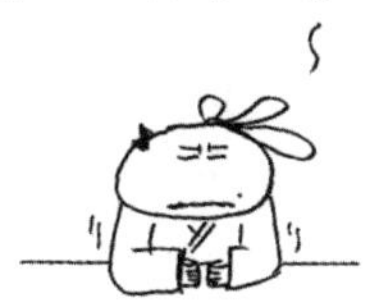

孩子是我生的，我自愿的，
我接（得）受（认）！

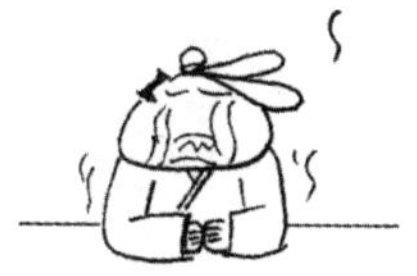

老妈，你以后别总生气了，
你看林黛玉就是被气死的。

瞎说，她那么瘦，
一看就是被饿死的。

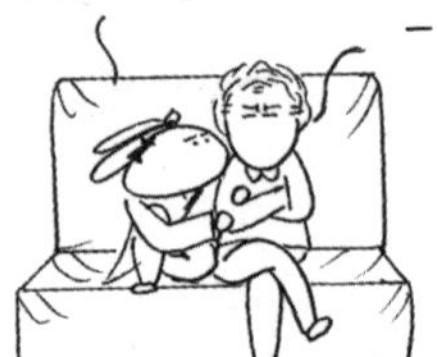

你也别整天瞎减肥了，减到最后
就和林黛玉一样，没有抵抗能力。

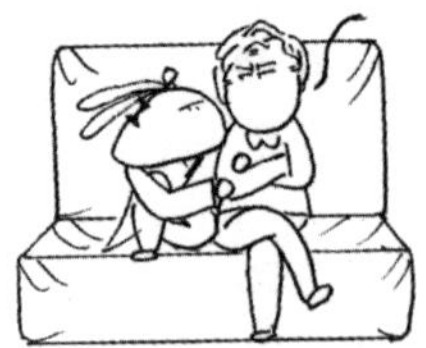

一咳嗽就死了。

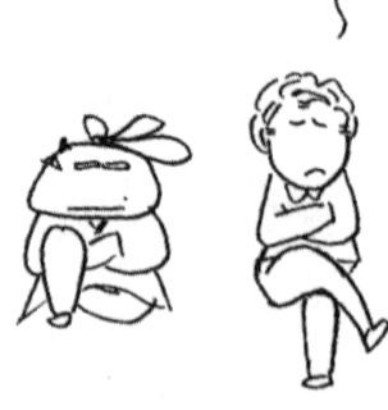

18. 祖孙三代人的咳嗽，用了三种不同的方子治好

兔兔，你好！

我怀着忐忑的心情，慎重地写下这封信，希望能够帮助更多的朋友，缓解妈妈们的焦虑，给更多家庭带去更多的底气！

我娃动不动就会发热，没有什么症状的情况下就发热。这一次她又不争气地发热了，高热，反复了三天，之后出现了感冒的症状，当鼻涕鼻塞什么的止住后，就开始干咳，弄得晚上一直睡不好。

我一听到娃咳嗽就焦虑，于是带她去医院看了中医，医生开了止嗽散加减方，三服。第一服喝下去，娃就不咳了，中药真的是牛气冲天！那一刻我生怕医生退休！

可是紧接着，我妈和我也陆续倒下了。我刚开始咳嗽的时候没当回事儿，以为是带娃累的。结果越拖越咳，喉咙干痒得仿佛把前 30 年没咳的都给咳上了，频率越来越高，根本停不下来，这还怎么带娃？得治！

于是我搜索懒兔子公众号，温胆汤很对症嘛！我的舌苔黄厚，看大家都是拿来泡脚，我想了想，还是直接口服吧。人生第一次按方子自己抓药，勇敢地喝下去后，咦？好像咳嗽的频率降低了！当我感觉自己要被自己治好的时候，家人还是把我劝去了医院。然后我来到了医院的中医科，找了之前给我女儿开药的主任，很好，医生开的方子

就是温胆汤加减方！我还是用对了！感觉自己棒棒的！

再来说说我妈，经过娃的一场病，我妈也先是发热好几天，各种抗生素、退热药之后，虽然热退了，但是咳得停不下来。因为经历了那么多天的发热，我就劝她赶紧去医院看看，去了医院，做了 CT，结果显示双肺肺炎！我妈焦急地询问了医生，医生说必须住院挂瓶，不然绝对不会好，而且会转为慢性咳嗽。

因为娃特别依赖我妈，看不见外婆简直就是要命，再加上我妈也特别不喜欢住院和打吊瓶，想想难舍难分的婆孙俩，我也是焦虑极了。于是拼命地翻看懒兔子的医案，终于被我找到了一篇蛮对症的文章，里面提到了金水六君煎。我仔细研究了一下这个方子，加上我妈的症状，我跟我妈说，可以一试！

我妈给予了我无限的信任，喝下了一碗汤药，神奇的是，咳嗽频率降低了！过了半天，又下去一碗，频率又降低了！就这样喝了三服，我妈彻底不咳了。

这几次的经历真的让我越发觉得中医的神奇，同样的症状，不同的药方。我也不懂为什么中药不起效就被黑得那么惨，而西药不起效，就是病情太严重的问题。

每个人的体质和病情都不一样，不论中医、西医都会有自己擅长的用药和偏爱，客观上也会存在误诊，我们能做的首先是了解自己的身体，找医生看病也能够尽量降低用药的误差。所以我们每个人都要更谦卑地学习，学无止境。

懒兔子按：

这篇文章里说的就是中医里很典型的**同病异治**——都是咳嗽，却用了完全不同的思路和药方。

中医难就难在这里，所有的病都要辨证，没有一个方子能治一个病的所有证型。就好像我和我爸都饿了，我想吃韭菜饼，我爸想吃小笼包，这时候没有一种食物能同时让我们都满足。

来看下文中提到的三种治疗咳嗽的药，我们来看看它们各自对应什么证型的咳嗽：

TIPS

（1）止嗽散：桔梗、荆芥、紫菀、百部、白前各12克，甘草4克，陈皮6克。（剂量仅供参考，请在医生指导下服用）

具有辛温解表，宣肺疏风，止咳化痰的功效。主治外感咳嗽，症见咳而咽痒，咯痰不爽，或微有恶风发热，舌苔薄白，脉浮缓。

也就是说，这个药是治疗风寒感冒后的咽痒咳嗽的，可以有痰也可以无痰。

TIPS

（2）温胆汤：茯苓30克，竹茹6克，法半夏6克，枳实6克，陈皮6克，炙甘草6克，生姜3片，大枣2枚（掰开）。（剂量仅供参考，请在医生指导下服用）

此方可以治疗湿热导致的咳嗽。那怎么判断湿热咳嗽呢？主要是看舌象。湿热的舌苔厚腻发黄，另外还会咳嗽有痰，痰为黄色。要是在温胆汤里再加几味宣肺止咳的药，效果会更好。比如淡豆豉6克，杏仁9克，前胡6克。

TIPS

（3）金水六君煎：当归6克，熟地黄9～15克，陈皮4.5克，半夏6克，茯苓6克，炙甘草3克。（剂量仅供参考，请在医生指导下用药）

这个方子应该很面熟，因为它的后四味药就是化痰止咳的二陈汤。加入当归和熟地黄，是加强滋阴养血的功效。此方特别适合阴虚体质的人，咳嗽有痰时使用。

三个人的咳嗽，用了三种不同的药方，一点儿都不奇怪，中医有异病同治也有同病异治，最重要的还是辨证论治。

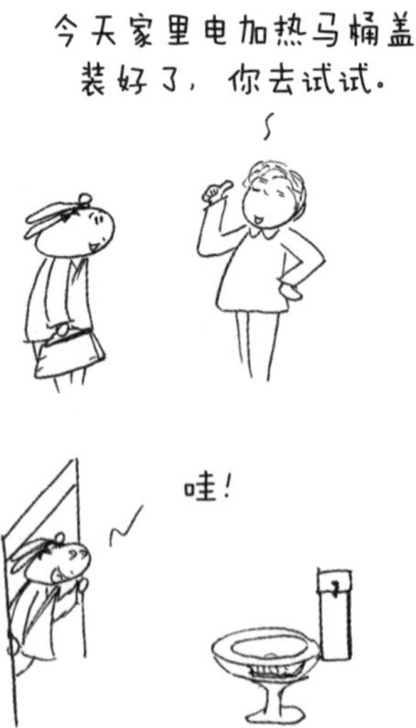

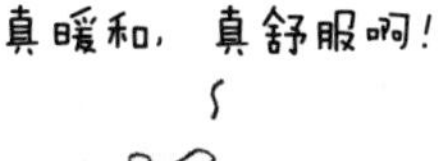

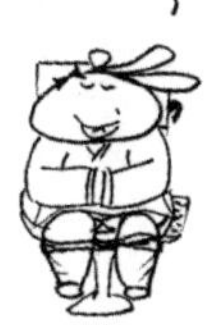

你又上厕所啦？
一个晚上你去了八回。

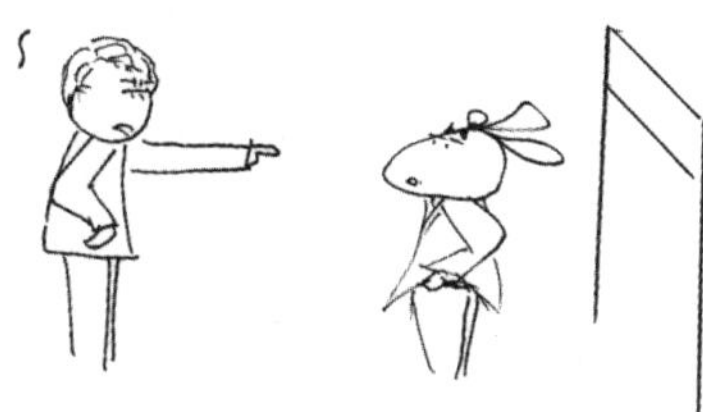

你知道你有多浪费水吗？

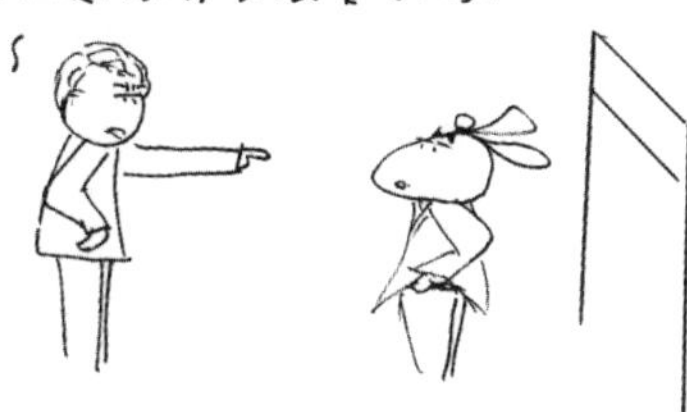

因为……这是在冬天，我第一次觉得
脱了裤子比穿着裤子暖和……

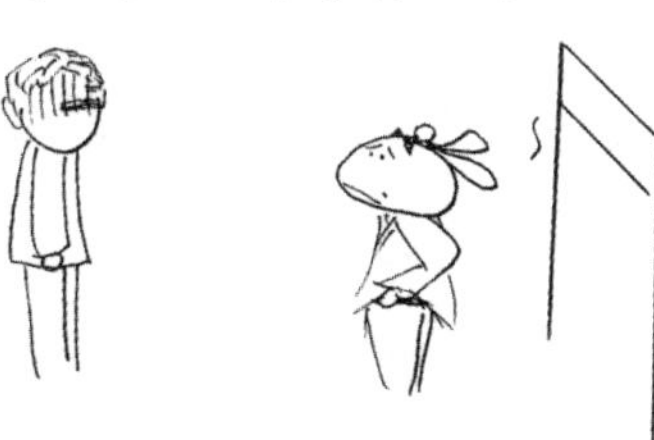

19. 一个小方子解决家里老人的咳痰

兔子，你好：

一直想分享医案，但是考虑到自己的语文基础，屡屡作罢。但是今年这个特殊的冬季里，我用公众号课程里介绍的小方子治好了老人积年的咳痰，还是忍不住想表达出来跟大家分享，让更多的中医粉帮自己和家人解决身边的小疾。

我是从两年前开始了解中医的，今年在家听到兔子的课程，每天坚持 2—3 小时，收获很大。其中一课中提到生姜枳实陈皮治疗老烟民多年的黏痰，想到孩子爷爷一边抽着烟一边咳痰的样子，就想给他试试。但是老爷子不想喝中药，正好婆婆这两年也咳痰（她是多年的脑血栓），干脆两个人一块儿喝吧。

课程里没有讲用量，于是就估计着两个人一天的量用手抓点，在养生壶里煮的（有点不严肃哈）。考虑到婆婆咳痰无力，大概是久病气虚的缘故，就多加了一把黄芪。连哄带吓地让老人家喝了，真的，兔子，见效很快。第二天，婆婆明显痰量减少，嗓子清亮了许多（原来都呼噜呼噜的），而且咳痰有力了，公公还是抽烟，但是咳痰少了。于是哄着让他们坚持喝了五天，到回老家的时候，二老都不再咳痰了！

记得刚接触中医的时候，有一次婆婆突然出大汗，尿床，虚弱无力，我们都吓坏了，老公也是中医粉，建议我咨询中医群里的老师。

于是拍了舌苔，写明了症状，向老师请教，老师给开了补阳还五汤加减。记得很清楚，50 元抓了三服药，老太太恢复如初，后来再没犯过。如果当时住院治疗，还不定怎么折腾老人家呢！

不得不叹服中医的神奇，中医真是咱老祖宗留下的传家宝，就像兔子说的，咱们自己最了解自己，最了解自己的家人，用自己学到的点滴知识帮到家人和朋友，真的很有成就感哦！

懒兔子按：

这个方子确实是很小了，就只有三味药。而且其中的陈皮和生姜，还是药食同源的中药，平时就可以常吃。

为什么这个小方子这么厉害？那是因为人家虽然组方简单，但是出身名门，来自大名鼎鼎的《金匮要略》。

TIPS

橘皮枳实生姜汤：陈皮 12 克，枳实 6 克，生姜 3 片。水煎服。（剂量仅供参考，请在医生指导下用药）

具有理气宽胸的功效。主治胸痹，胸中气塞，呼吸短促，心下硬满，呕吐哕逆。症见胸闷胸痛，呈窒塞感，心悸短气，或咳唾痰浊，呕恶痰涎，腹胀纳差，舌胖而大，苔白腻或厚浊，脉沉滑或濡缓。

其中陈皮健脾燥湿，化痰止咳；生姜则可化胸中的冷积寒气，令脾胃调和，气机通畅；枳实通降整个消化系统的积滞，不管是积食还是顽痰，都可以导滞下行，减轻胸中痰浊阻塞之感。

因此方子虽小，但是药简力专，各司其职，效果当然“杠杠的”。

另外，经常在后台看到有人问我老公打呼噜怎么治？我一般回答分房睡。但是后来在实践中我发现，很多人在除痰之后，打呼噜的情况也改善了很多，好多人都打得不如原来好了，降了几个调，身边的老婆和隔壁的邻居都忍不住给了差评。

为什么除痰后呼噜会改善？那是因为如果喉间有痰，白天人是立着的，痰浊都往下走，可是到了晚上平躺，痰浊就会漫上咽喉，堵塞气管，让人呼吸困难，发出呼噜声。而一旦痰浊消除，气道宽敞顺畅之后，呼吸无阻，那呼噜声自然就小啦！

所以有被打呼噜困扰的朋友（一定是多痰引起的）可以试试这个小方子，我不确保肯定可以消音到静音，但声音变小是没问题的。

师傅，你在吃什么好吃的呀？

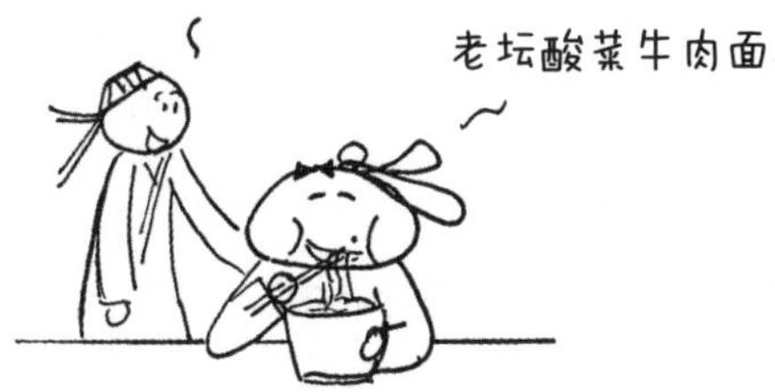

呃……老坛……

一想到你今天的文章标题，就好倒胃口啊！

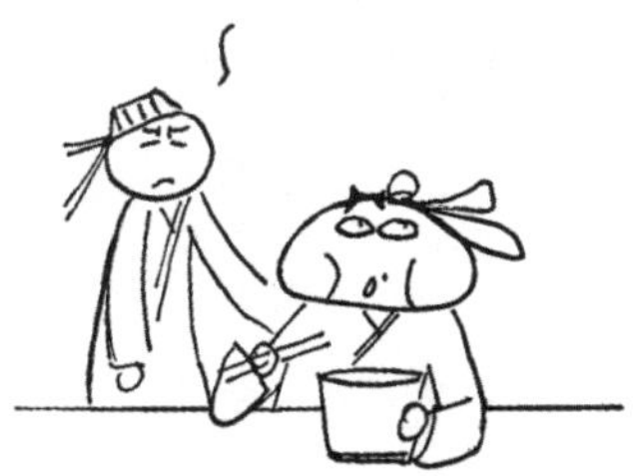

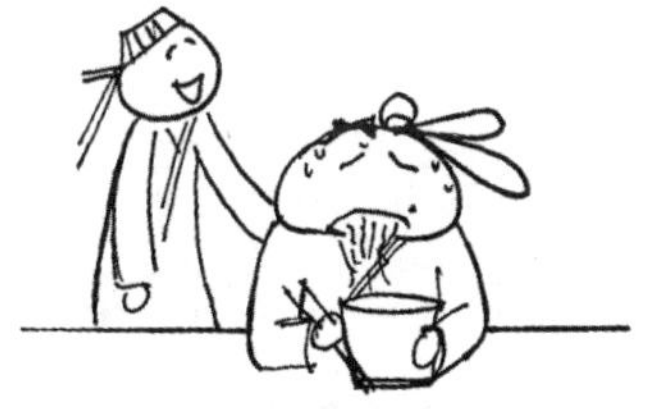

20. 过敏性哮喘的治愈

兔子你好：

我儿子从小一直有过敏性哮喘，可以说从幼儿园到一年级，基本以两三个星期去一次医院的节奏在生活。其间的苦与难，想必每个带孩子去医院的母亲都经历过。往事不堪回首。

一开始看的西医，西医用的各种抗过敏药，最基础的就有四种。毫不夸张地说，儿子饭前把几种药一吃，喝点水也就饱了。从区到市到省，每次找到个名医，路途辛苦不说，开的药基本都是一样的，而且某种药医生还建议长期吃，说吃个两三年就好了，导致我儿子在幼儿园期间有一年个子只长了一点点。

至今我还记得当时在南京的某医院给儿子测试过敏原，四岁的小孩一次性抽了三管血，孩子崩溃我更崩溃。结果出来，过敏原有冷空气和灰尘！难道我儿子只能生活在一个恒温无灰的环境中？我的脑海里浮现出新闻报道里的玻璃真空房（真空就完了）。这样的环境到哪里找？

根据医嘱，家里过了一段天天吸尘、手工擦地并时时注意孩子穿多穿少的生活，然而并无用处，该去医院还是要去，雾化成了经常性的必备措施（家里常备雾化机和雾化药）。后来有个同事跟我说，他的女儿小时候也过敏，试遍了一系列治疗过敏的办法，认为西药的治疗效果很有限，建议我试试中药。

我跟中药应该也是有缘的，我的祖父是当时当地唯一一个传统老中医，后来继承医术的是我大伯，我父亲没有学到一星半点。但可惜的是，我的大伯只有女儿，虽然大伯的女儿也是医生，但之后学的都是西医了，这点中医家学到我这一代可能就断了（当然我认为这也是怪我家中医传男不传女的老脑筋）。不过我信任中医中药的血脉还在。

后来，我就在本地找了一个中医专家开了一剂方子，我当时也看了一段时间的中医书籍，认为这剂方子是麻杏甘石汤与葶苈大枣泻肺汤的合方，跟我之前理解的只有因寒冷才会哮喘的理念不同，该专家认为我儿子是伏痰生热导致的哮喘。

这剂方药应该是有效的，能稍稍减缓我们去医院的节奏。但是毫不夸张地说，能喝下去这个药的都是壮士。我儿子喝不下去，被我逼得灌下去又要吐出来，反反复复，身心俱疲。这期间已经在看懒兔子的公众号，有一期里兔子介绍了日本汉方，我仿佛看到了救星。

我仔细研读后，敲定买了两种药，一种是小青龙汤，一种是麻杏甘石汤。不得不承认，这两种药最后成了我的保命绝招。

如果前期受寒，流清涕，舌面白，面色显青黑，躺下就咳嗽，还带有喘息的，我就给儿子用小青龙汤，三天基本能解决大部分症状。如果舌红苔黄有尖刺，面红，咳嗽有黄痰，并兼有喘息，我基本用麻杏甘石汤，也是很快见效。

总结下来，用麻杏甘石汤的机会要多于小青龙汤，从购买的记录中就可以看到。想来，可能是由于孩子受凉前期我一般没有在意，只有后期化热了我才发现，所以用麻杏甘石汤机会更多些（这也与专家对我儿子的判断较为吻合)。

通过自学中医药书，我看到一种理论说孩子哮喘的原因多半是脾胃虚弱导致的。想想因为我们是双职工带孩子，很多细节确实没有做好，孩子的胃口一直也一般，鼻梁根部从小到大一直有一根青筋未退。《药证与经方》中说，小建中汤为古代有效的强壮剂或调养剂，具有改善小儿体质的作用，对于虚弱儿的一些疾病有一定的治疗效果。这类小儿一般鼻梁根部有一条青筋，面色青白。这样的孩子可以用小建中汤长期调理脾胃。

于是我在儿子生病的间隙就给他喝日本汉方小建中汤，小小的量，冲半碗水，儿子一口就喝下去了，还说挺好喝。我断断续续买了三四盒，每盒是 24 小包，一天一包。这个药喝着喝着，我就觉得去医院的频率逐渐降低了，当然可能跟孩子长大抵抗力有所增强也有关系。但我始终认为，这个药对于改善孩子的脾胃功能功不可没。

一写下来就觉得好像当初的辛苦历历在目，有数不清的话要说。我也想给其他同样情况的家长一个建议，哮喘这个病有一部分应该是与脾胃有关，所以孩子吃的、喝的尽量做细、做好，为孩子一生的健康打好基础。还有一点，少吃冷饮，少喝饮料，少吃一切直接从冰箱里拿出来的东西(发自肺腑的忠告)!

懒兔子按：

哮喘在中医里，不过敏。

而在我所看到的医案中，哮喘病治愈率很高，说实话，不算大病。

哮喘病，根在脾肾二脏。脾虚则肺气虚，肺的宣发和肃降功能都会受到影响，浊气出不去，清气进不来。而肾虚后，主要体现在肾不纳气，呼吸浅表，自然会喘。

因此想要根治，必须最终落到脾肾二脏，否则不过是治标不治本罢了。

正如文中所说，平时遇到急性发作，用麻杏甘石汤治标，效果很好，但是依然会反复发作。后来用了健补脾胃的小建中汤后，才算是治了本，让病情有了根本性的好转。

TIPS

麻杏甘石汤：麻黄 9 克，杏仁 9 克，炙甘草 6 克，生石膏 18 克。（剂量仅供参考，请在医生指导下用药）

功效为辛凉疏表，清肺平喘。主治外感风邪，邪热壅肺证。症见身热不解，有汗或无汗，咳逆气急，甚则煽鼻，口渴，舌苔薄白或黄，脉浮数。

TIPS

小建中汤：桂枝 9 克，炙甘草 6 克，大枣（劈开）6 枚，芍药 18 克，生姜 9 克，饴糖 30 克。前 5 味药水煎取汁，兑入饴糖，文火加热熔化后，分两次服用。（剂量仅供参考，请在医生指导下用药）

功效为温中补虚，和里缓急。主治中焦虚寒，肝脾失调，阴阳不和证。症见脘腹拘急疼痛，时发时止，喜温喜按；或心中悸动，虚烦不宁，面色无华；兼见手足烦热，咽干口燥等。舌淡苔白，脉细弦。

从本文医案作者最后发出的疾呼中可知，她的孩子脾胃一定虚寒，否则也不会对冰箱的食物如此恐惧，应该是经验之谈。脾胃虚寒，用小建中汤确实对症。

但这里要明确两点：第一，麻杏甘石汤不能治疗所有的喘证；第二，小建中汤不能治疗所有的脾胃病。它们都有各自的对症，用药前务必仔细辨证为要。

亲爱的，你在干吗？
最近感觉怎么样？
我在GUCCI呢！

啊？你在哭泣？
我知道你很为自己的身体担心，
可也别哭啊……

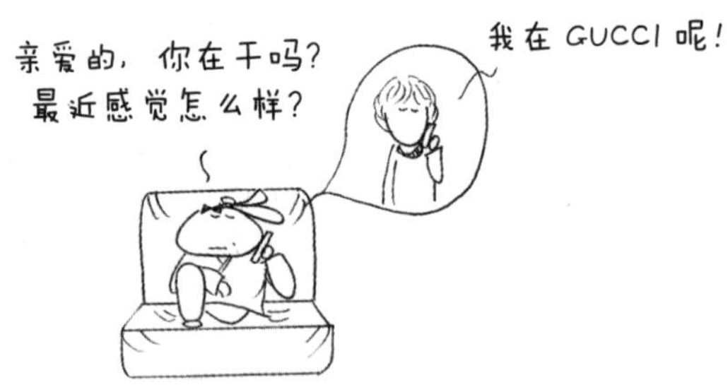

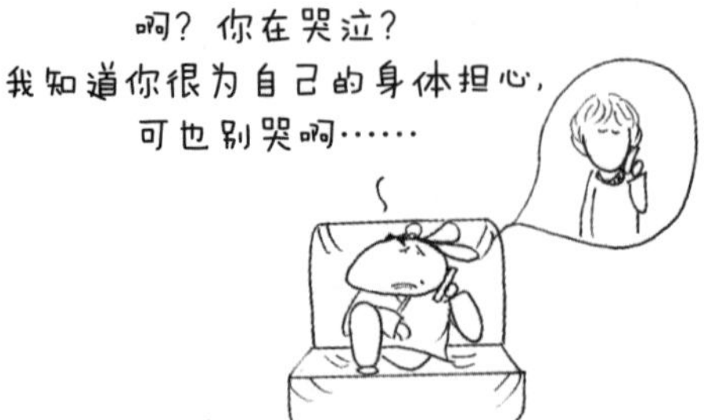

我没哭。
我是在GUCCI店里买包呢！

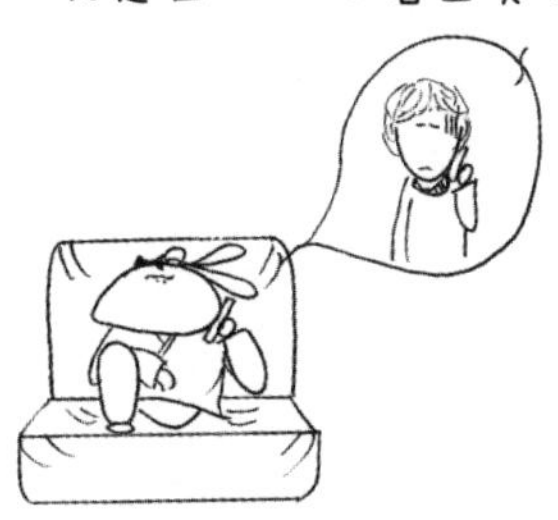

女人啊！还真是什么时候
都“包”治百病呢……

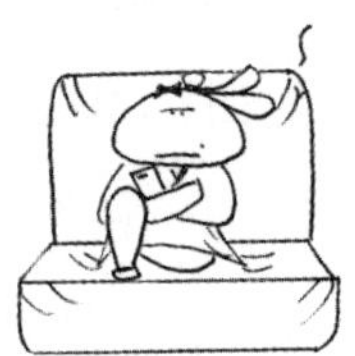

21. 中药治疗急性哮喘，效果竟然这么好

亲爱的兔子：

您好！

本人 18 岁，女，偏胖，过敏性鼻炎 + 哮喘 + 荨麻疹（脱敏的副作用）。14 岁确诊，到今年 18 岁，4 年里基本每年都会因感冒发作一次哮喘（非常严重，呼吸急促、夜不能寐的那种），每次发作我都很害怕，因为缺氧的感觉很难受。

之前我都会选择西医求救，基本都是打针一周（糖皮质激素压下来）。但今年因为偶尔看了你的《医目了然》，我没去医院，结果没用一周我就把自己治好了。下面分享一下个人医案，希望对病友有所帮助。

我生病的情况是：先恶寒，后发热，整个人跟个火球一样，大汗，舌苔黄白厚重，舌尖一点红，哮喘，不能平躺入睡，有痰，白中带青黄有点小泡泡，鼻塞，黄鼻涕。起因是夏天吹空调贪凉，风邪入体。（真的不能瞎吹空调！）具体时间先后顺序有点记不清了，差不多是这样，按症状应该是先风寒再内热。

于是，我先喝了几瓶藿香正气水，见好后，喝了些枇杷膏平喘。

每天白天喝热的养生茶汤 2 升（那个热气蒸脸、鼻子很舒服）。养生茶有两种，一种是：枸杞 10 粒，牛蒡根 6 片，苞菊 6 粒，金银花、桂花、决明子些许，加三四片姜。

另一种是：茯苓、芡实、赤小豆、薏米各少许，陈皮 3 ～ 6 克。

注意：发热是身体保护机能的正常现象！不要害怕也不要拿退热药压（我第一天没看书，是拿退热药压下去的。好了一晚上，第二天晚上又热起来。这次按书中所说，我没管它，而是喝我的藿香正气水。如果汗湿了，记得及时更换衣服就好），不然会反复发热。

生病那三四天，我很注意保暖，没吹空调，结果我头疼、害怕了几年的急性哮喘，就这么好了！基本没额外花钱，药都是家里现成、常备的。以往这种情况，我都是去医院开针剂，一次 200 多元，一开一个星期，有时得开两个星期。

（友善提醒：一针剂里面所含糖皮质激素是我们平常喷的那种瓶装激素——环索奈德气雾剂的好几倍，也就是你一天打了至少超过你平常半年用的激素的量，所以见效快。自己掂量掂量值不值。）

最后我想跟所有害怕过敏性鼻炎 + 哮喘的患者朋友说一声，这只是个普通的病，不是绝症！西医说 18 岁后基本断不了根，那咱就来试试我们的中医！

对了，冰凉食品能不沾就不沾！（一位从业 40 多年的老中医跟我说的，中国人的体质就不适合凉东西，我们有我们的生活习惯，多喝热水！）我早起一开冰箱门就会打喷嚏，手一碰冰的食物也会一抖，顺带一个喷嚏。然后我戒了一段时间的冰，那段时间鼻炎就真的很少发作了，超舒服的。

懒兔子按：

这位医案作者为什么可以用藿香正气水、枇杷膏和一些养生茶就能把急性哮喘治好？相信很多有中医基础的朋友，从她的用药，就能给出答案。她的这个病复杂吗？其实挺复杂的。为啥？因为寒热夹杂。你们看，她一开始是因为吹了空调，有恶寒的症状。后来出现的却是热症：大汗、有黄青浓痰，流黄鼻涕，舌苔黄白厚，舌尖红。

这种外寒内热的感冒，还夹着暑湿，真的让人很头痛了。但用中医的治疗思路，并不难，只要解表散寒和内除湿热同时进行即可。这时候，如果单纯地用激素对抗，或者压制，只会让病邪潜伏在身体里，这样只要外部条件一具备，内外呼应，就会立刻发作。

作者之所以会喘，就是因为肺部的宣发和肃降功能出现了问题，浊气不能呼出，清气不能吸入。此时只要把肺部调理好，哮喘自愈。

藿香正气水是夏天治疗寒湿最常用的药，解表散寒，化湿和中。枇杷膏是止咳化痰的常用药，可以帮助宣降肺气。但是单用这两种药行不行？不行，因为她还有内热。所以此时，她的两种养生茶用得极好。

她的养生茶配方大家也看到了，里面既有清热的金银花、牛蒡根、菊花，又有除湿的茯苓、赤小豆、芡实、薏米仁，还有理气化痰的陈皮。这几样东西一配合，就彻底把她的病邪除去了。所以哮喘才能好得那么快！这个案例很好，相信对很多朋友都应该有启发，其实不一定是哮喘，咳嗽也一样能治。寒热夹杂虽然看着复杂，但是只要有针对性地用药，就可以解决了。别慌！

这个姐姐才18岁啊……

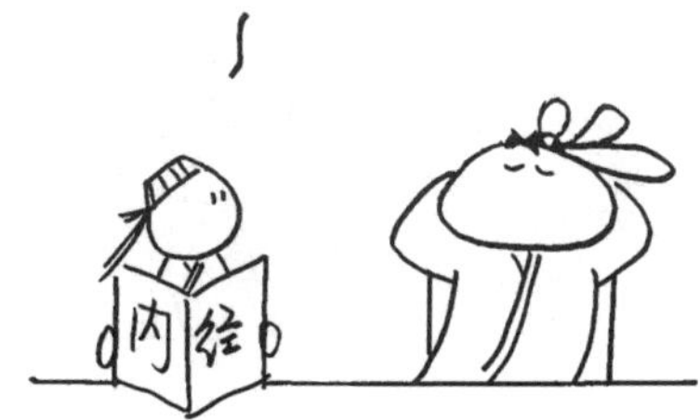

唉，我18岁的时候，除了和她一样微胖，
其他啥也不会。

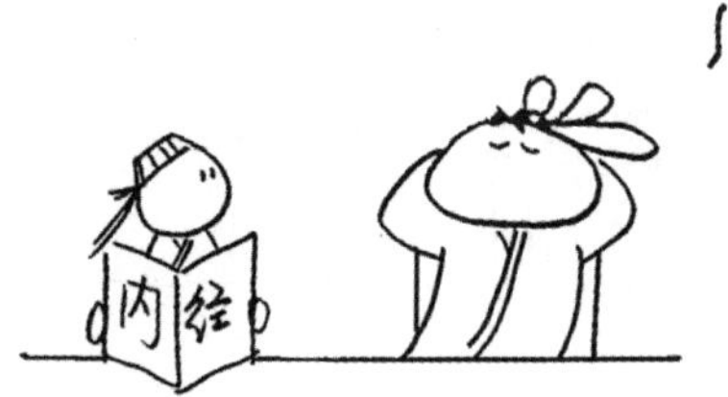

师傅，你别这样说自己。

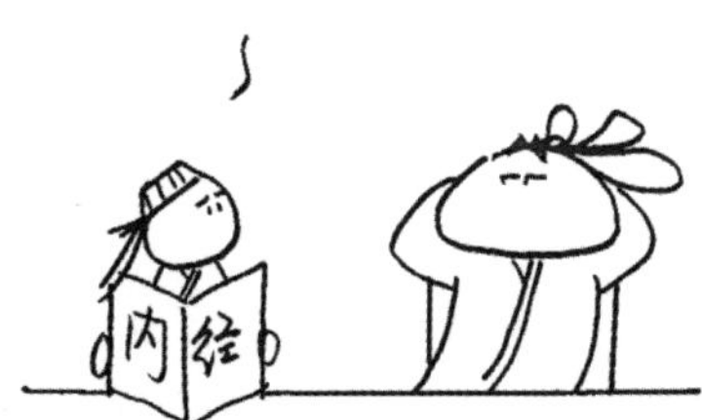

我看过你18岁时候的照片。

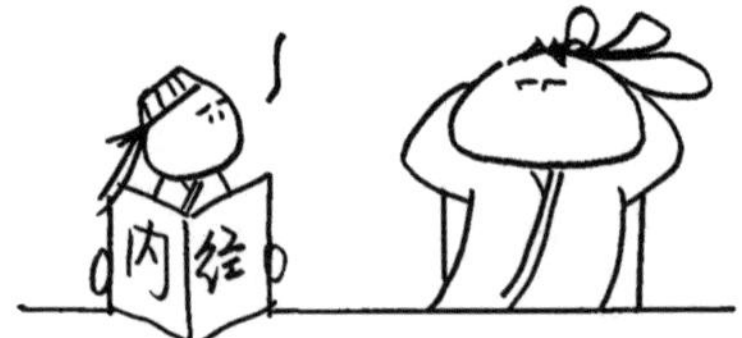

那会儿你已经很胖了。

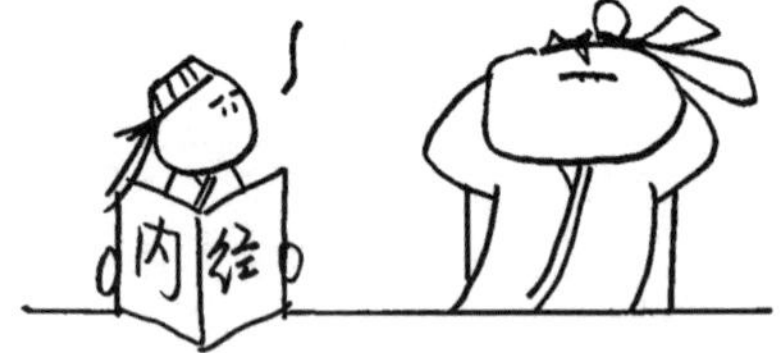

22. 补中益气丸治疗过敏性哮喘

兔子，你好：

2018 年 9 月的一天半夜，我突然被憋醒，感觉嗓子被堵住了，呼吸不畅，需要剧烈咳嗽几下才能勉强吸到空气，然后马上又堵住了。就这样持续了将近两小时才逐渐缓解，我在惶恐中睡去。

在这之前的几个月，我每天早上睡醒都会吐出一大口浓痰，浓到什么程度呢？就像果冻一样。我一低头它就能直接从嗓子眼儿滑到水池里，然后一整天都会时不时需要吐痰。

虽然患过敏性鼻炎有好几年了，但是一直没怎么有过痰，像这样被浓痰干扰的生活更是没想过。第二天我去医院向医生描述了症状，她说是哮喘，应该是我的过敏性鼻炎引起的过敏性哮喘，但因为没在发作期，就开了两种药效比较缓的药让我吃，这是我第一次感受哮喘的滋味。

这次吃药完全没挡住我的病，之后连续又犯了好多次，从此开启了被哮喘支配的人生。哮喘犯的时候呼吸困难还不是最难受的，剧烈咳嗽加有痰却吐不出来最难受，咳起来支气管发出“空空”的声音，像一个肺痨多年的老患者，其实我才三十多岁呀！

而且当时气短无力到什么程度呢？上一层楼都要停下来喘半天，连辅导孩子写作业的精力都没有，以至于孩子期末考试成绩都下降了。短短几个月的时间，我医院跑了好几家，药开了十几样，吃的、喝的、喷的、吸的，长效、短效的都有，还输过七天液。中医也看了，熬的中药液也喝了几十袋。最后钱花了好几千，病却没有好，我真的怕了，因为太难受了。

2019 年的春节我也在犯病中度过，就在快要放弃治疗的时候，我突发奇想决定吃一段时间“补中益气丸”试试。没想到刚吃了两天，困扰了我好几个月的支气管里的痰就几乎没有了，身上也渐渐有了力气，我再也不用“早起一口痰，气短一整天”了。那种惊喜，简直可以用“雀跃”来形容。

病刚好那些天，我每天恨不得小跑着去上班，一口气上六楼不喘气儿。就这样吃了将近两瓶，哮喘没有症状了，舌尖上却长了三个溃疡，而且每天都便秘，我这才依依不舍地把药停了。我分析自己可能吃的药还不够对症，或者是应该跟别的药一起吃才行。

书到用时方恨少，我立马买了好几本中医书，还被同事抢走了一本。因为在这之前，我只能看懂症状和部分药名，什么脉象、舌诊、脏腑、经络、津液循环、阴虚寒湿……一概不懂，从我稀里糊涂治好自己的哮喘之后，我才意识到中医的博大精深和自己的不学无术。

懒兔子按：

自古多少医家都是在自己或家人重病后，才开始自学中医的。所以有时候生病，大概就是老天把你往中医这条路上引吧！与中医有缘之人，就会走上学医之路。

就好像我是因为照相馆照相太贵，才自己学着拍照的。

回到医案。为什么补中益气丸能治疗慢性哮喘呢？补中益气丸不是补气的吗？哮喘不是肺病吗？感觉很不搭啊！

这个就又涉及中医的基础知识了。肺有一个主要的生理机能，就是“主气司呼吸”。当肺气不足时，肺的宣发和肃降功能就会出现异常，导致呼吸不畅，从而出现胸闷、咳嗽、哮喘等症状。

补中益气丸是经典名方补中益气汤的中成药。

TIPS

组方：黄芪 18 克，炙甘草 9 克，人参 9 克，当归 3 克，陈皮 6 克，升麻 6 克，柴胡 6 克，白术 9 克。水煎服。（剂量仅供参考，请在医生指导下用药）

其功效为补中益气，升阳举陷。可治气虚下陷证。其中黄芪性甘温，入脾肺经，补中气，升阳举陷；辅以人参，大补元气；炙甘草补脾和中。三者相配伍，可大补一身之气。加入升麻和柴胡后，增加升阳举陷，提升下陷中气的功效。白术除湿健脾，陈皮理气化痰，当归滋阴养血。

因此医案作者服用了补中益气丸之后，全身之气得到滋补，不但心肺功能恢复正常，呼吸顺畅，喉咙里的浓痰也被化掉了，整个人的状态都发生了好转。

之所以后来有口腔溃疡和便秘的症状，应该是上火了。原因是气为阳，血为阴，只顾着补气，滋阴补血不足，就会造成气相对变多，而出现热证。此时可以用肉苁蓉 10 克、菊花 10 克，每日泡水喝，不但可以滋阴清热，还可以润肠通便。

总之，咳嗽、哮喘这些病症，在中医里都不是什么难症，只要找准病机，见效还是很迅速的。大家都自学中医，做自己最好的家庭医生吧！

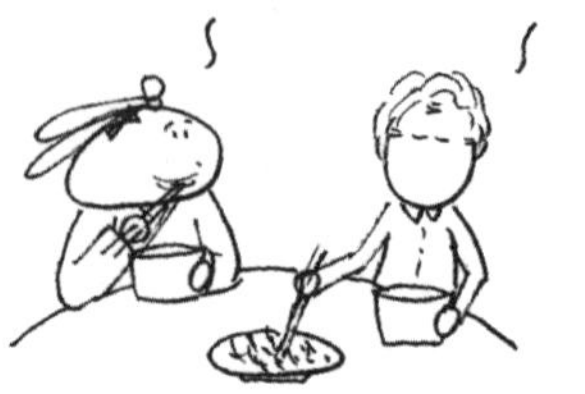
老妈，昨晚去听音乐会睡着没？
没有。

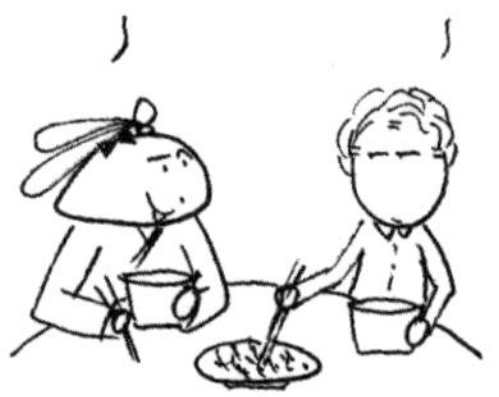
是忘记带枕头了？
是因为坐得太靠前了。

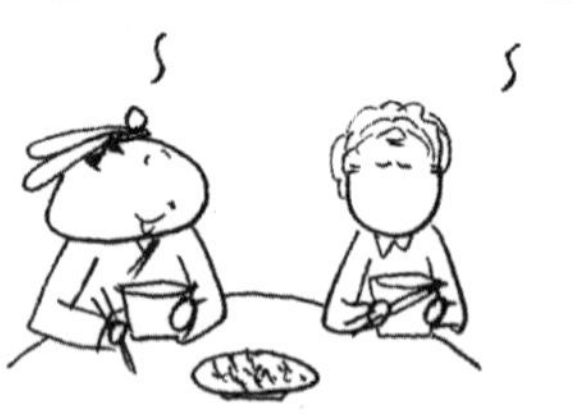
怕闭眼睛被看见？
那倒不是。

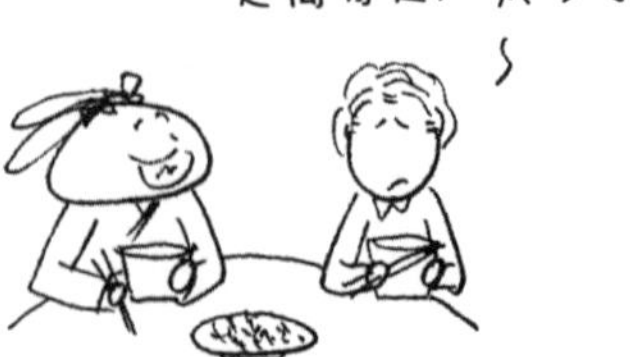
是离得近，太吵了。

23. 一张方子治疗胸腔积液和顽固性咳嗽

兔子你好，给你报告一起治疗胸腔积液的医案。

4 月 16 日我去洗发店洗头，同时做了背部按摩，是按摩床电动按摩，按摩后当天我就觉得背部有些不舒服，但也没在意。第二天，后背左肋第 6、第 7 根肋骨处觉得隐隐作痛，第三天白天还是隐隐作痛。但是到了晚上，痛得就比较厉害，特别是后半夜，几乎无法躺在床上。

我感觉我这个痛不是筋骨受伤的那种痛，因为我活动腰背部、手臂时疼痛不加剧，而是呼吸、咳嗽时，胸背部疼痛才加剧，而且白天疼得轻，晚上疼得重。

于是第五天我就去医院做 CT 检查，检查结果是：右肺下叶少许炎性病灶，双侧胸腔少许积液。没有感冒、发热等其他不适症状，但是咽痒干咳已 5 个多月。

接诊的医生比较负责，根据我以上的这些症状和检查结果，他说胸腔积液是一种症状，引起胸腔积液的病因很多，如果要对症用药，建议做进一步的详细检查。

于是我就做了一系列的检查：血常规、结核抗体、肿瘤标志物全套、生化全套、C 反应蛋白、抗“O”、类风湿因子、血沉等。在等待检查结果期间，医生只给我开了一种叫“阿奇霉素片”的消炎药。这样服用了两天，疼痛既没有加剧也没有缓解。第三天，检查结果出来了，只有 C 反应蛋白和血沉的指标略高一点点，其他都正常。

于是医生给我开了一种叫“盐酸莫西沙星片”的药，我服了 3 天，疼痛还是没有缓解，晚上还是只能靠在沙发上睡，而且也痛得睡不着。

后来我想，既然检查没问题，吃西药又没效果，还是看中医吧。经过中医辨证，是水湿内停引起的胸痹。用了方药“**上焦宣痹汤**”加减。

组方：川郁金 10 克，通草 10 克，射干 10 克，豆豉 15 克，枇杷叶 10 克，桂枝 15 克，茯苓 30 克，生白术 30 克，瓜蒌皮 15 克，藿香 10 克，白豆蔻 10 克，炙甘草 5 克。

服两服，疼痛明显好转，特别是夜里，虽左侧胸背部还会痛，但已可在床上睡。后又连服 4 服，胸背疼痛全好了，更神奇的是，5 个多月的咽痒干咳也好了。

懒兔子按：

为何作者用西药治不好胸痛？因为现代医学虽然发达，但依旧检查不出气病和湿病。中医中说的“水湿”，除非有形地聚集在一起，才能被现代检查仪器检测出来。否则，“湿”和“气”，都是目前西医既检查不出来，也没办法解决的问题。

文中作者的水湿聚在胸腔，形成了积液，所以被检查出来了。但是消炎药显然对祛湿没有啥作用。那为何水湿凝聚后，会有胸痛呢？因为气。

气机本来应该运行流畅的，但由于水湿的阻隔，导致了气机阻滞。气堵在那里，当然会有痛感，也就是所谓的“胸痹”。

上焦宣痹汤真是个好方子，很多医生在治疗顽固性咳嗽、慢性咽

炎时，经常拿它作打底方。

上焦宣痹汤出自吴鞠通的《温病条辨·上焦篇》第 46 条："太阴湿温，气分痹郁而哕者，宣痹汤主之。"由郁金、枇杷叶、射干、白通草、豆豉五味药组成。

因为湿为阴邪，易袭阴位，湿郁于上，容易影响上焦的宣透舒达，使水、火、气通道受阻。水停生痰，火郁生热，气滞留湿，进而引发胸咽局部郁滞性的病症。比如，咳嗽、咽干、胸闷、胸痛等症。

名为《从三焦理论看上焦宣痹汤的灵活应用》的论文中提出："其中郁金芳香气窜，舒气透湿，专开上焦郁滞；枇杷叶清凉甘淡，清热而不碍湿，肃降肺气以助调通水道；射干性寒味苦，散水消湿，化痰利咽；通草淡渗通经，导湿下行；豆豉清香，也助解郁开胃以利运湿。五味相佐，共达宣透上焦湿痹、清解上焦郁热之功。"

再来看一下胸腔积液的定义：是以胸膜腔内病理性液体积聚为特征的一种常见临床症候，常见胸闷或呼吸困难。

医案中，作者后来找到的中医医生辨证准确，开了上焦宣痹汤合苓桂术甘汤的加减，温阳化饮、宣痹除湿，起到了很好的治疗效果。

至于为何作者延续 5 个月的干咳也随之痊愈，那是因为她的咳嗽就是气机阻滞胸膈，肺气上逆导致的。如今气机顺畅，肺气肃降，自然就不会咳嗽了。

这个医案真是极好，供各位参考。

哎呀！今天又忘记一件
重要的事儿，唉，我这记性呀！

没事儿，你以后
设个闹钟提醒就行了。

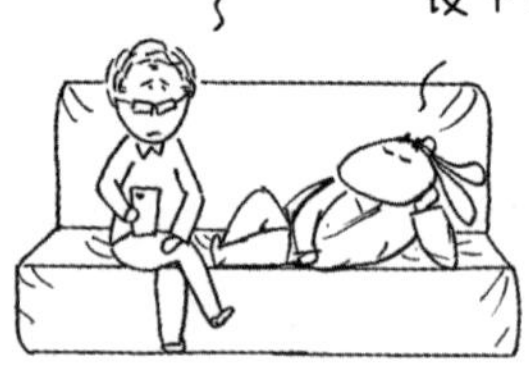

这倒是个好主意。

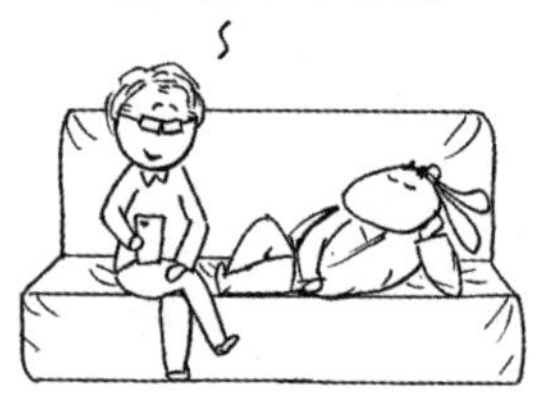

老崔，你怎么了？
愣在这里干吗？

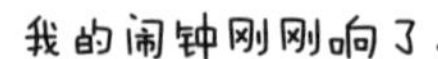

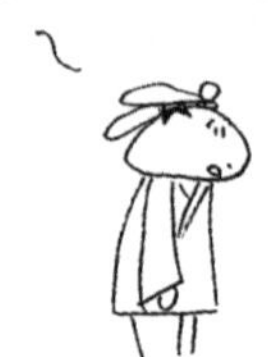

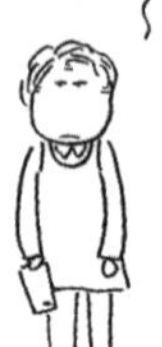

但是我死活想不起来
我让它提醒我干吗……

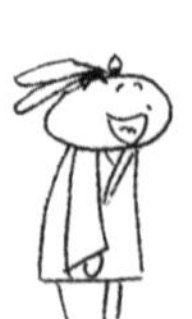

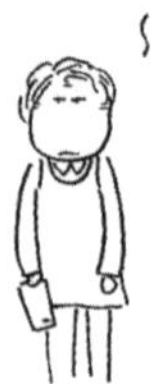

24. 在被肺结核折磨三个多月后，被中医拯救了

兔子你好：

自从接触懒兔子和罗大伦的公众号以来，我成功用过一些中药。比如小青龙汤或通宣理肺丸，调理好了我之前会持续一个冬天甚至半年的咳嗽；黄芪建中汤治好了丈夫的打嗝；引火汤调理了复发性口腔溃疡；也给父母建议过用中药来治疗感冒和感冒后遗症。

但我还是想分享肺结核痊愈的医案，我没有针对肺结核做过治疗，就是调理身体，但是前两个月碰巧检查血液，已经没有结核菌了。

我最开始被诊断为肺结核的时候（那个时候还不太了解中医），我想肺结核是传染病，中医肯定没有办法，只能靠西医。但没有想到最后治好我的，就是中医。

2015 年 3 月，当时在香港读研。因为经常心慌，我去了校医院检查，结果校医看了心电图后让我去急诊室。急诊室检查后，就让救护车把我拉到了肺专科诊室。医生说我肺部感染，开了一个星期的药，我吃了以后没有任何改善。于是医生说我是肺结核，每天必须到诊室吃药。

2015 年 6 月，我已经检查了无数次，支气管镜也做了，CT 也做了，可是肺部阴影没有任何变化。当时我失去了食欲，白天精神不好，晚上也睡不着。因为实在吃不下东西，所以买了搅拌机把食物全部打碎吃。虽然依然没有食欲，但是也只能强迫自己吃。同时很想吃冰激凌和蛋

糕。虽然已有五年半全素食的我，也最终忍不住吃了冰激凌和蛋糕。

最后，我觉得这样下去实在不是办法，于是找了中医。吃了几天中药之后，食欲稍微有点好转。再后来，回到大陆，继续找中医调理。给我看病的中医说，肺部阴影应该就是湿气。西医说肺结核会传染，那为什么有的人会被传染，有的人不会？其实空气中时刻都有很多细菌，关键是看自己的身体有没有足够的抵抗力去抵御这些细菌。

听完中医的话，我完全放弃了西药和检查，仅服用中药。慢慢地，我的食欲全部恢复了，并且晚上能睡着了，白天也越来越有精神。这之后就再也没有检查过。

直到 2019 年 5 月，因为肩背剧烈疼痛，医生坚持要检查，说万一是结核转移造成的剧烈疼痛，后果会很严重。其实我自己知道是因为受寒引发的肩背问题复发，但还是听医生的，去做了血液检查。没想到被告知体内已经没有结核菌了！在这期间，我没有做过任何专门的肺结核治疗，我只是做了艾灸。除此之外，就是 2015 年年底和 2016 年年初吃过两个月左右的中药调理身体。

后来跟着兔子学中医后，也自己煎中药泡脚或者饮用，当然，所有的中药全都不是冲着肺结核用的，可是结核菌却消失了。我觉得中医真的是神通广大。也希望更多的人能对中医有更多的信心。

懒兔子按：

这篇文章虽然没有涉及具体的用药，但我觉得整个医案记录得较为完整，思路也很清晰，能很好地体现中医治病的思维，所以出版出来，供大家参考。

肺结核是西医的病名，中医里可以归为肺痨，以咳嗽、咯血、潮热、盗汗及身体逐渐消瘦为主要特征。病位主要在肺，但与脾、肾两脏都有关。

肺痨属于虚弱疾患，病因分为内、外两种。外因指受痨虫传染，内因则指正气虚弱而致。

而正气虚弱为大部分患者的病因，除了先天禀赋不足以外，酒色劳倦、病后失调和营养不良，都会导致正气虚弱而罹患痨病。

医案中作者在读书期间出现肺结核症状，应该和学习压力大、生活辛苦，全素食导致营养摄入不均衡有关。

那既然生病是因为正气虚弱，治疗当然也应以补虚培元为主。正气存内，邪不可干。调补脾肾为总法则。

虽然作者没有写明她用中药的具体组方，但她也讲到中医认为她是正气虚弱，抵抗力下降才生病的。因此用药也一定是从培补正气入手，确实取得了明显疗效。而食欲恢复，睡眠质量提高后，整个人的精神状态也发生了很大的变化，体质当然变强了。艾灸也是增补正气的常用法。尤其是灸神阙穴和关元穴，对于脾肾的滋养大有裨益。

事实上，结核菌在身体强壮以后会不治而消失，可见正气充足后很多细菌是可以被身体自己杀死或者赶出去的。中医用药始终针对的是扶正本身，而不是对抗细菌，不会头痛医头，脚痛医脚。正气恢复后，虚劳之证也好，或者是各种细菌病也好，都会痊愈。

师傅，肺痨会死人吗？
会啊！
加味逍遥丸

唉，古人好可怜哦。
感觉他们很容易就死了。
那你就错了。
加味逍遥丸

他们不会被车撞死，也不会被假酒毒死，
更不会因为辅导作业被气死。

加味逍遥丸

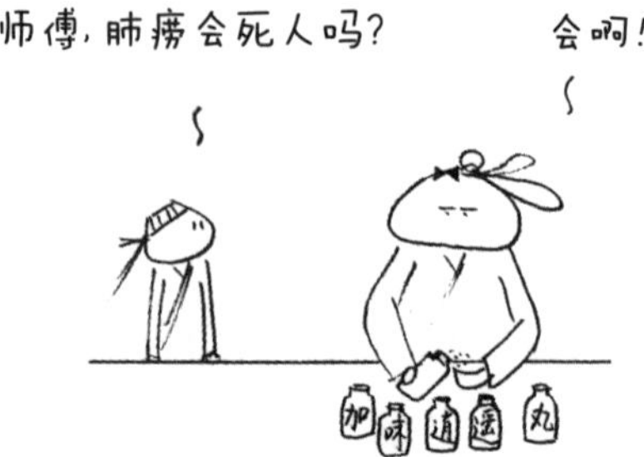

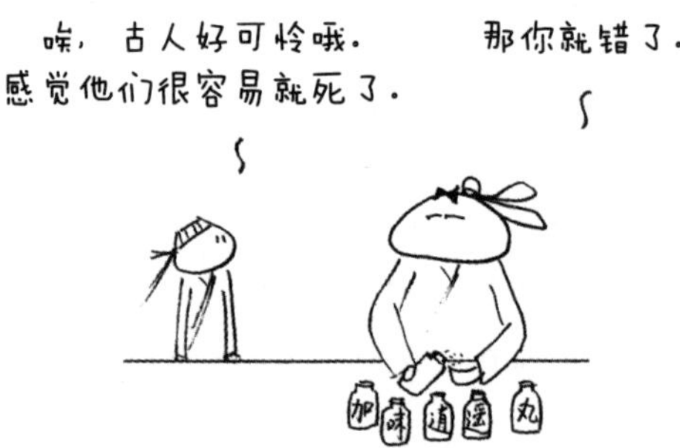

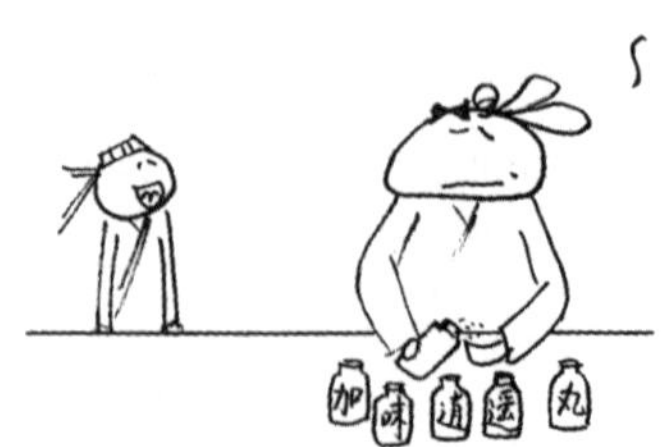

25. 职场妈妈治好了自己的肺结节

兔子老师：

见字如面，岁月静好。今天写一个我自己调理肺结节到其消失的医案给您。

我 37 岁，是两个娃的妈妈，一个职场女性。

2018 年 11 月 30 日，单位体检我拍了胸部 CT，半个月后结果出来，体检单位打来电话，问我是否得过肺炎，是否肺部有不适等问题，之后告诉我，我的肺部有个较大的结节灶，让我赶紧去市中心医院看看。

我紧张了，立马跑去医院挂了呼吸内科。医生问了情况，发现我没什么明显症状，就让我 3 个月后复查。我又找了影像学博士的朋友看我的片子，朋友说没错，有个 1cm 的肺结节灶就在我的肺上长着。

西医的思路就是随时盯着，可是，我必须眼看着它长大吗？我决定自己用中医的思路辨证。记得兔子老师说过，痰湿体质容易长疣、长息肉、长结节等，我自己给自己的综合诊断结果是痰湿体质，伴有瘀血，同时有阴盛症状。

于是我给自己第一阶段定的治疗计划是泡 10 服温胆汤，同时吃参苓白术丸，喝三七粉；第二阶段吃金匮肾气丸。漫长的冬季经常吃坚果当零食，吃少量的水果，戒掉牛奶，戒掉油腻，晚上吃清粥小菜。

过了年，开了春，我积极锻炼身体，在办公室时不渴不喝水，经常煮点陈皮玫瑰花菊花茶、桂圆红枣茶、红糖姜茶等适合我喝的，偶尔也会在家和家人喝一点白酒或黄酒。

2019 年 3 月 17 日，掐指一算，3 个月到了，加之心理上老觉得肺部有东西，闷闷的，我爱人也觉得该去看看，于是我预约了 18 号拍 CT。做完，拿着片子给我的博士朋友看，结果她笑眯眯地告诉我结节好像没有了。我再三让她仔细看，她说确实没有了，又看了我 3 个月之前的片子，当时确实有啊！

呼吸科的专家看了也很奇怪，问我吃什么药了吗？我说没吃药（其实我是怕她不认同中医再打击我）。她也挺疑惑，旁边的护士说，这种结节挺常见，一天能碰上几十个问结节的患者，但少见自愈的。我带着复杂的喜悦心情离开了医院，再也没觉得胸闷了。

当天爱人出差去了北京，告诉他结果后，他乐坏了，说那东西没有了？咋还没有了呢？去哪里了？我和朋友赶紧去吃了顿大餐压了一下这 100 天的惊。

懒兔子按：

我真觉得这个医案特别好。肺部结节的问题一定困扰着很多人，所以分享出来，必定能给有相似经历的朋友以安慰与帮助。

其实，若不是做体检，这个肺部结节根本不会被发现。中医没有透视眼，只能根据身体表现出来的症状作为判病的依据。当没有症状时，自然看不到结节。

但中医可以看到其他的啊！你说没有症状，真的没有吗？胖大舌，厚腻的舌苔，怕冷，痰多，这些都是中医眼里的症状。

就像本文的医案作者，她肺部的结节中医确实看不见，但她痰湿很重，而且阴盛、怕寒、有瘀血。尽管她没有详细说症状，但是痰湿、瘀血和阴盛，都可以从日常生活中反映出来，比如怕冷，四肢困重乏力，气虚，脸色晦暗，身体固定地方疼痛，舌质胖大或暗紫，脉沉迟等。

中医治什么？就治上面讲到的这些症状。这些症状综合起来辨证，找到病机用药即可。至于有没有结节，结节长在肺上，还是肝上，还是肠子上，还是胳肢窝上……随便哪里都可以。

我们的目的不是治结节，而是祛痰湿、化瘀血、调理体质，不再让结节有生长的环境。

正如文中作者处理的思路，她先用温胆汤除湿化痰，同时服用参苓白术丸健脾益气化痰，从根本上加强身体代谢水湿的能力。之后又用温阳化气的金匮肾气丸改变阴盛的体质，用三七粉活血化瘀。

当然，合理、简单的饮食以及适度的运动，都会给身体带来良好的改变。当身体的内在环境被改善后，身体会自动清除和治愈一些内在疾病——这都是身体自己的事儿，我们不用替它瞎操心。

结果怎样呢？结果大家也都看到了，就是这样。

总之，体检检查出的那些你看不见的东西，身体一定会用你看得见的症状给你提醒。所以，古中医没有检测仪器，依然可以治好很多脏腑疾病。只是很多时候，是我们的心神和身体失去了连接，有反应的时候既看不见，也感知不到，把吃不好、睡不着、懒得动、容易累当成了现代人的常态。

其实这些都是病态啊，得治。

结节不可怕，与身体失联才可怕。多和身体对话，多看身体给你的反应，少看手机吧！

你还让人家少看手机，
你自己整天捧个手机看个没完。

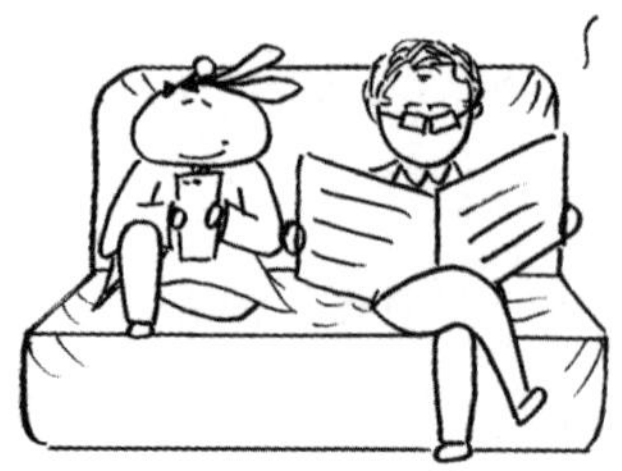

唉，你不懂，我这是在逃避啊！

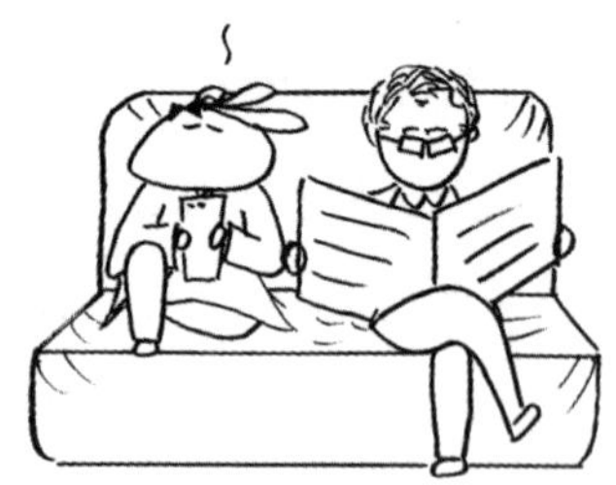

我不敢面对自己的身体，
因为每次它都对我说：又胖了……

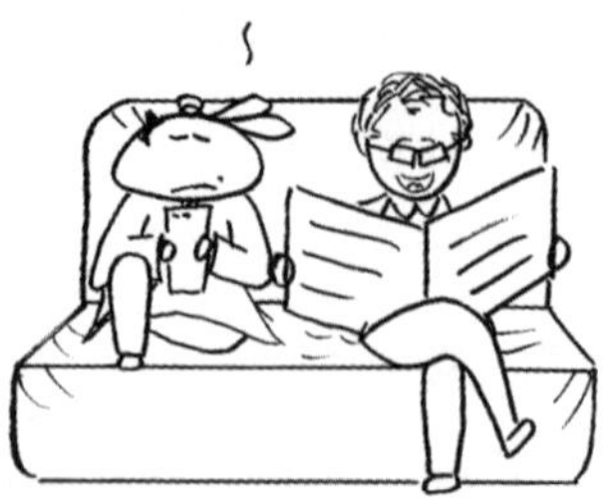

26. 用酸枣仁汤治好了妈妈的失眠

兔子：

你好。

本人“70后”一枚，家有12岁的女儿，年迈的父母，以及“猪队友”一个，所以兔子说的很多故事都能感同身受。人到中年，生活的真相已经被揭开，还好在忙碌及迷茫中找到了一丝方向，以传统文化修身养性，有空时坚持练习书法，并已经开始自学中医一年多了。

今天要说的是关于妈妈失眠的问题。我妈妈今年68岁，年轻时跟兔子的妈妈一样，也上山下乡过，还算得上是个业余运动员，叱咤运动场多年，年轻时英姿飒爽。但妈妈中年以后，就开始有各种各样的身体不舒服，到现在有高血压、风湿、周身疼痛、冠心病等，尤其是长期失眠。看到妈妈睡不好觉，精神不振，我特别难受，去医院开了一堆药也没什么效果。

疫情期间，爸爸妈妈回老家过年一直没回来，我打电话问候妈妈，得知她还是经常整夜睡不好觉。我翻阅了《医本正经》中关于失眠的问题，同时查阅了《方剂学》中的安神剂，最后锁定了酸枣仁汤。

我想给妈妈试一试。酸枣仁汤是治疗肝血不足引起的虚烦失眠、心悸不安的药，我觉得比较对症。因为我知道妈妈经常夜里小腿抽筋，而且有什么不高兴的事情喜欢放在心里不说，感觉睡眠不好跟肝气不舒、肝血不足都有关。于是我让妈妈抓了三服药（酸枣仁 15 克，甘草 3 克，知母 6 克，茯苓 6 克，川芎 6 克），并同时服用促消化中成药保和丸（老爸每天在家做很多大鱼大肉给妈妈吃）。

很快妈妈反馈：服到第二服的时候已经可以睡好觉了，只是中间会突然惊醒，我让妈妈在第三服药里加了龙骨和牡蛎各 15 克，再问情况的时候妈妈已经可以睡得很好了。

非常认同兔子说的“自己学中医，自己救自己，没有人比我们自己更了解自己，了解家人”。中医以人为本，博大精深，当我们慢下来，沉下心来，会感觉到其中的美妙之处。同时中医告诉我们六淫和七情都是导致生病的主要原因，做好日常的保养防未病，学好中医能帮助自己和身边的人提高生活质量，也希望兔子能一直陪伴我们走下去。

懒兔子按：

“70 后”一枚，家有儿女，年迈的父母，以及“猪队友”一个。这个，简直是现在中年家庭的标配啊！虽然我和我的读者都不认识，但心有戚戚焉，虽然大家生活在不同的空间里，但经历的事情大同小异。

失眠这个事儿，确实是个问题。尤其是彻夜不眠，心里的那种烦躁感，真恨不得起来把床拆了。很多抑郁症患者都认为，最困扰他们的就是失眠，要是能每天好好睡觉，大概也不会那么抑郁了。

但是失眠很难治。为什么？因为引起的病机有很多种，需要辨证论治。有些药，别人一吃就睡着了，可是有的人吃就是没用，那是因为引起失眠的原因不同，不对症。

本文作者给自己妈妈用的酸枣仁汤，出自《金匮要略》，是一个治疗虚烦不眠证的经典方剂。它的主要功效为养血安神，清热除烦。

这个方子特别适合什么样的失眠呢？就是血虚导致的失眠。主要症状有虚烦失眠，心悸不安，头晕目眩，咽干口燥，舌红，脉弦细。比较常见的有产妇失眠，大病过后的失眠，思虑过重后的失眠。

脉细，就代表血虚，此为虚证。如果说是脉洪大，粗而有力，那就不对症了，那有可能是肝阳上亢的实热证。

TIPS

酸枣仁汤：酸枣仁 15 克，甘草 3 克，知母 6 克，茯苓 6 克，川芎 6 克。（剂量仅供参考，请在医生指导下用药）

后来作者又在方中加了龙骨和牡蛎各 15 克，也加得特别好。龙骨和牡蛎都有镇静安神、平肝潜阳的作用，尤其是对于肝气郁滞导致的失眠，效果很好。因此把这两个药加到酸枣仁汤中，作者母亲的睡眠就得到了彻底的改善。

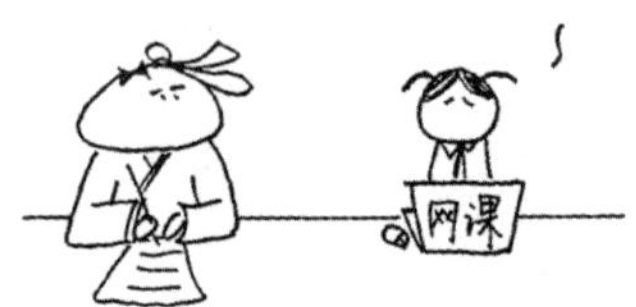

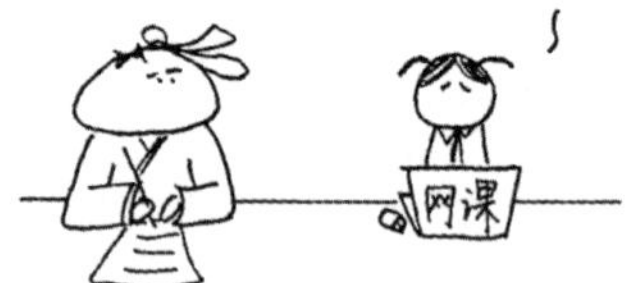

比如呢？

比如睡懒觉啊、玩手机啊、
吃零食啊！

网课

这些就是你生命中
最珍贵的东西？

当然不是全部。

网课

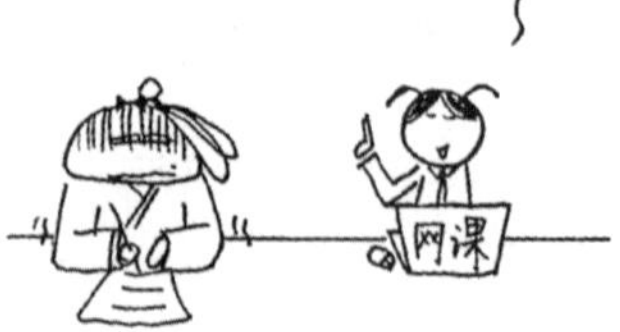

27. 神奇的中药安眠药

兔子你好：

想说说我自己的一个关于失眠的案例，希望可以帮助到那些同样长夜无眠的朋友。

居家办公期间，每日收集学生健康信息表、上网课、网上批改作业，对着手机繁忙地工作，成了我的新日常。

这样的工作方式，以及自己孩子上网课，琐碎的家事，让我整个人焦虑、急躁，更可怕的是失眠也接踵而来——晚上睡不着，白天无精打采、忧郁不安，以致每到夜晚就心生恐惧，好怕躺到床上睡不着。如此恶性循环，我感觉我时刻行走在崩溃的边缘，那真是一段不堪回首的日子。

疫情期间，家里仅剩的半瓶归脾丸也吃完了，奈何效果甚微。疫情缓解一些后我给自己辨证：舌苔黄，特别是舌两边肝胆区红，结合我这心情，我认为是实证。于是在万能的网上拍了十服柴胡龙骨牡蛎汤加栀子和丹皮，剂量来自罗大伦先生的《救命之方》。用这个方子泡脚后，烦躁焦虑的情绪有所缓解，孰料失眠仍阴魂不散，终于知道为什么失眠是导致抑郁、厌世、自杀倾向的危险因素了。亲身体会就会知道：度夜如年、辗转反侧、长夜煎熬，真是生不如死。

话说在一个月黑风高的失眠晚上，不知哪儿来的神来之思：可能我的失眠是虚实夹杂，柴胡龙骨牡蛎汤泡脚只治好了实证，自己平素就有点阴虚体质，天天盯屏幕，久视伤肝血，虚症还在。不如死马当成活马医，试试补肝血。在罗大伦先生的《救命之方》里还记载了一个失眠终极武器：山萸肉 6 克、五味子 3 克，两味药熬水冲服炒酸枣仁粉 3 克，临睡前 2 小时服用。山萸肉：补益肝肾，收敛固涩。五味子：收敛固涩，益气生津，补肾宁心。炒酸枣仁：养心安神，敛汗，益肝血。

到货当天，晚饭后服用，一口下去，那酸爽，无法用语言描述，到第二天早上咽喉都还酸溜溜的。这酸爽对于我的慢性胃炎简直是一场灾难，恐失眠好了，胃病加重就前功尽弃了（这几年自己慢慢调养，胃炎没有再犯）。两害相权取其轻，另辟蹊径。咱历史悠久的中医，早就在剂型上有着丰富的理论和宝贵的实践经验：汤剂、散剂、丸剂。“汤者荡也，去大病用之；散者散也，郁病用之；丸者缓也，舒缓而治之。”于是，我决定用散剂，制作简便，吸收快，节省药材。

于是我把山萸肉、五味子、炒酸枣仁，按 2 ∶ 1 ∶ 1 混合晒干打粉，左思右想后，加入 20 克白术健脾燥湿。打好后细细品味了一番。哇！酸甜苦辣咸在味蕾中来回跳跃，之后慢慢变为蜜饯的酿香、坚果仁的酥醇。这哪是药啊？这就是零食。

我那寂寞空虚已久的嘴巴，总算有了些许安慰。之后每天我在睡前吃 12 克，从此失眠是路人，平淡的生活都变得熠熠生辉。失去后才知道曾经拥有过什么。大半年过去了，每晚都一觉睡到天亮。奇怪的是在后来的日子，我慢慢地发现，吃了这个安眠药，身体宛如植入了一个开关，每晚九点半到十点就会有浓浓的睡意，引诱着我不得不去睡觉。如果加上睡前看书这个药引子，那真是沾枕头就睡着。

这大半年来每晚40分钟左右的书,《小郎中学医记》8本、《病因赋》和《药性赋》都已看完，自我感觉胸中墨水突飞猛进。后来我把这神奇的“安眠药”，介绍了给几位失眠的同事，都收到了很好的疗效。以上曲折稚嫩的医案，借兔子平台，望给予失眠患者些许灵感和启发，从此不被疾病折磨。

懒兔子按：

啥也不说了，我也先去搞点儿这个粉来吃，这么好的安眠药，中年人的幸福之光啊!

其实中医治疗失眠，确实非常给力，自古就有很多安神方。除了医案中作者讲到的柴胡龙骨牡蛎汤以外，还有酸枣仁汤、朱砂安神丸、天王补心丹等。

酸枣仁汤是非常常用的补血安神良方，对于心血亏虚的失眠，效果非常好。而作者用的这个小方子，治疗思路和酸枣仁汤差不多，但是滋补肝肾之力更强，更适合像作者这样压力比较大的脑力工作者。

组方的功效我就不多说了，她文中写得很清楚，我就是想再强调一下，她用这个方子之所以特别有效，一是因为对症；二是因为她先用了柴胡龙骨牡蛎汤疏肝解郁。

作者分析得非常好：她应该就是既有实证，又有虚证。实在肝胆之火，虚在肝肾亏虚。所以如果她一上来就先用这个小方子，估计也只能治好一半，另一半还是得清泻肝火才行。

总之，这是个非常好的医案，供各位借鉴。另外，为了亲自试验一下这个小方，我找相熟的药房打了粉，发现如果完全按照作者的配比，口感太酸，而且有点儿苦涩。但是加了白糖在里面拌匀，就好吃很多，这个供各位参考。

另外，生白术的味道也不是很好，如果湿气不重，单纯为了安神，建议把生白术改成莲子，不但口感会改善，安眠清心的作用也更强。

一次吃 12 克，我个人感觉有点儿多，可以分为两次，每次 6 克。少加点水调成糊状，两口就吃掉了。

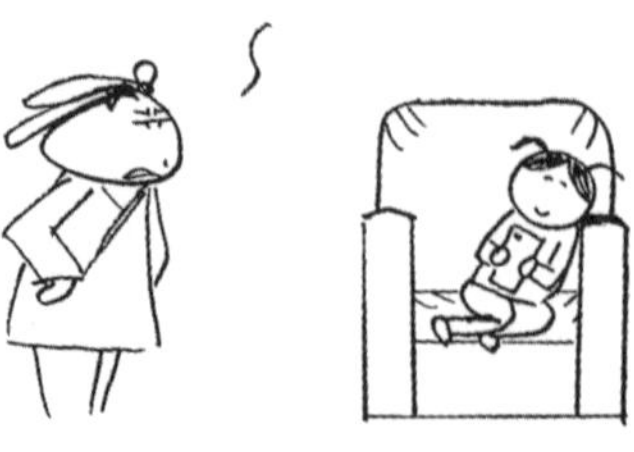

呃……我肚子疼，
我来大姨妈了。

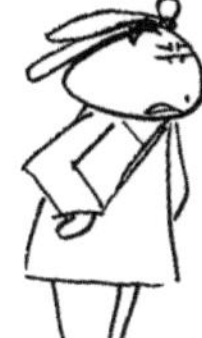

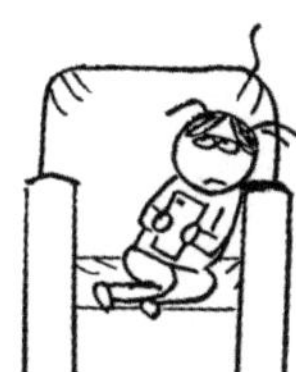

你今天不是已经
第四天了吗？

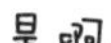

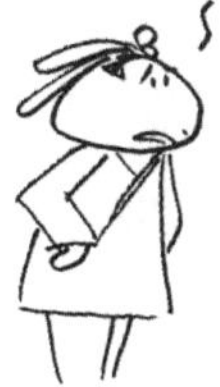

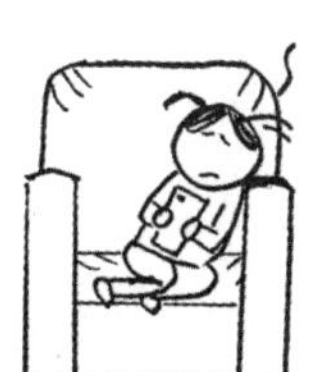

所以我这已经是
大姨妈晚期了。

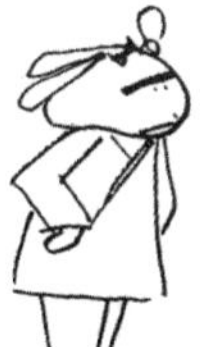

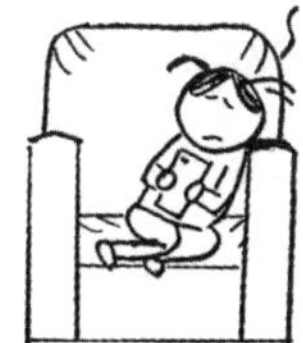

28. 一年多的耳闭，被几十块钱的中成药治好了

亲爱的兔子：

看了你公众号的几篇文章，深受启发，想起我前几年也有一个很有意思的案例，写出来分享一下。

2015 年，适逢孩子小升初考试改革，弄得家长天天神经绷紧，必须到处关注哪里有招生消息，哪里有收学生简历，同时还得督促着孩子读各种补习班，参加各种证明自己能力的等级考试。

在这种情况下，我晚上经常失眠，得了焦虑症。开始也没怎么当回事，直到有一天忽然耳朵蒙了，很重的堵塞感，听力下降，而且不时地犯头晕。

当时第一个想到的，就是去看西医的耳鼻喉科，以为是耵聍堵塞了。谁知检查后没有什么器质性的问题，医生怀疑是感冒引起的耳朵不适，随便开了一点呋麻滴鼻液，可是一点儿用都没有。

随后改看神经内科，做了一大堆检查，花了好几百，就给了一点儿镇静安神和通血管的中成药，另加一个治美尼尔氏的西药。吃了一段时间后好像有一点点效果，但是耳朵听不见的问题还是没解决，头晕还是时不时地发生。

实在没办法了，我又转去中医院的耳鼻喉科看，挂的还是主任号，又是一大堆检查，什么耳蜗、耳镜、听阈……每一项检查都要排上好几天的队，其中一个检查据说很危险，不小心会弄穿耳膜，好让人揪

心啊！（幸好最后我的耳膜没被弄穿）

最后拿到的结果只是听力下降，查不出原因，通窍补肾的中药倒是开了一大堆，天天煲药喝药，那个药特别苦，喝得好难受！折腾了几个月，问题还是没彻底解决，只是注意休息会好一点，头晕和耳堵发生的频率少一些而已。

这样兜兜转转地在几个医院之间徘徊寻医，已经过了一年了，还是不甘心。一天，我在上网时无意中看到一篇文章说，有胃火也会引起耳堵，吃黄连上清片就可以。马上行动，买了 2 盒回来吃。结果没想到，吃了后，这持续了一年多的耳闭居然就好了！后来又买了 2 盒回来巩固疗效，到现在几年过去了，都没再复发。

黄连上清片成分：黄连、大黄、连翘、薄荷、旋覆花、黄芩、荆芥穗、栀子、防风、石膏、桔梗、黄柏、蔓荆子（炒）、白芷、甘草、川芎、菊花。

功效：清热通便，散风止痛。用于头晕目眩，暴发火眼，牙齿疼痛，口舌生疮，咽喉肿痛，耳痛耳鸣，大便秘结，小便短赤。

想想这事可真神奇，做了那么多检查，花了那么多钱和时间，最后是几十元的中成药治好了我的突发性耳聋和头晕。

所以，中医，我该怎么说你呢？

懒兔子按：

看完这篇医案的求医经历，确实一言难尽。

想起前几天我姨妈给我打电话，说去中医院看胃病，主任医生都是让同时服用西药，说西药不能停。她问我是不是必须这样。

耳聋、耳鸣公众号里写过不少次，治疗除了要及时以外，分清虚

实也很重要：虚证一般是由肝肾亏虚导致的，耳鸣、耳聋的症状由轻加重，病程日久。实证则多半为肝火上炎或者胃火炽盛，突发耳聋、耳鸣，症状严重，病程时短。

舌脉也是重要的参考，虚证舌苔多为少苔、剥落苔或者无苔，脉象细弱。实证舌苔多为黄厚苔，脉沉实有力。

本文作者没有写发病时的具体症状，但是给了一个很重要的参考要素，就是心烦焦虑、失眠，为孩子的事情着急上火。从这里就可以判断作者应该肝经有郁热，肝胆本就相表里，而胆经是从风池穴穿过耳中的，所以一旦肝胆有热，就很容易引起突发性耳聋或者耳鸣。

黄连上清片之所以有效，是因为里面都是疏风散热，清火平肝的药，同时解胃热。

这种耳聋病对于一般的中医来说，辨证并不困难。但是从作者的求医经历可以看出，现在大医院真正用四诊合参来辨证的纯中医真的很少了。即使是中医，也都依赖各种仪器检查，通过各种检查结果来判断病情。其实这种看似简单的诊病方法，反而是走了远路，以为可以把病看得清清楚楚、明明白白，却是陷入了更深的迷雾中，更找不到病因所在了。

自学点中医，真的很有用。就像文中作者说的，花了那么多钱，耗时那么久的病，几十块钱的最普通的中成药就治好了。如果她早点儿学中医，那少受多少罪啊！

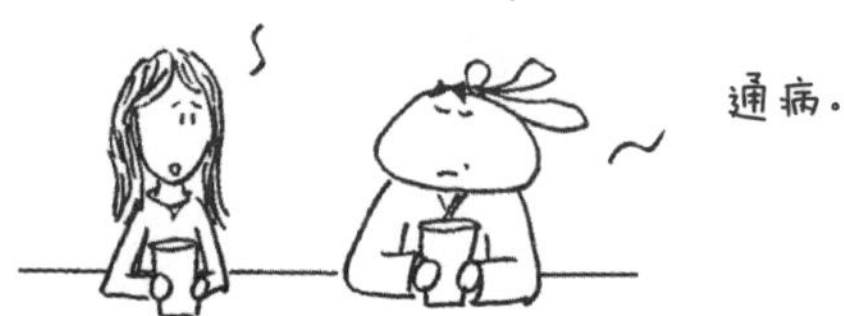
兔子，我讲话我老公总是假装听不见，
这是什么病？
通病。

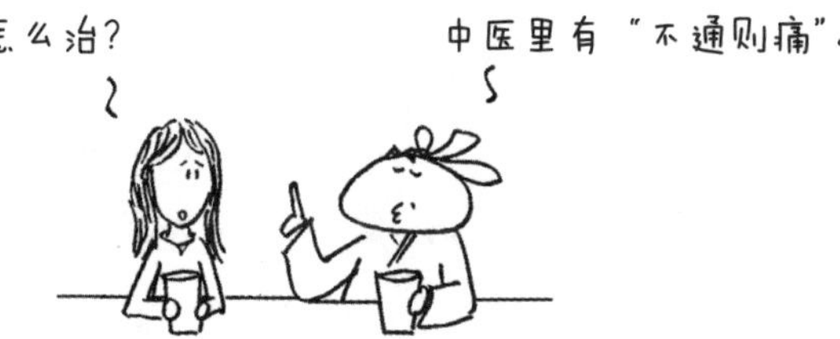
怎么治？
中医里有“不通则痛”。

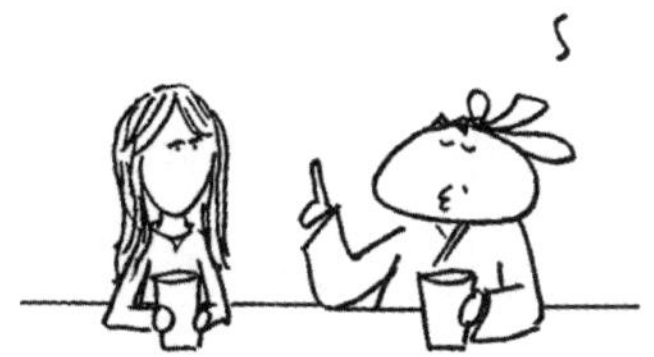
想让他没有通病……

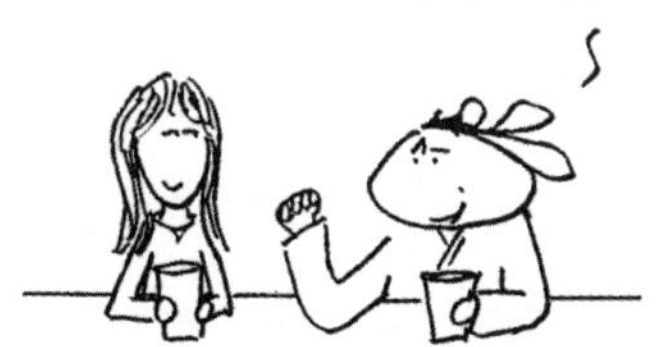
只要让他痛就可以了。

29. 治好了老公的花粉过敏症

兔兔老师：

见字如面。

分享一个我老公的花粉过敏医案。

很清楚地记得，2009 年我们来北京之后他才开始有此症状的，一到春天他就打喷嚏、鼻涕一大把，类似感冒。实际上前两年在校医院都被当感冒治的，直到后来我在网上看到过敏的症状，才知道他这是过敏。

将近十年来，每到春天，玉兰花刚开的时候他就开始过敏，一直到五月才能完全结束。去校医院开的都是一些抗过敏的喷剂、药片。最近三四年，症状加重，流鼻涕、打喷嚏就不说了，眼白红赤，眼皮干得一层一层的。据他描述，整个面部、鼻腔、上颚都痒得难受，头闷胀。出门要戴护目镜和 N95 口罩，捂得严严实实的，但是并不管用，一到春天就“整个人都不好了”。

作为中医粉，希望能够用中医的方式帮他彻底解决这个问题。用过桔梗元参汤、辛夷散等效果不明显。也看过中医，医生详细了解了他的病史，将其病根追溯到小时候得过结膜炎，后来是用抗生素治好的，分析其结膜炎是感冒没有治好，一直埋伏着病根造成的。

我还是比较认同这位中医的分析，但是老公和婆婆不能接受现在的过敏跟遥远的童年有关系。他们坚持认为是在来北京之后得的，肯定是北京的某种特殊的植物让他过敏的。

由于学校里过敏的师生太多，去年学校邀请了协和的专家来给全校师生免费做了过敏原检测，大部分都是对侧柏过敏（老公的过敏原检测中还有矮蒿），学校也采取了措施，从去年春天开始对校园里的侧柏等引发过敏的植物喷水。当然，我老公并没有因此减轻症状。

今年很长一段时间我们都待在家里，老公庆幸今年可以免受花粉之灾了。但是，三月初玉兰花开放之际，他在屋里又过敏了！我们住在六楼顶楼，家里门窗关闭，他说我们屋子里在飘花粉！后来还找到原因说是厕所、厨房的窗户没有关紧，我真的很无语。

从今年的情况来看，我也更加坚信花粉不是病因。我挨着看了兔子公众号里关于过敏和鼻炎的文章，最后锁定了“施今墨先生治疗花粉过敏性鼻炎验方”。

医案中患者“发作时，眼睛、鼻子、上颚，又痒又胀，涕泪横流，喷嚏频繁。同时头部闷胀不适，口干口渴”的症状，和我老公的一模一样，舌苔描述也一样。

于是我立刻照方买药。第一服药煮好，趁着热气端给他，当时他在工作还没在意，但药气一熏，他的表情简直可以用“久旱逢甘露”来形容，我赶紧把冒热气的药罐也端给他，他就这样熏吸着，直呼“舒服！舒服啊！”

之前的中药都没有这样的效果。果然，喝完第一服，他就说不痒了、不痒了，真的不痒了！每次煎好药我都是把药罐端给他，趁着热气先给他熏一熏，等不烫了再喝药。连着喝了三天，别的症状都没有了，还偶尔打喷嚏，有点清鼻涕，我又给他加了点生姜和紫苏。坚持让他喝完七服药。

喝药期间有一次出门，还十分担心会复发，但是回来之后竟然无恙。他说在外面还拍了花，他已经很多年的春天看到花就害怕了，更别说给花拍照了。他说，经过此事，他要相信中医，我说中医不差你信不信。是的，无论信与不信，中医都在那里。

懒兔子按：

这个医案真挺好的，想想看真的是这样：每当鲜花灿烂时，有人在花下自拍，有人在花下打喷嚏。

对于花粉过敏，中医表示不敢苟同，更别说做什么过敏原测试，分侧柏和矮蒿了。侧柏和矮蒿表示，这个锅真不能背。

说到底还是体质的问题，人家没事，就你有事，那你就得好好找找自身原因。来看看所谓的过敏症状，基本都是肺系症状：打喷嚏、流鼻涕，眼白红赤（眼睛里，眼白部分属肺），掉皮（肺主皮毛），且多为热证。

施今墨先生有一个**治疗花粉性过敏的验方**，我曾经在公众号里写过。施老认为，所谓过敏，是风热犯肺，上扰鼻窍造成的，治疗应以疏风清热，辛香通窍为主。方用矮康尖加苍耳子散加减。

TIPS

组方：矮康尖 10 克（后下），鲜薄荷 6 克（后下），苍耳子（炒）10 克，辛夷花 5 克，香白芷 5 克，黄芩 10 克，黄菊花 10 克，桑叶 6 克，木贼草 10 克，南花粉 12 克，水煎服。（剂量仅供参考，请在医生指导下用药）

此方以清解肺热，疏风通窍为主。效果怎样，看看作者的用药情况就知道了。

中医里真没有过敏，所以只要符合上述症状的鼻病，不管名称是什么，皆可以用。中医行不行，信不信，试试就知道了。

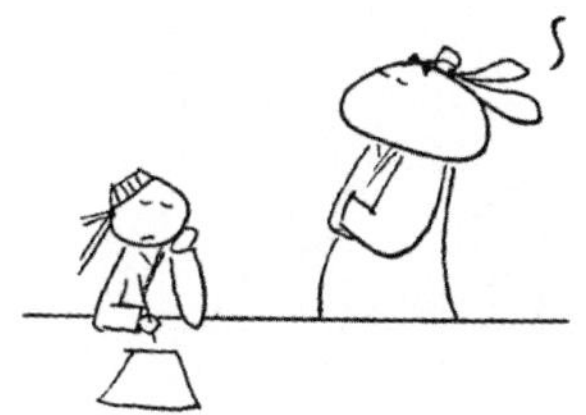

怎么用不到？
你就这么笃定你不会得花粉过敏？

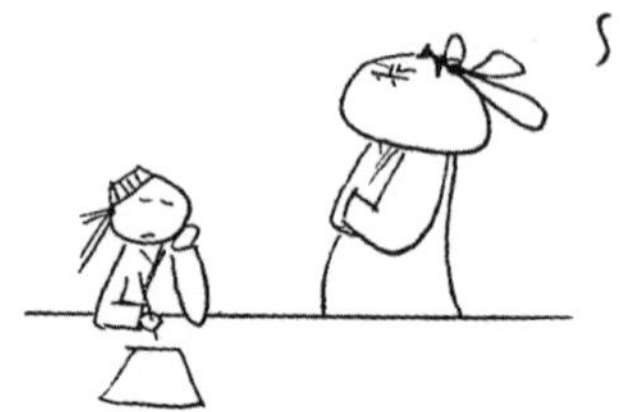

我只是很笃定我不会有老公而已。

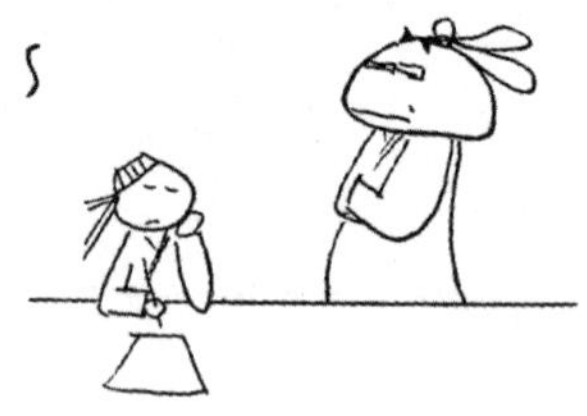

30. 用蜂蜜栓治好了 30 年顽固便秘

兔子你好，我想分享一个治疗便秘的医案。

我是一名先天乙状结肠冗长的患者，自 3 个月大就开始便秘，从记事起我就在对抗便秘了。我的便秘是每天都会有便便，但头头超级大、超级粗、超级硬，我的“菊花”每天都是血。因为长期便秘，我得了直肠前突，痔疮、肛裂是家常便饭。

30 年来，我试过我知道的所有办法：蜂蜜水、香蕉、益生菌、开塞露、清肠茶、各种粥、芦荟胶囊、排毒养颜胶囊、麻仁软胶囊，甚至芒硝，都无济于事。

我看过的医生和吃过的药不计其数，我痛苦到要用手去抠（好恶心啊），便秘严重影响了我的生活质量。便便还经常堵马桶，我还得通，唉，别人十分钟解决的事，我得两小时。每天都害怕上厕所，就跟上刑场差不多。

被逼无奈，去做检查，医生让我喝了整袋的和爽（肠道排空泻药），我居然都能不大便安睡一夜，医生说从没见过我这样的，要我把肠子切了。可是我舍不得，好好的肠子，就是长了点，也不至于切了人家吧，多委屈。

就这么痛苦地活了 30 年，某一天，我发现了一个神器——蜂蜜栓！它是医圣张仲景记录在《伤寒论》里的，学名蜜煎导。制法为：用蜂蜜适量，在锅内熬煎浓缩，到焦糖色，趁热取出，捻成如小指样二寸长的栓子，塞入肛门内。

神奇的是，在用过蜜煎导两个月后，我居然可以自己排便了，头起是软的！于是我终于可以大胆怀孕，整个孕期都在用，好爽，“菊花”终于得到保全。

我把此法告诉身边人，他们的便秘都好了。如没有便意，塞一颗，一会儿就有。如有便意，拉不出，塞一颗，一会儿就能拉。适用于很久不便、便不出来的孕妇、老人、小孩，都可以，而且没有依赖性。

蜂蜜栓救了我的小命，制作方法网上就有，自己做几次，就可以掌握火候。再不需要吃药就可以好好排便啦。便秘的人太痛苦了，谁苦谁知道啊！希望兔子能够告诉更多人。

懒兔子按：

这个通便的方法，我也是第一次看到有人实际应用，之前只在书上见过，看来书里真有“黄金”屋啊！

蜂蜜可以通便，这个大家都知道，但我们一般是用吃的……最常见的办法就是早起空腹一杯蜂蜜水，对于因肠燥而导致的便秘，效果还行。但是其他原因导致的，比如寒秘、虚秘、热秘等，效果就不好了。

更别说这种天生乙状结肠冗长的患者了，喝蜂蜜水肯定没用。

但没想到把蜂蜜换一种玩法，居然就可以了。古人的脑洞……

蜜煎导法系导便法之一：用蜂蜜适量，在锅内熬煎浓缩，趁热取出，捻成如小指样二寸长的栓子，塞入肛门内，想要大便之前，再拿出来。适用于病后或老年、新产，因肠胃津液不足，大便秘结，体虚不任攻下者。

我做出来的蜂蜜栓如下图。

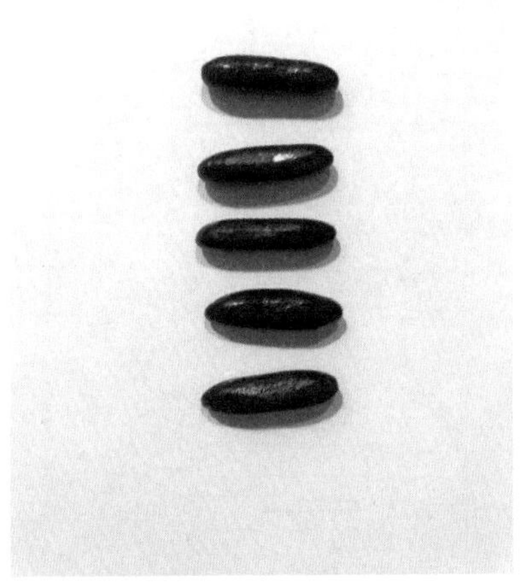

这个方子出自《伤寒论》，张仲景先生也不是凭空想象的，他认为，当脾胃虚寒，不能攻下时，可以用外部导引的方法，导出大便。所以就创制了这个蜜煎导，它非常安全，对身体毫无副作用，因此体弱者、老人甚至孕妇都可以用。

如果怕不好拿出，可以在搓成圆柱体之前，在中间放入一段粗线，一头卷入蜂蜜中，一头露在外面。这样塞进去后，就方便拔出了。

总之，这是一个挺好的办法。供大家参考，尤其是和作者有一样问题的便秘患者，也许自此可以有新的开“始”了。

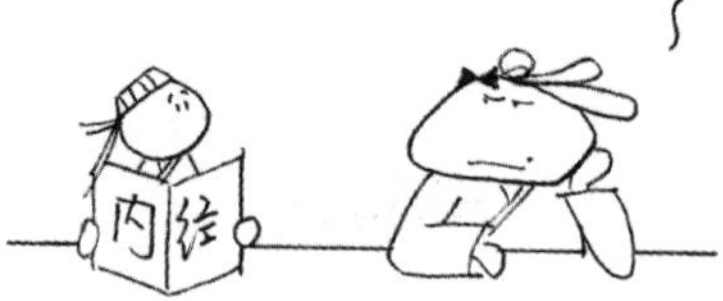
小明，师傅跟你讲句掏心窝子的话。
内经

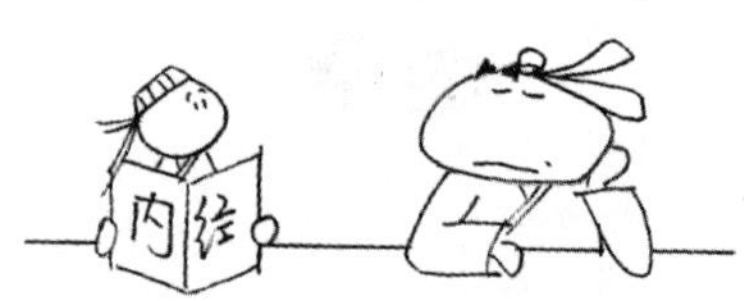
以后在公司大便，一定要带手机。
内经

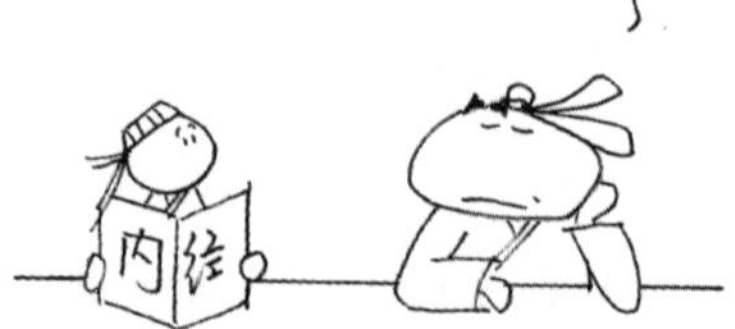
否则没带纸的时候你都没法求救。
内经

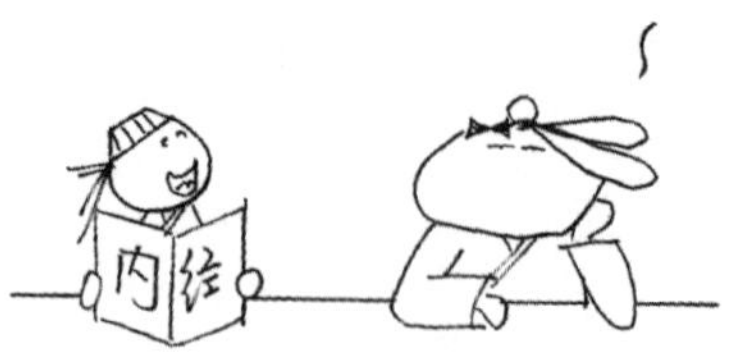
别问我怎么知道的。
内经

31. 简单的揉耳朵，竟然改善了朋友的多年便秘

兔子姐姐，你好。

最近有一个小医案想要和您分享一下。

我有个朋友常年便秘，大概三天一次，试过各种方法，也做运动、健身、打球和吃水果，都没有明显改善。前两天她找到我，说三天多没有去厕所了，很难受。我正好最近看针灸的书里面有提到一个故事，说古代妇女很多都不能出家门，要怎么保持身体健康呢？就是揉耳朵。

耳朵上对应全身的器官，在揉耳朵的时候，全身气血都在运动，是古代深闺锻炼身体的方法。联想到我这位朋友便秘的情况，我就推荐她按摩耳朵二十分钟，结果没想到当天按摩之后，没一会儿就可以去厕所了。之后也是往往下午按摩，晚上就能去厕所。从长期三天一次大便变成了一天一次。

仅仅揉耳朵就可以锻炼身体，这个方法简直是我们这种懒人必备。对于便秘更有奇效，我也觉得很意外，没想到这么管用。学习中医果然是必备的生活智慧，还会继续努力哒！

懒兔子按：

天哪，这简直就是我们懒人的福音啊！

揉耳朵就能锻炼身体，那还去啥健身房？每天走 1 万步，不如每

天揉耳朵 20 分钟。

唉，懒人总是可以找到各种办法偷懒。古代深闺的妇女也是不容易了，能找到这样的办法健身，智慧啊！

耳朵是身体的全息反射区，这个我之前知道，否则也没有耳针这种治疗方法了，但没想到效果这么好。所以我特地去买了一个耳朵的模型，来看下耳朵的全息反射对应图：

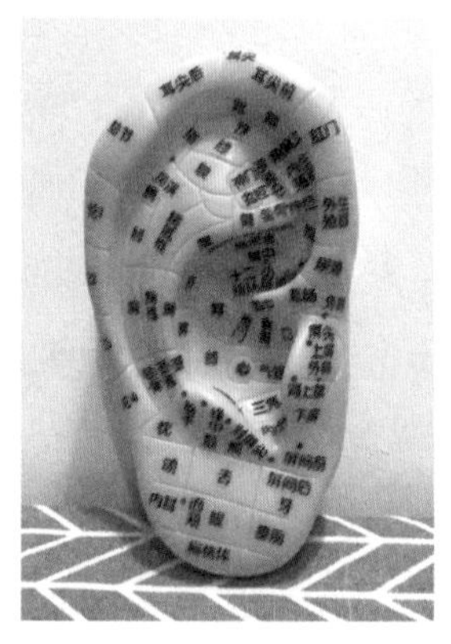

看完图，你们就能知道，为什么中医在治疗扁桃体发炎时，常会在耳尖放血了吧！

本医案中，患者的症状是便秘，相关的脏腑应该是胃和大肠，具体位置在耳郭内侧，图上看不太清楚。有需要的朋友，可以直接去买个耳朵模型，或者上网找一下耳朵全息反射图，就能找到了。

整体揉搓耳朵，算是全身运动，如果要有针对性的话，也可以直接点按相关的对应部位。我在网上购买耳朵模型时，店家就附赠了点穴针、耳穴用的王不留行籽，真挺不错的。

中医真是博大精深，感觉是永远学不完、挖不尽的宝藏和财富。

二毛，你两天没大便了。

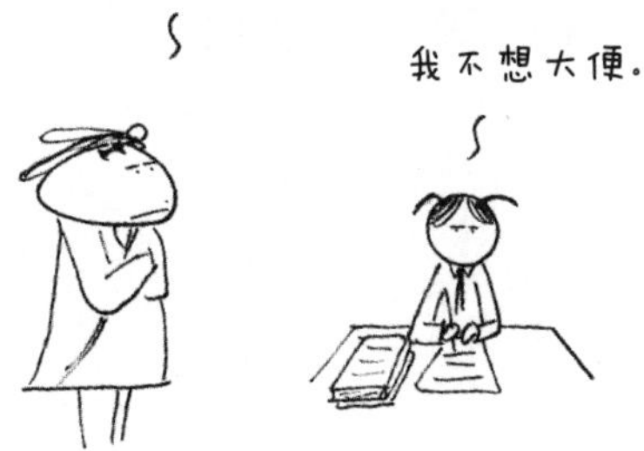

我觉得你应该有大便了，
赶紧去厕所努力一下。

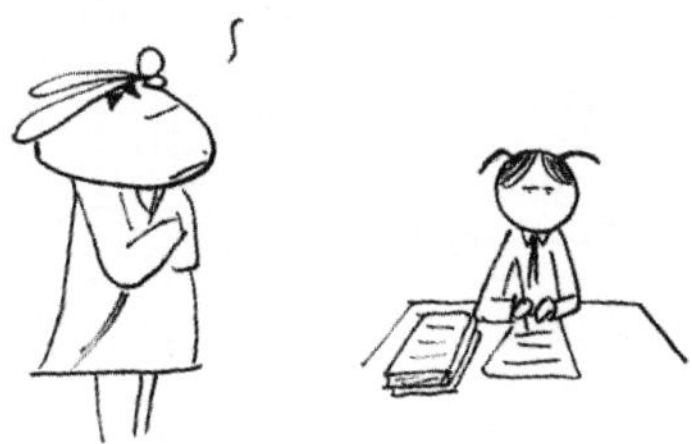

那只能说明大便是在你脑子里，
并没有在我的肠子里。

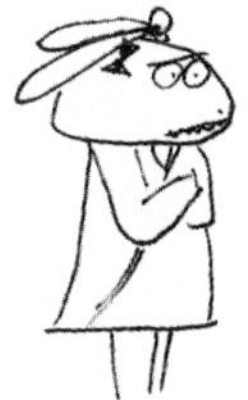

32. 大气下陷，那么远这么近

兔子老师：

不知不觉秋天已过，今天是小雪节气，马上就进入寒冷的冬天。今天想分享下自己的经历，也希望能帮助到有类似情况的朋友。

每个生病的人都有部血泪史，都有别人无法理解的伤痛与无奈，有的久病成医，有的终身依赖药物，有的一直想去寻找答案。

我的身体今年以来一直没有大的改进，春夏之交有段时间特别虚，破天荒一个月来了 3 次月经，有生以来终于体会到什么是耳鸣，鼻涕不断。每天靠硬撑着生活，腿特别无力。之前一直跟时令养生的老师调理身体，知道今年五运六气很特殊，我自身感受也非常明显。我的身体很差，从开始和老师学习养生时，就被告知体质太差，肝气太虚。在不能补的时节里，其他比我年龄大的老奶奶们都不需要吃人参、茯苓，我却需要吃，因为我太虚了。可是又不能多吃，一吃多了人参我就会腹胀，整个人都很难受。

有段时间，每到下午五六点，我就会饿得发慌，尤其做饭时或劳累时，会忽然没劲儿，坐下或者躺下才会缓解。有时候做好晚饭，仿佛耗尽了我所有的体力，经常吃饭时连筷子都拿不起来，重似千斤，好像手腕都不属于我了。晚上躺在床上，一点轻松、放松的感觉都没有，身体特别沉，会有不明原因的肚胀，还会不自觉地谴责自己是不是吃多了。每天都在矛盾不解中度过。

今年大概是从立秋（8 月 8 日）后，我感觉身体越来越虚，不光是腿重，而且感受到整个身体往下沉。早起腿就没劲儿，上半个楼梯都费力，以前还早起外出散步、敲胆经等，现在也放弃了，因为又多了个气喘、呼吸无力的症状。不敢剧烈运动，慢慢地走路都能明显听到自己的心跳和呼吸声，我必须得小心翼翼地活着。晚上躺在床上时身体也越来越沉重，一度感觉枕头怎么放也不舒服。习惯侧睡，经常睡觉前不自觉地摸自己的脖子，不知道为何会有此举动，还自嘲会不会在睡梦中把自己掐死。

之前我为了要孩子，看了很多中医，有个信任的中医给我促排卵居然让我吃出了卵巢囊肿，历经 3 年自己才调理好。虽然医生说我的妇科没有问题，让我放心，可我就是感觉心是“慌”的、怔忡的，很难安定下来。

前几天，偶然在你的公众号文章评论中，看到了“大气下陷”这个词，忽然就心动了，这就是传说中的心有灵犀吧。周一晚上失眠，周二一早便找到了罗大伦老师讲解的张锡纯医生的案例，听完一半我就 100% 确定我就是这个病，很多矛盾点全都对上了，让我心服口服。我边听课边哭，好久没有这么痛快地哭过了，有释放的委屈，更有即将解脱的欢喜。

晚上等先生下班后，我们立刻去药房买了药。周三早起虔诚地熬药，看着简单的 5 味草药不到 20 元，满满的感激，喝之前真诚地跪拜古圣先贤，真的非常非常感激。

我不会辨证，只能用基础方，喝完轻轻躺在床上，虽然之前看过其他朋友反馈，喝完一次药便好了大半，我不敢期待自己如此幸运。但喝完一分钟后我还是感受了下呼吸，胸中真的舒畅了，不再闷闷的，手腕也不僵硬了。又是感动到哭，最近泪点很低，让大家见笑了。下午出去买菜散步时，双腿沉重感消失了很多，我特意走了很长一段路。

吃完 3 服药后，身体各项明显不适都消失了。迄今将近 3 个月，身体各方面都在恢复中，以前是忽然失眠，一般到 2 点才睡着，现在虽然偶尔也有入睡困难，但最多 10—20 分钟便进入梦乡；大便也比以前规律了；还用皮蛋加石膏豆腐治好了自己的胃热贪吃；当然应该还有其他改善，一时未察觉。但我的气上来了，身体不再继续漏下去，相信会越来越好。最关键的是我不再迷茫担心，也想用心学点中医知识，让自己尽快好起来做个对社会有用的人。此文如果能帮助到有缘人，那再好不过了。再次感恩所有的朋友！

懒兔子按：

这也是一个大气下陷的医案。除了用升陷汤治好病以外，还有两点很值得一说。

一是**当气陷的时候，光吃补气的药是没用的。**

作者说，养生的医生说她非常虚，虚到要吃大量的人参。但是，吃了人参丝毫没有缓解作者的症状，而且后来因为一直腹胀，都没有坚持下去。可见，要想补气，就得先提气，否则非但补不进去，还会由于气太足，郁结在那里，引起腹胀。

二是人参没有提气的作用，或者说提气作用不明显。

人参的主要功效是大补元气，复脉固脱，同时还可以补脾益肺、生津养血、安神益智。在脱证方面，人参有奇效。但是用在大气下陷时，效果就不好了，必须同时加用提气的药才行，比如升麻、柴胡等，否则无用。

所以，尽管是虚，也一样要辨证，而不是见虚就补，补不进去，还强行补。这都是不对的。

另外，在我接触过的大气下陷的患者中，有几个症状特别明显，就是都有浑身绵软无力，行走、上楼时心悸心慌得厉害，甚至喘不上气，心胸憋闷。因此如果你们遇到此类情况，就可以考虑是不是大气下陷了。具体的辨证方法和用药组方（升陷汤），我在前面《升陷汤治好了我的心悸》的案例中都详细写了，你们可以参看。

小明，你说我卖好吃的，
怎么就没人说我跨界。
内经

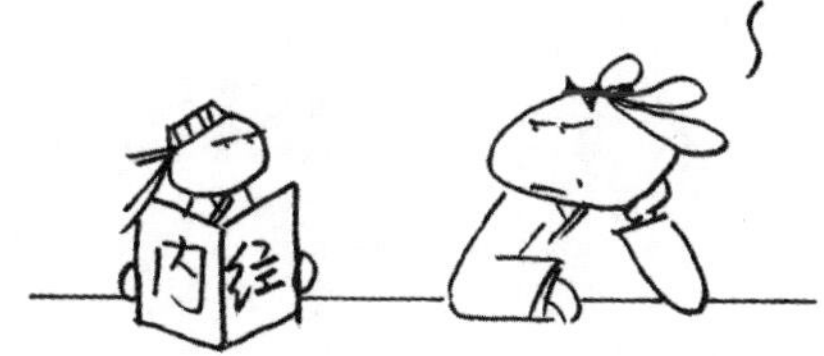

但我卖文创，
读者就说我跨界了呢？

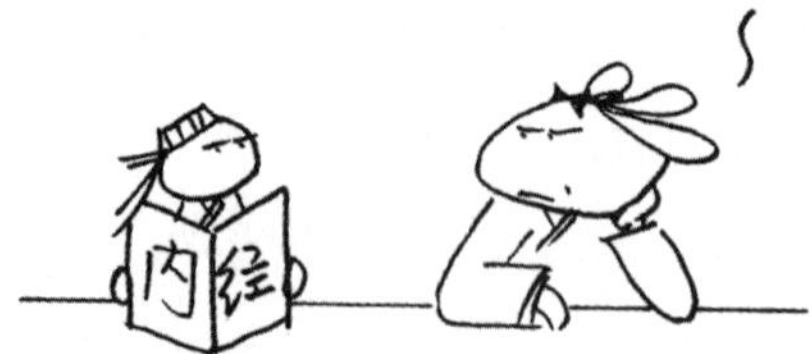

这个还不好理解吗？

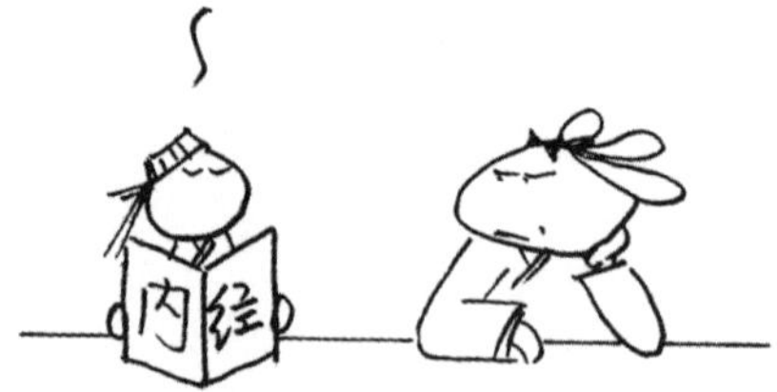

你一看就是个吃货，
和文化不沾边儿。

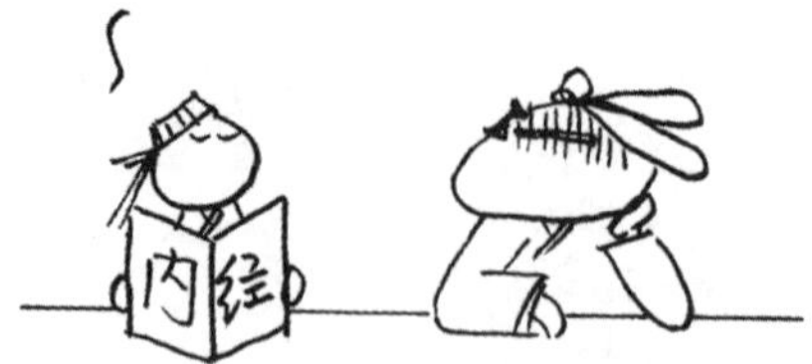

33. 阴虚湿重，试试这样搞定

亲爱的懒兔子姐姐：

您好！

现代人湿气重的比较多，尤其是办公室一族。大家都知道湿气重是脾虚导致的，如果只是单纯祛湿的话，湿气很快还会回来，但如果用健脾祛湿法，效果就会比原来好很多。

但即使健脾了，好像还是总觉得哪里差点儿事，因为如果有段时间不注重健脾了，湿气就会又回来。我用了一年多的时间，反复地实践，发现在和湿气的大战中，我始终不能完胜。

我由于近几年一边工作一边准备考试，脾胃越来越差，湿气越来越重，还经常熬夜，导致肾精不足，阴虚也比较严重。后来由于精力实在不济，也总是生病，大家都说我湿气重，我就开始了祛湿大业。

刚开始用的是三仁汤，没有什么明显的效果，发现自己舌苔黄厚，就换成了温胆汤，早上口服，晚上泡脚，效果也不明显。我就想湿气重是脾虚导致的，那我可以健脾祛湿啊，脾胃运化功能好了以后，湿气自然就没有了，所以我就开始交替服用补中益气丸、香砂六君丸、参苓白术丸。

一段时间以后，发现舌苔确实好了很多，但是停药后，用不了多久，湿气还会回来，就这样反复了很多次。

直到后来，我买了一些九蒸九晒熟地黄，想补补肾精，在每天健脾的同时用一些泡水喝，喝了大概一个多月，然后就回家过年了。回家以后，怕父母担心，就把健脾的药和熟地黄都停掉了。出于疫情的原因，我在家待了一个多月，有一天我看了看舌苔，发现竟然没有变厚，这个时候我才突然明白，脾肾同治，效果更好！

如果是湿气重，又阴虚，在健脾祛湿的同时服用六味地黄丸；如果是湿气重，又阳虚，在健脾祛湿的同时服用金匮肾气丸，这样效果应该会提高不少。

我终于祛湿成功了，并且在一段时间内都没有反复。这个时候我想起兔子老师说过的一句话："这世上最好的药，就是普通的食物啊！"于是我就根据自己的体质，配了一个杂粮粥的方子：主要作用是健脾祛湿，滋补肾精。然后买了一个全自动的电饭煲，保证每天最少喝一顿粥，经常早晚都喝，一直保持到现在，湿气再也没有回来了。

懒兔子按：

其实**关于祛湿，要脾肾同治**，我很早就在公众号里写过相关的文章，只是因为时间久了，可能好多新读者都没有看到过。

祛湿气正如作者所说，如果不治根儿，湿气就会祛了又来，反反复复。为什么？就好像是家里的房顶漏了，一下雨地上就全是水。祛湿就好比是把水弄出去，但是经不住下次再下雨啊！所以要想家里的地上永远都是干燥的，就必须把漏的房顶补起来，这样以后即使下雨，也不用怕了。

那痰湿的根源在哪里呢？张介宾先生在《景岳全书》里有一篇章节，

专门讲的就是痰饮。他说，痰饮这个问题呀，在经典名著《黄帝内经》中都没有被正经提到过，就可想而知痰饮就不算是个病。“故《内经》之不言痰者，正以痰非病之本，而痰为病之标耳。”

意思是痰不是病的本源，只是病的结果。如果我们只是除痰，就是治标而不治本。

那治痰之本在哪里呢？张介宾先生又说，五脏生病了，都会生痰，但是论到根本，无非就是脾或者肾。

脾主水湿代谢，如果脾的代谢功能变差，湿气不除，停留在身体里日久积痰。而肾为水，肾水泛滥也会成为痰饮。所以说，痰不化的主要问题在于脾，而痰形成的根本，则在于肾。只要是痰证，必与此二脏有关系。

如果一个人单纯只是偶尔因为饮食过度而产生的痰湿，用二陈汤或者温胆汤除去湿滞，痰自然就没有了。但如果这个人本身脾胃虚弱，那就很容易有水湿滞留，想要治本，必先强健脾胃。脾胃强健了，有的时候都不用除痰，痰湿也会自己化掉。

此时可用**六君子汤**。

TIPS

组方：党参 9 克，白术 9 克，茯苓 9 克，炙甘草 6 克，陈皮 3 克，半夏 4.5 克。（方剂来自《医学正传》，剂量仅供参考，请在医生指导下用药）

功效为益气健脾，燥湿化痰。主治：脾胃气虚兼痰湿证。症见食少便溏，胸脘痞闷，呕逆等。

但肾虚也会生痰。阴虚时，张介宾先生推荐的药为六味地黄丸或者是左归丸。阳虚时，那就用金匮肾气丸或者桂附地黄丸。总之都是从脾肾论治，就可以治本。

这篇医案非常完整地体现了这个治病的道理，先是健脾除湿，病情一直反复，后来根据自己阴虚的体质，加用了熟地黄滋补肾阴，同时配合祛湿，结果湿气一去不复返，从此摆脱“湿人”的烦恼。

另外，作者写了自己配了祛湿健脾的养生粥善后，但是没给组方。我在这里就给各位一个有此功效的养生粥方，供需要的朋友参考。

TIPS

组方：生薏苡仁 30 克，黑豆 30 克，茯苓 30 克，用上三味煮水，然后用药汁熬粥，放入大枣 6 枚（掰开）。可以长期服用，健脾养肾，温中除湿。

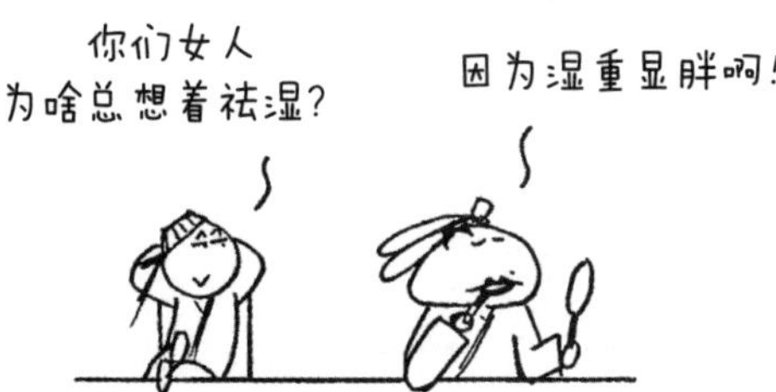
你们女人
为啥总想着祛湿？
因为湿重显胖啊！

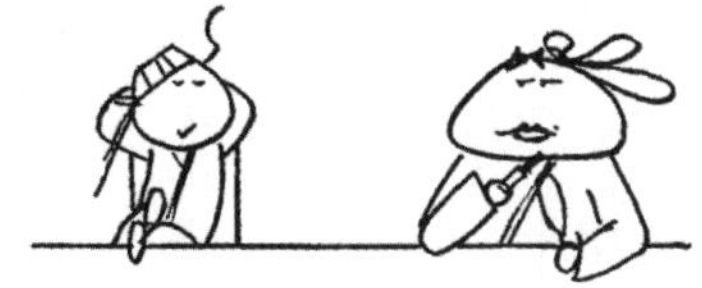
可是你们就算祛了湿，
还是很胖啊！

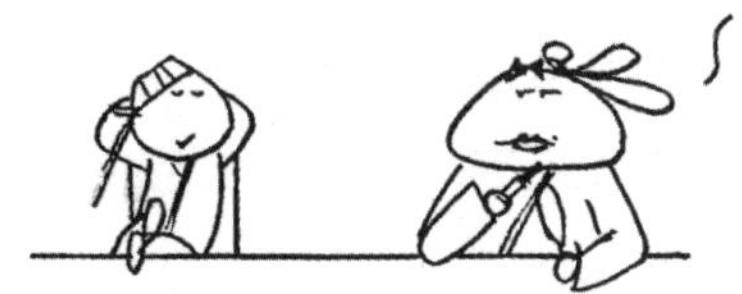
你们男人为什么可以
看上去那么普通，却那么自信？

34. 白芷治疗头痛

兔子好：

9月初看完懒兔子公众号的文章《眉棱骨疼痛与痛经都用一味药治，有没有搞错？》，我的身体就很应景地来了下前额与眉棱骨痛，试了你推荐的药，发现真的没有搞错！

事情是这样的：那天我买了只老鸭，为显示自己是个贤妻良母，特请假两小时提前下班回家炖老鸭。鸭子炖得满屋香气，老公回家居然说晚上去朋友家吃饭。我说饭菜都准备好了，就等着你开饭呢，他却执意要去朋友家吃羊肉。贤妻良母没当成，我心里不满，但还是让他走了——哼，大热天的吃什么羊肉！

晚上老公从朋友家打包回来一包羊肉，肉香扑鼻。天气热怕坏了，我赶紧把肉从骨架上拆下放冰箱存放。架不住自己嘴馋，就把羊骨头拿在手上，撕撕掰掰把残留的肉都吃了。

次日早上起来刷牙，隐隐感到左边上牙有点痛。上班后牙越来越痛，耳根部也痛了，后来发展到连太阳穴痛，左边肋下有跳痛。这个痛明显上蹿下跳，肋下突突突痛几下，就顺着开始牙痛，再耳根痛，再游走到太阳穴痛。一个部位痛的时候，别的地方的痛就会缓和些，一直循环往复。得，肯定是昨晚吃羊肉上火了。咎由自取。

办公室啥药也没有，泡了杯绿茶加了菊花，趁热喝了一杯又一杯，然而并没有用。查了懒兔子公众号，吃黄连上清片对症。下班在家里找药，只有三支双黄连口服液，果断喝了两支。第二天早上牙没那么痛了，把留下的一支双黄连也喝了。到了中午啥痛也没有了，觉得自己搞定了这么厉害的牙痛，还发朋友圈炫耀了一下。

下班时前额有点痛，吃了晚饭开始右边眉棱骨痛。一点点痛，家里也没对症的药，去药店有点远，就没当回事，打算第二天下班去买药。第二天外甥女生了宝宝，一开心头没那么痛了，眉棱骨痛就揉揉。下班后赶去医院看望外甥女，一家人聚在一起聊天完全忘记了时间。从医院出来已经是晚上 9 点多了，没一家药店开着等我买药，不争气的是坐了开着空调的车后我的头痛加重了。到家痛定思痛，既然前额与眉棱骨痛是由胃引起的，看到家里还有藿香正气丸，说明书上写服用 8 丸，就用温水服了 12 丸。

晚上没睡踏实，醒了几次，“胃不和则卧不安”不是假的。好在醒来头没那么痛了，但没根除，还是隐隐作痛。明明学了白芷能治前额眉棱骨痛，却巧妇难为无米之炊。不拿自己当小白鼠练手学什么中医呀。第二天晚饭后就上街去药店买白芷，药剂师说一味药不能进医保，难不成不能报销就不治病了？买！而后称了 20 克，一手交钱一手交货，一块两毛钱。自己都被气笑了，不进医保怎么啦，还不到去医院挂个号的钱。

看到公众号里兔子说：少喝点温酒，以助药力快速上行到达头面部。通窍活血汤就是用黄酒煮的，那单味白芷用黄酒煮也肯定可行。分了一半白芷加了半斤黄酒，煮开后又小火熬了十来分钟倒出来半碗，那味真不是一般难闻，好像是某种食物坏掉的气味。

放温后，我鼓足勇气大口吞下，口腔里混合了难以描述的怪味，苦涩辣俱全再加上酒味冲鼻，感觉药汁从喉咙顺着胃部在发热，连脑门都被刺激得出汗了。虽然感觉喝了此生最难喝的药，但真的，脑门上的汗消了，前额痛也好了，美美地睡到第二天自然醒。

有效果也不能把白芷浪费了，剩下的一半晚上又用黄酒煮好，鼓足勇气喝下去，头痛彻底搞定，写个医案嘚瑟一下。

懒兔子按：

真的要赞一下作者的勇气，白芷用酒煮后，那辛烈的气味确实不是一般人能接受的。

但是良药苦口利于病，真的头疼得要命的时候，什么药都能喝下去。白芷味辛，性温，入阳明胃经和大肠经。主要功效为解表散寒，祛风止痛，宣通鼻窍，燥湿止带，消肿排脓。

它之所以可以单味药就治疗头痛，就是因为它辛散的味道可以温通，长于止痛，凡是阳明经循行的线路上的痛，白芷都可以治。

比如说眉棱骨疼痛，前额痛，上下牙痛，牙龈肿痛，皆属于白芷可以治疗的区域。此外白芷还祛风，因受风寒而导致的头痛，白芷应为首选。

另外，**白芷还是治疗痛经的特效药**。有次有个朋友的女儿痛经，我就拿出家里给二毛备着的白芷丸（单味白芷打粉后做成的蜜丸）给那孩子吃。结果吃了一粒后痛就止住了。

没有蜜丸也没关系，痛经时，直接用 30 克白芷煮水喝，一样有效。痛经的朋友不妨试试。

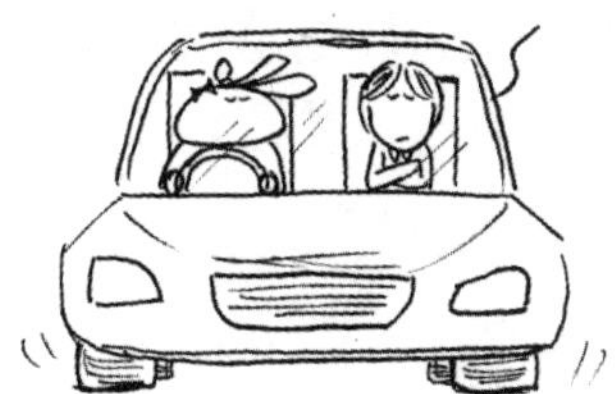
兔子，我感觉我快闭经了，
可是，我才刚刚四十多岁啊……

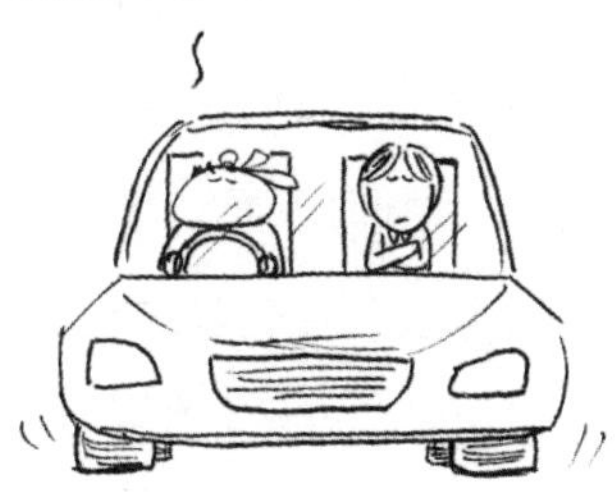
这很正常啊！

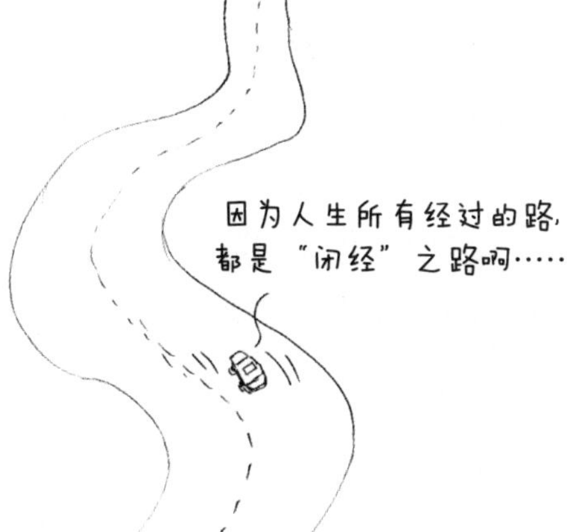
因为人生所有经过的路，
都是“闭经”之路啊……

35. 头痛之要药——川芎茶调丸

懒兔子：

你好。

今年初夏的一个周末，跟闺密一家约着带孩子去科技馆玩。在去的地铁上没有座位，懒得往里走，就随便找了个扶杆旁站定。但一会儿就发现，我正好站在空调的风口下面。想着没两站路，懒得挪了。孩子站在我身旁，我怕把他吹到，让他坐在我的脚上，然后自己用身体挡住空调风。当时没有太在意，想着就几站路，吹吹也没关系。

下了地铁，外面烈日炎炎，走了一大段路，又在科技馆门口排了很久的队。等拿到票的时候，就已经觉得不太舒服，隐隐约约感觉头疼，但还能忍受。午饭时候我开始头疼想吐，饭也没有吃几口。随着时间的推移，头越来越疼。因为我偶尔有偏头疼的毛病，之前看过懒兔子公众号上的一篇治疗偏头疼的文章后，我常用小柴胡 2 包加双黄连 2 瓶治疗偏头疼超级见效，屡试不爽。

所以好不容易熬到回家后，我赶紧又这么吃，然后躺在床上等速效。但这次，没等到速效，反而整个脑袋都像要爆炸一样疼，特别是太阳穴，好像两根尖针顶着扎。我觉得这不是以往的偏头痛，所以药物没效。我回忆起自己在地铁上空调风口吹风，应该是受了风寒，又想起公众号里曾经有一篇医案，是作者的女儿因为电扇吹得厉害感冒了，症状与我类似，用了川芎茶调丸就好了。

我忍着剧痛翻出那条医案，又看了医案分析，觉得自己完全对症，马上给老公打电话让他买药。等了好久，老公回来了，跑了几家大药店，都没有买到。他回来看到我难受的样子，很心疼。马上又起身出门，说再去小药店找找，可能会有。

大概过了一小时，他回来了，带着那盒药，赶紧给我倒水喝。我说不行，这药要配茶喝，他二话不说去给我泡了普洱。喝了药大概过了十分钟，感觉脑子里的“邪”渐渐抽离走了，头越来越轻松。又过了十分钟，完全不疼了，我起来跑到厨房给老公和孩子做饭。老公非常惊讶地说：“这就好了？这什么药这么神奇？刚刚感觉你都要挂了，吓死我了！”我说：“让你没事多学点儿中医吧，关键时候用得到，能自救！”

经历了这一次“自找”和“自救”，川芎茶调丸现在成了我家的常备药，也让我更懂得爱惜自己的身体。现在想想，如果当我意识到有风邪入侵的时候换一个位子，远离它，而不是以为自己能扛得住、懒得动，也许就不存在这么痛的领悟了。

同时，我也特别感谢老公，后来我才知道，他跑了二十几家大大小小的药店，最后在很偏的一个小药店找到了这个药。我想，也许那天让我迅速远离疼痛的，除了中医，还有爱吧……

懒兔子按：

以为看篇医案，结果不小心被塞了一嘴狗粮……

文中的**川芎茶调丸**是川芎茶调散的中成药，出自《太平惠民和剂局方》。

组方：川芎、白芷、羌活、细辛、防风、荆芥、薄荷、甘草。

用法与用量：饭后清茶送服，一次 3 ～ 6 克，一日 2 次。

功用是疏风止痛。主治外感风邪头痛。症见偏正头痛或巅顶头痛，恶寒发热，目眩鼻塞，舌苔薄白，脉浮。

风邪是六淫邪之首，风邪外袭，循经上犯头目，阻遏清阳之气上升，就会出现头痛目眩。

川芎茶调丸中川芎性味辛温，为“诸经头痛之要药”，善于祛风活血而止头痛。薄荷、荆芥、羌活、白芷、防风都是祛风常用药，可以疏风止痛、清利头目。细辛散寒止痛。

之所以一定要用清茶送服，是取茶叶苦凉之性，既可上清头目，又能制约风药的温燥和升散，使降中有升，升中有降。

在使用中，以头痛、鼻塞、脉浮为辨证要点，也不一定非要感冒才用，只要是受了风寒而引起的头痛，都可以用。

这个药的中成药确实很难找，也不知道为什么，很多效果很好的中成药现在都越来越少见了。如果实在买不到中成药，就可以按照组方自己抓药回来煎煮，具体剂量可以参考如下：

TIPS

川芎 9 克，白芷 9 克，羌活 6 克，细辛 3 克，防风 9 克，荆芥 6 克，薄荷 3 克，炙甘草 6 克。

唉，别人家的老公……

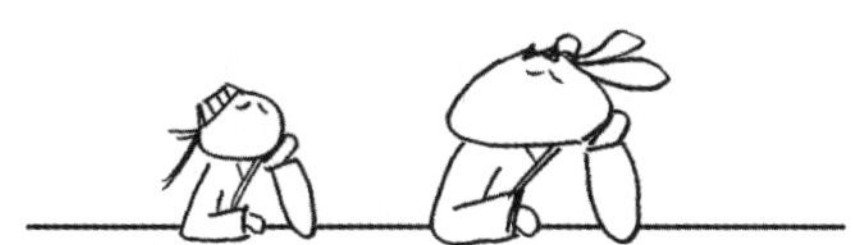

你们大人都一样，
我爸总感叹：“别人家的老婆……”

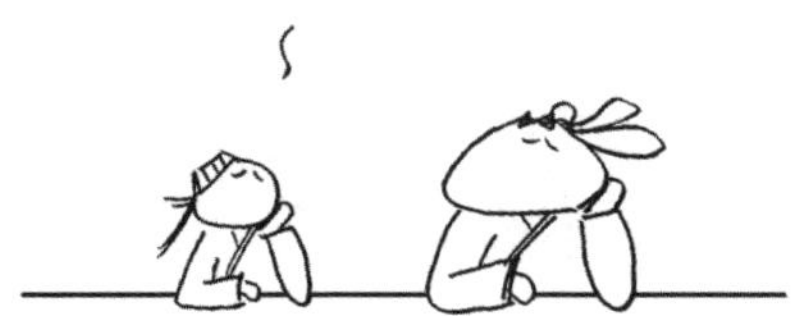

我妈总感叹：“别人家的孩子……”

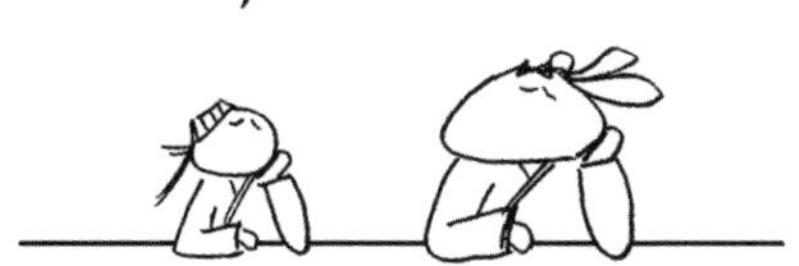

我爷爷总感叹："别人家的狗……"

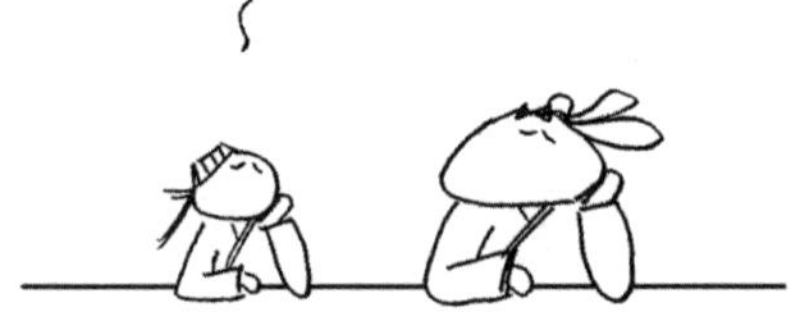

我们家的狗总感叹："别人家的狗粮……"

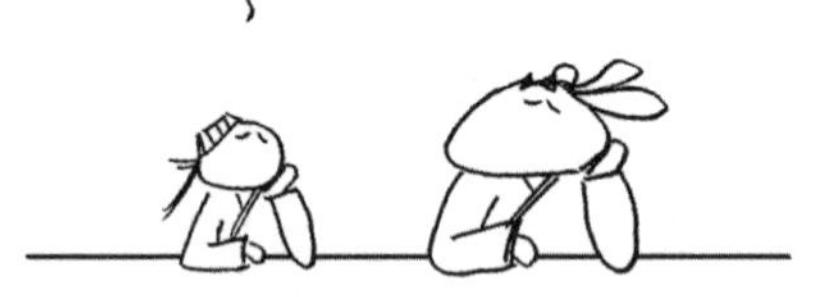

36. 中成药治疗抑郁症

兔子老师好：

第一次写个正式点的医案，心情很激动啊！

人物介绍：我的一位女同事，年龄 28 岁，年纪不大，人生阅历不少，初中毕业进入社会，在美容院做美容师、咨询师，到现在已经有十几年的工作经验，谈恋爱、结婚也早，现在孩子 4 岁。跟她认识是因为两年前我们来到同一家公司工作，她是个东北女孩，很活泼、开朗、热情，那时候大家都很喜欢她。

今年 5 月，周围同事开始反映那个女同事神经不正常，经常乱发脾气，顶撞领导。我是比较后知后觉的那种人，我后来才感觉到她的异样，真的和从前的她完全不一样了。于是我跟她推心置腹地谈了谈，原来她和她老公过年前就开始不和，准备离婚。

家庭矛盾在此就不详述，家家有本难念的经。因为这些事情，她在过年期间一直生病，感冒，心脏疼之类的，各种药没停过。一直到五月我和她聊天的时候，发现她已经是抑郁症的状态了，她的症状有：

（1）心脏扎着疼，但医院检查结果正常；（2）头每天昏昏沉沉的，不能受刺激，如果她家人跟她联系，她就受不了了，就会很烦躁；（3）睡眠浅，多梦，多噩梦，梦到过自己杀人，而且很有快感；（4）有自杀倾向，曾拿刀子试图割腕；（5）害怕独处；（6）人很瘦，皮包骨的那种，吃东西不吸收；

（7）顺便问了下月经，现在基本上两个月一次，月经量不多且色浅。

我分析，她所有的问题都是思虑过多，劳伤心脾所致。“心主血而藏神，脾主思而藏意，心脾气血两虚则神无所主，意无所藏，宜健脾养心与益气补血兼施。”（背不下来，这句是在书上抄的，嘿嘿）

我给她推荐用药，首先是一种安神的西药，因为她抑郁得太严重了，都有自杀倾向了，我想先让她安定下来，不要胡思乱想。吃了一周左右的西药后，我让她改吃人参归脾丸，她还算听话，坚持吃了一个月左右，反馈睡眠好了很多，特能睡，偶尔有梦也记不住是什么了，精神好了很多，不想自杀了。而且月经居然一个月就来了，这让她很意外（昨天反馈，月经又来了，这已经是连续两次正常了）。

这个医案给了我很大的信心和鼓舞，以后还要继续学习中医，在学习中积累经验，把知识变为自己的才能，更好地运用它们。

懒兔子按：

这年头抑郁症太多了。搞不好，谁谁就抑郁了。

到底是这个世界在加害我们，还是我们看待世界的角度有问题？这是个问题。

从中医角度来说，情志病最难治，但是依然可以找到病机。**心主神，当精神出现问题时，从心论治都是对的。**

心主血脉，当气血供养不足时，很容易出现心血虚。此时就会有焦虑、烦躁、心悸、睡眠不安等症状，这和西医定义的抑郁症很像。

尤其是一些妇女产后都有不同程度的抑郁现象，这种情况多半是由气血双虚造成的，从补气养血入手，精神就会很快恢复，绝对不是什么难以治愈的产后抑郁症，这点大家务必了解。只有极个别的产后抑郁是完全由于情志所伤导致的（属于肝郁的范畴），这个另当别论。

在中医里，所有的抑郁症都有脏腑的病机所在，不是单纯的神志病。所以大家不要一看到抑郁症，就觉得完了，精神病了，治不好了。

抑郁症也好，精神病也好，都是症状，中医治疗也都是四诊合参，辨证论治。医案中，作者先是了解了患者的情况，然后根据症状判断出了病机为心脾两虚，对症用药后，效果很好。

TIPS

人参归脾丸：人参、白术（麸炒）、茯苓、炙黄芪、当归、龙眼肉、酸枣仁（炒）、远志（去心甘草炙）、木香、甘草（蜜炙）、生姜、大枣。

主要功效：益气补血，健脾养心。适应病症：用于心脾两虚，气血不足所致的心悸、怔忡，失眠健忘，食少体倦，面色萎黄，以及脾不统血所致的便血、崩漏、带下诸症。

其实只要能吃好、睡好，这人的问题就不会太大。心脾气血充足，神志恢复，才能有足够的智慧去解决生活中的问题。也许到时候，很多问题就不是问题了。主观还是自己如何看待这个世界吧，别总想着要别人怎样怎样，因为想也没用，没人会按照你的想法去生活。只有改变自己，才是出路。

如果是肝郁导致的抑郁症，可以用加味逍遥丸做基础方进行治疗，这种案例，之前公众号里也有分享。

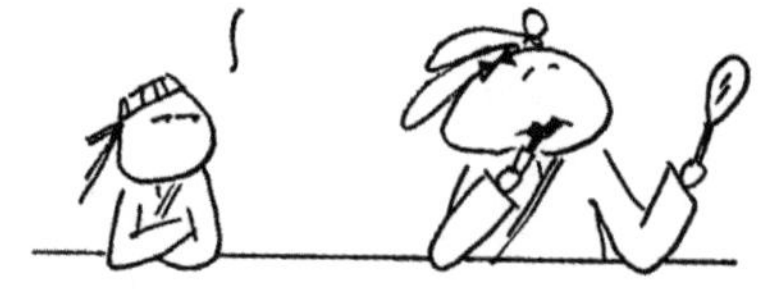
男人是否抱得动女人，
主要是看女人的长相……

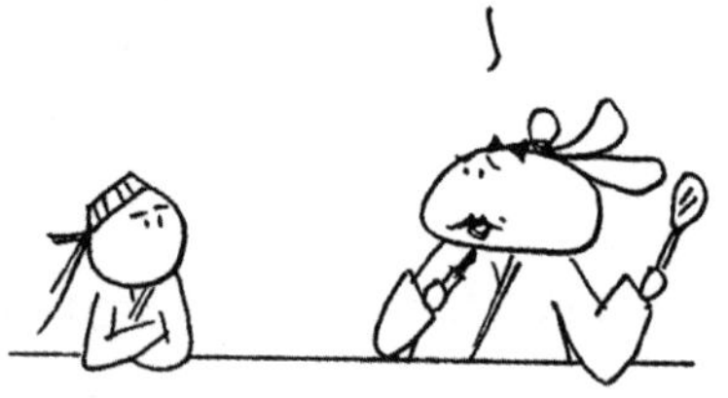
切～女人是否要男人抱，
还不是也要看男人的长相？！

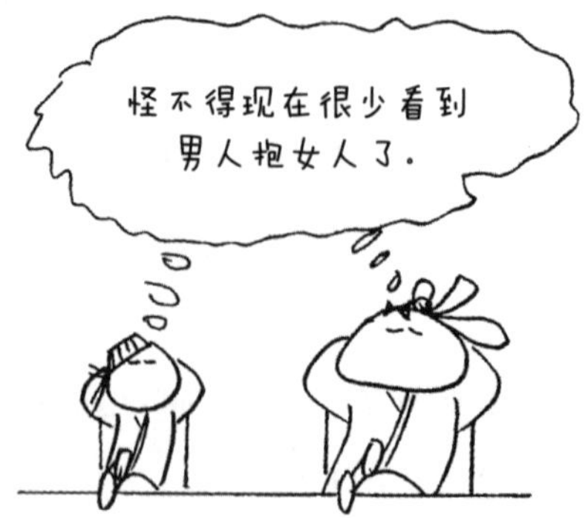
怪不得现在很少看到
男人抱女人了。

37. 手足多汗难道只能割神经吗

兔子姐姐：

您好，我是一名自学中医的爱好者，2012 年开始接触中医艾灸，后来看到您的公众号都是写中药的，由于不是很懂，所以一直都只是关注，不敢乱动。

直到去年这个时候，老爸吃了消炎药一直打嗝，停了好几天还一直在打。他不是胃胀，没有胃胀气，我就觉得他应该不是我们平时的那种打嗝。那时我已经买了您的《医本正经》，赶紧回家翻书。辨证后觉得是气逆的问题，就是胃气总是往上冲。于是马上根据书上的推荐去药店开了半夏厚朴汤，回来喝了一服，我爸的打嗝就停了。我心里暗暗高兴。

从此我也敢用中药治疗了，之后还用桔梗元参汤治好了儿子流了半年的鼻涕。下面，我就讲讲我这次治疗手汗的经历。

5 月 5 日您发了一篇文章：《手足多汗就要动手术，割神经？要不要这么惨烈啊》。当时一看到标题，心想我这次有救了。因为我一到夏天就手脚出汗，而且脚出汗有异味，很尴尬。夏天我只喜欢穿凉鞋，但是穿了凉鞋脚上还是有汗，还有异味。

我印象中好像是从初中开始出现这种情况的，至今困扰了我 20 多年。接触中医这几年我也有去找方法解决这个问题，但都没成功。看完您的文章，当时不是很热，还没太大感觉，我就没想着马上对症下药。

到了6月底，广东的夏天真正来了，6月21日我明显感觉到手汗脚汗跟水一样。仔细阅读文章后，觉得我的症状比较符合胃肠燥热型，就去药店抓了调胃承气汤，一共拿了2服，上面说要一天喝3次，我只能做到一天喝2次，中午和晚上喝。喝完肚子会微微有点不舒服，大便倒是通畅多了。

两服药吃完，感觉没什么其他反应，就继续去买药。这次换了一家药店，老板一看这个配方，跟我说："芒硝和大黄一起很泻的，你要注意。"心里想惨了，还能不能继续喝下去。然后问他："怎么个泻法？"他说："会拉很多次大便。"我顿时松了一口气，我说我没有，就一天一次，可以放心喝。又再拿了3服。

喝到最后一服时，我明显感觉我的手有时是干爽的，或者只有微汗，不会像之前那样湿答答的了。心里很高兴，很有成就感。发了个朋友圈分享，居然有好几个人问我用什么秘方。喝完5服药后我没再喝，后面这段时间手脚就只是有微汗，大便也没以前那么干了。可以有这样的效果，我真的很高兴。

今后的日子里，我会继续学习中医，好好修炼，照顾好自己和家人。

懒兔子按：

每次看到这样的分享，真是特别开心。你们能自己辨证，自己治疗医院都治不好的顽疾，实在好棒，了不起。

我上次之所以想到要写手足多汗，就是因为听说有人为了治疗这个病，居然到医院做手术，办法就是割掉交感神经。可是虽然手汗、腋汗没了，但是会在身体的其他部位代偿性出汗，比如背部和大腿，所以手术并不能根除出汗的问题，反而会引起更多的困扰，我个人非常不推荐。

身体出汗一定是有原因的，汗为津液所化，而津液和气、血都可以相互转化，甚至“津血同源”。因此流汗伤津，对身体确实有危害，需要及时治疗。手术只是阻断了手汗这个表象，但内在病机并未解除，算是在拆东墙补西墙。

那中医对于手足多汗怎么看？认真看啊，依然是辨证论治。手足出汗只是症状，并非病因，一定是身体出现了问题，才会导致手足汗特别多，所以还是要整体论治。

一般来说，手足出汗有三大病机：胃肠燥热、脾胃虚寒、心肾阴虚。

（1）胃肠燥热

当胃热炽盛时，身体的津液被蒸发而出，傍达于四肢，此时就会出现手足多汗。这种多汗，手足依然温热，但同时会伴有便秘的现象，小便倒是正常，不过尿黄。舌红，脉数有力。

治则：清热攻积。

推荐用药：调胃承气汤。

TIPS

调胃承气汤：大黄 12 克，炙甘草 6 克，芒硝 12 克。（剂量仅供参考，请在医生指导下用药）

先将大黄和炙甘草大火煮开后，小火煮 10 分钟。滤掉药渣后，再将芒硝放入溶化，重新用火煮开即可。分为三碗，每顿饭后温服。

这个药有缓下热结的作用，虽攻下而不伤正，并可和中调胃，主治胃肠燥热证。

当胃肠燥热清泻而出，自然不会蒸蒸发热，手足之汗也随之消失了。

（2）脾胃虚寒

为何脾胃虚寒，还会手足出汗？那是因为中焦虚寒，脾不约束，无法输布代谢津液，而导致“津液横溢，四肢犹如阴盛淫雨滂沱，故汗出而冷也”。（《医宗金鉴》）

也就是说，这时候的手足出汗，简直像下雨一样，而且是冷冷的冰雨，手脚又湿又凉，别提有多惨了。谈恋爱的时候，根本无法手牵手，只能抱在一起走。

此时可能还会伴有小便不利和大便秘结的症状。舌淡，苔白，脉沉细。

治则：温中健脾。

推荐用药：理中汤（没有便秘），或温脾汤（有便秘）。

TIPS

理中汤：人参、干姜、炙甘草、白术各 9 克，水煎服，每日 2～3 次，药后饮热粥适量，不要脱衣掀被。（剂量仅供参考，请在医生指导下用药）

此药主治脾胃虚寒证。现在也有中成药理中丸可以选用。

TIPS

温脾汤：当归 9 克，干姜 9 克，附子、人参、芒硝各 6 克，大黄 15 克，甘草 6 克。水煎服，大黄关火前 10 分钟再下。（剂量仅供参考，请在医生指导下用药）

此药主治阳虚冷积证，可攻下冷积，同时温补脾阳。

当中焦虚寒得除，脾气健运，津液得以正常输布时，自然就没有那么多津液从手足而出了。

（3）心肾阴虚

心经过手掌，肾经过脚掌。当心肾阴虚时，就会出现手足心发热有汗的症状。此时还会伴有其他阴虚症状，比如腰膝酸软，心烦不寐等。舌红、苔少、无苔或者剥落苔，脉细数。

治则：滋阴清热。

推荐用药：六味地黄丸加麦冬、五味子。

TIPS

用麦冬 9 克，五味子 6 克，煮水，冲服六味地黄丸，一日两次。（剂量仅供参考，请在医生指导下用药）

麦冬养阴润燥，五味子敛肺止汗。

综上，中医对于手足出汗是有很多办法的，可能不完全限于我上面讲的这三种，但是以这三种最为多见。

其实，出汗本身也是身体自然排邪的方式。当体内有热、有湿时，身体就会用排汗的方式进行调节。此时如果不治根本，而是用人为的方法把这些出路堵上，只会导致更多更大的病症。

师傅，换个防水
的粉底吧！
什……什么意思？

你这流的汗都是白汗。

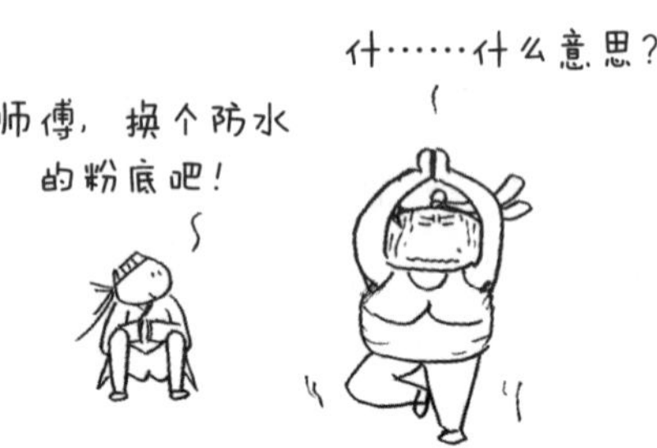

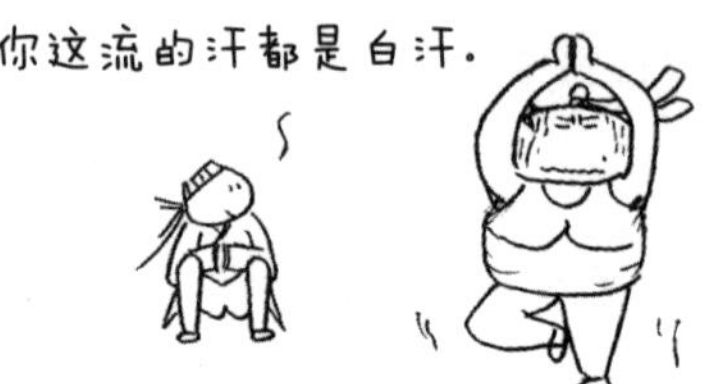

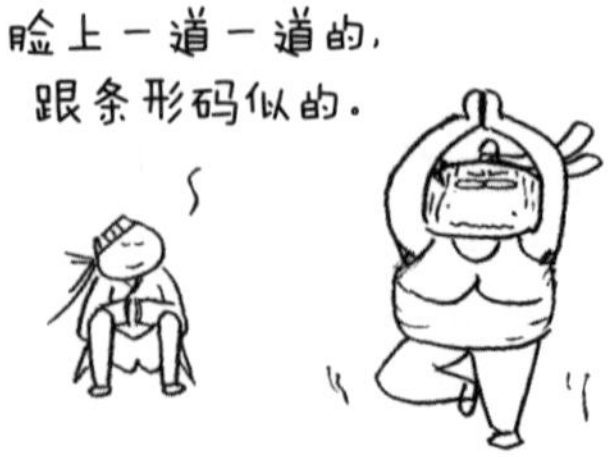

脸上一道一道的，
跟条形码似的。

38. 口臭很尴尬，中成药治好它

医案一：

兔子你好。

我这个口气是从生完老二好像就有了，可能跟生孩子劳累过度、体质变差有关，总之很讨厌。自我去年开始看了你的公众号后，我就寻找各种方法治疗，奈何道行太浅，不知道吃什么，就一直拖着。反正我基本知道自己是痰湿重，脾虚，阳虚怕冷，特别是今年春天。

转机在前两天，我晚上吃饭吃了一点温拌菜，说温拌菜，就是把绿叶菜在水里焯后，拌上料吃，吃的时候还是温的。因为我以前就有胃难受的毛病，所以我一直不太敢吃凉菜。但那晚吃完饭，还剩最后一口菜，虽然凉透了，但会过日子的我为了不浪费，还是把最后一口凉的吃了。果不其然，很快就觉得胃里凉得难受，要吐，于是我赶紧吃了一粒附子理中丸，过了一会儿，胃才舒服。

然而过了两天，我又吃了一点不算太凉的，然后胃里又有点不舒服，只是比上次好些，不想吐。是的，我又吃了一颗附子理中丸，辣辣的，吃了很舒服，嘴里还有点甜。

就这样，到了晚上，我老公突然说我嘴里没有口气了！因为口臭的问题，我都不愿意跟人说话离得太近！真的是普天同庆啊，可把我高兴坏了。我这可真是歪打正着治好了自己的口臭，感谢中医！

医案二：

兔子兔子，跟你分享一个医案。

婆婆今年 75 岁，身体一向很好，但前段时间口臭无比，离一两米远说话都喷得人闭气。我问婆婆是不是吃了什么难消化的东西，她说没有。她吃饭很正常，消化也很快，就是便秘严重，很干，大便时间很长且不爽。大姑姐来探望时，也发现婆婆口臭，于是建议她吃多酶片。但婆婆吃了后并没有任何改善，弄得婆婆都不敢和别的老太太一块儿出去散步了。

于是跟兔子自学了一年半中医的我，决定出手，经过详细询问，我发现婆婆不但饭量很好，饥饿感还很强，两餐之间还要吃很多水果和零食，且全都能消化。除了便秘，她还喜欢喝凉的稀饭和水，舌质偏红，脉很有力，尽管我不太会号脉，但能感觉到脉较实，应该有火。综上，我判断她的口臭是胃热引起的，于是给她买了两盒牛黄清胃丸，不但能清胃火，还能滋阴。

婆婆吃了一天后，第二天就大便了三次，便前肚子疼，大便溏稀，便后很舒服，我叮咛只要便后人感觉无异常，就可以继续吃。吃到第四天，婆婆说大便只有一次且成形，便时很爽，肚子也不疼了。我闻了口气，几乎没有臭味，第五天吃完便停了药，因为是泻火的药，要中病即止。等大姑姐再来探望时，大家可以想象我得到了怎样的夸奖吧！

懒兔子按：

这两个关于口臭的医案，里面用到的中成药，在《医目了然》书里都有写到哦！

之所以把它们放在一起，是因为这是中医里特别典型的同病异治的案例。

什么是同病异治？同病是指病名都是口臭，异治是指用了完全不同的治疗思路。

为什么呢？因为引起口臭的病机不同。第一个案例，口臭因虚寒而起，所以要用温补的药；第二个案例，口臭因热而起，所以要用寒凉的药。

我们可以看到医案一中，作者因生完二胎，整个体质变得虚弱，主要症状为怕冷、脾胃虚弱，不能吃冷食。口臭是由于胃阳虚弱，不能很快消化食物，食物沤在胃中产生了不好的气体，随着上逆的胃气返入口中导致的。治疗就要以温胃散寒为主。

附子理中丸主治脾胃虚寒，食少满闷，腹痛吐利，脉微肢厥，霍乱转筋，或感寒头痛，及一切沉寒痼冷。因此作者吃后立刻见效。这个药属于温补的药，作者可以连续吃上半个月左右，能够有效地改善脾胃虚寒的情况。

而医案二中，作者婆婆的症状主要表现为食物消化得快，易饿，便秘，喜食冷饮，舌红，脉有力，基本可以断定为胃有实热证。口臭则是因为胃肠道不能及时排出积滞产生的气体，随着上逆的胃气传入口中，所以臭味比较重，离得很远都能闻到。此时用牛黄清胃丸确实对症。

牛黄清胃丸为清热剂，具有清热解毒的功效。用于火热内盛，咽喉肿痛，牙龈肿痛，口舌生疮，目赤肿痛，可以将里证的实火通过二便清泻出去。所以老人家在大便畅通了之后，胃火也没了。

可见，**口臭并不是口腔的问题（除非有烂牙），大都是胃气上逆导致的，归根结底还是胃出了问题。**只有把胃搞好，才能有清新的口气啊！

哎呀，现在国家鼓励摆地摊了。
你们说，我去卖点啥好呀？

韭菜饼？葱油饼？
卤鸡爪？卤鸭舌？

你先别想着卖东西了，
你能先把家里的伙食改善一下吗？
是。

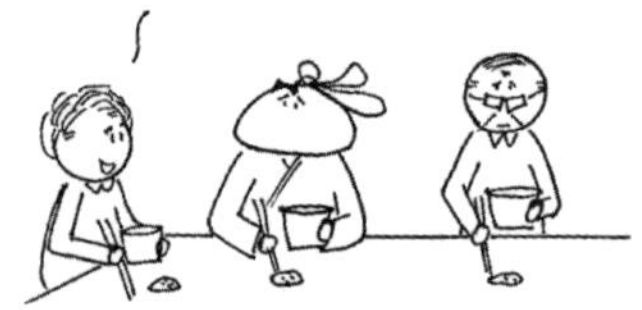

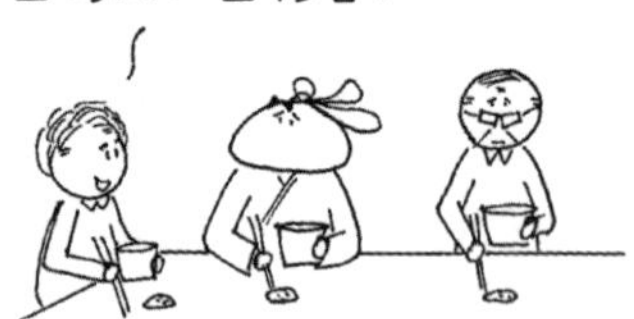

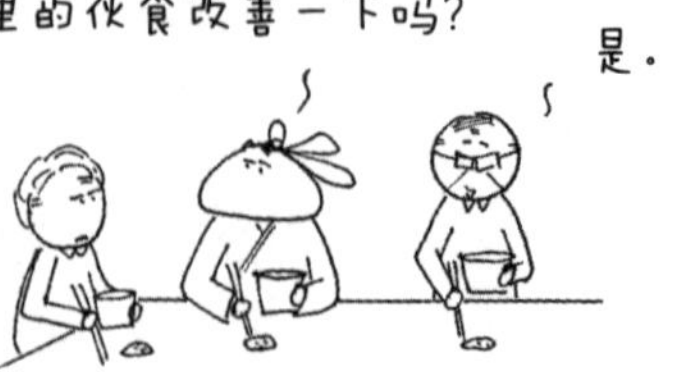

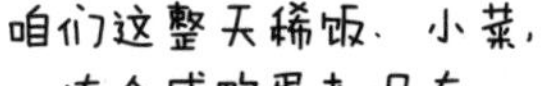

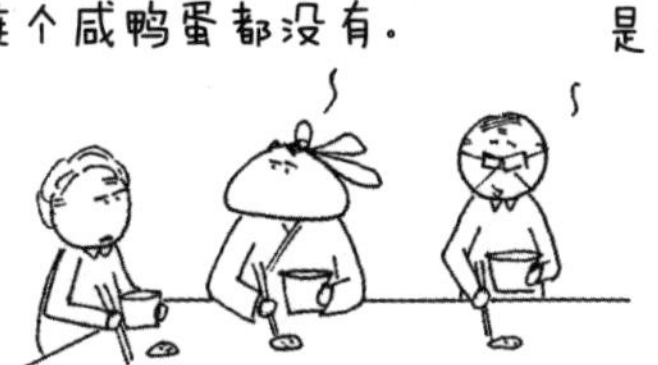

在家做有什么意思，没感觉！

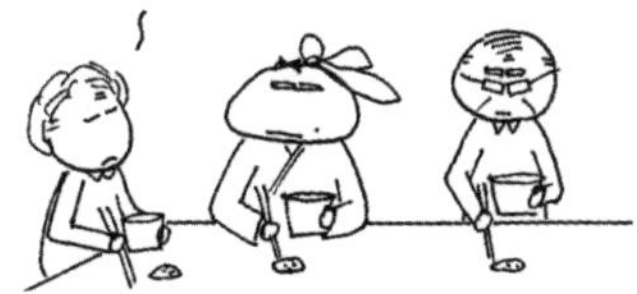

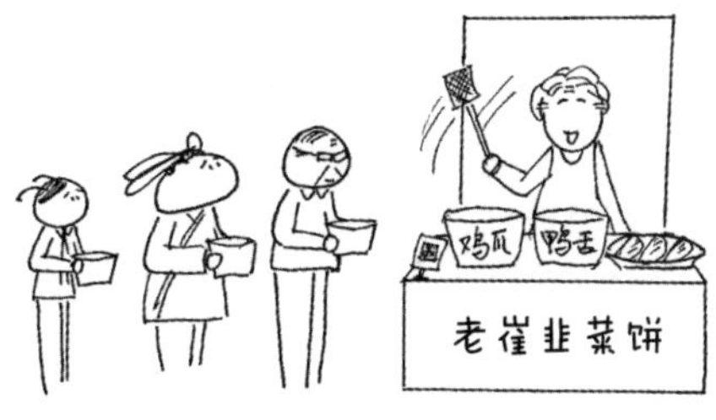

第二章

外科

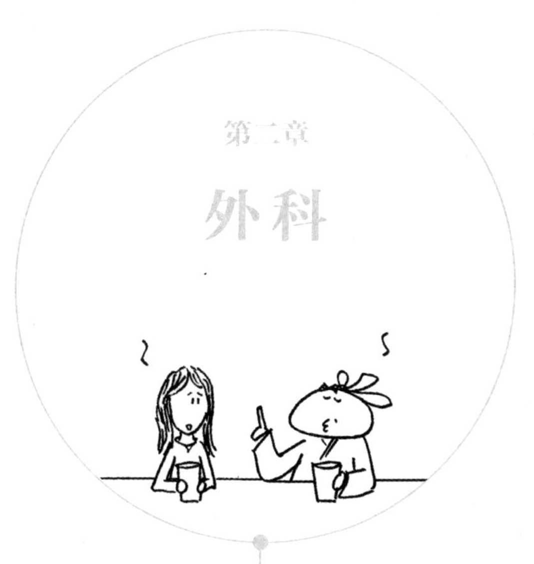

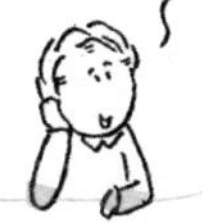

1. 自学中医，战痘成绩斐然

兔子，你好。

看你的公众号已两年多了，获益匪浅。

这十年来儿子的脸一直是我心中的痛。本来白白净净的小孩儿，自从上了初二，个头是节节蹿高，脸上的痘痘也层出不穷，生生把一个细皮嫩肉的娃娃变成了一个糙汉。

我带着他在当地找过四五个医生，有正规医院的，有开诊所的，有中医，有西医，药没少开，钱没少花。吃的抹的都有，可是都没啥好的效果。

家人和同事都劝我："过了青春期，大学毕业就好了。"却不想他大学毕业后又在外地工作，这痘痘不见消退，反而愈演愈烈，尤其是鼻头，红肿结节，简直快成酒糟鼻了。我推荐他用当归苦参丸，吃了两盒没啥效果，就不再吃。再这样下去，儿子就要破相了。可急死我这个老母亲了。

今年夏季，儿子突然意识到学习对一个人职业发展的重要性，决定辞职回家考研。我特别高兴，这下，可逮着机会押着他看中医了。谁料想，他竟然无视中医抗疫的斐然成果，直言："我是中医黑，我绝不去看中医。"

看着他那张被大大小小红痘痘占据的脸，我气急败坏，绝不退让。

他直接将我一军："你不是学中医两年多了吗，你给我开药，我就吃。否则，不治。"我当时就傻了，这两年我只给大家开中成药，哪有胆子开汤药啊。他嘿嘿一笑，鄙视我："那你学的是个啥？！"就不再搭理我了。"好！老娘我拼尽这两年所学，就给你开药！"

说干就干，看症状：痘痘是红色的有白头，皮肤也是红色的，皮肤油腻，鼻头、后背及肩头有红色结节；舌边有齿痕，舌质红，苔薄白；脉濡；小便黄；晚上磨牙；双足瘙痒蜕皮。判断是热证，脾虚湿蕴，肺胃热毒互结。

按照公众号内《我提起一口真气写下这篇，教你如何战痘》中治疗湿热的方子：三仁汤加荆芥连翘汤。三服药下来，效果简直不要太好，脸颊的痘痘全部退掉，皮肤恢复正常颜色，双足皮损好了一半。兔子诚不欺我。

连续三周下来，口鼻周围还是红皮红疹，但已经是头天出来第二天就灭了。双足还有皮损和瘙痒，后背皮疹还偶尔冒出。再次辨证：肺胃热盛，体内湿大于热。荆芥连翘汤不能长期使用。

参照《陈彤云皮科病案集要》的用方，改换枇杷清肺饮加减，加入健脾利湿的山药、生薏米、白术、白扁豆、茯苓，凉血活血的丹参，散结的夏枯草，止痒的苦参、地肤子等药，用量基本控制在 9 ～ 15 克。

三周后，口鼻皮肤恢复正常颜色，结节变软缩小，新疹已不再发红，双足还有瘙痒皮损。孩子很高兴，又说了两个消失的症状：牙龈不再出血，大腿上两个毒疖子刚发就灭了。

这样连续吃汤药三个月，因为疗效显著，孩子特别配合，停用汤药时，舌质已恢复淡红色，齿痕稍减，苔薄白。脉象还有些迟缓。孩子因为熬夜工作学习，有点少白头，看来是肾气亏虚。当时我正好学习了一篇关于痤疮的文章，文中分析痤疮究其根本原因在“相火不降”。治脾，从肾论。

我建议他服用的方子是桂枝和生地黄的肾气丸善后治本（非熟地黄和肉桂）。原因是桂枝有温通的作用，且桂枝走表强心，心之华在面，温通可以疏通面部痤疮垃圾。而肉桂走里，不治痤疮。于是，我买了同仁堂的“金匮肾气丸”。

每天再配合 30 克山药粉。吃了有一个月，孩子跟我说眼睛视力竟然有所恢复。简直是意外惊喜！现在的他已经改变了对中医的看法，但依然说：“我相信中药，相信你。但我不相信外面的那些中医，他们只想多卖药来挣钱。”有改变就行，我也不和他计较啦！

这一次大胆参照兔子和几个名医开方治疗自己亲儿子的经历，让我们全家对中医有了一个全新的认识。虽然我已年近五十，学习中医的热情也很高，但真的觉得学得有点晚啊。希望更多的年轻人也来学习。让我们的后代都健康。

懒兔子按：

这真是一篇太棒的医案，因为这位妈妈治疗青春痘的经验太珍贵了，可以让很多人借鉴。

首先，医案作者列举了她儿子的整体症状，可以明显看出是湿热体质，所以一开始用三仁汤合荆芥连翘汤清热泻湿，效果很好。

TIPS

三仁汤：杏仁、薏苡仁、白蔻仁、半夏、厚朴、通草、滑石、竹叶。

功效：宣畅气机，清利湿热。

适应证：湿温初期及暑温夹湿之湿重于热证，头痛恶寒，身重疼痛，肢体倦怠，面色淡黄，胸闷不饥，午后身热，苔白不渴，脉弦细而濡。

TIPS

荆芥连翘汤：荆芥、连翘、防风、当归、川芎、白芍、柴胡、枳壳、黄芩、山栀子、白芷、桔梗。

功效：疏风，清热，解毒。

适应证：肾经风热，两耳肿痛；胆热移脑之鼻渊；头面部炎性疾病和热性体质调理。

但是正如她所说，荆芥连翘汤比较寒，不适合长期服用，所以后面就改用了枇杷清肺饮。

枇杷清肺饮是治疗酒糟鼻的专方，方子很简单，只有枇杷叶、桑白皮、黄连、黄柏、人参、甘草，六味药，是治疗肺胃热盛的。肺开窍于鼻，而面部又是足阳明胃经循行的区域，所以肺胃有热，就会出现酒糟鼻。

作者在此方基础上加入了健脾利湿的山药、生薏米、白术、白扁豆、茯苓，凉血活血的丹参，散结的夏枯草，止痒的苦参、地肤子等药，具体克数没写，我就按照我的经验把作者用方填上克数，仅供各位参考吧！

TIPS

枇杷叶 6 克，桑白皮 6 克，黄连 3 克，黄柏 3 克，人参 1 克，生甘草 3 克，山药 10 克，生薏米 30 克，白术 10 克，白扁豆 10 克，茯苓 10 克，丹参 10 克，夏枯草 10 克，苦参 3 克，地肤子 6 克。

这个方子虽然有点儿大，但是功效比较齐全——既可以清热利湿，又可以凉血化瘀散结，同时健补脾肺。对于湿热性的痘痘，肯定有效。

事实上作者的儿子服用后，效果确实很好，从舌脉来看，体质有了根本的改善。

然而最妙的还是最后用金匮肾气丸善后。

我之前写治疗痘痘的文章时也说了，一定要用温通的药善后。因为痘痘说到底是淤堵，而温通可以散瘀，所谓“寒则凝温则通”。如果一味地用寒凉的药，反而会让淤堵不除，从而变成深黑色的暗沉。所以此案作者用金匮肾气丸善后，可以从根本上温通血脉，对于消除暗黑色的痘印很有帮助。

这个医案记录得很详细，完全可以给各位战痘人士参考，再次说明，中医从体质上进行治疗是根本性的治疗，可以让痘痘彻底消失。

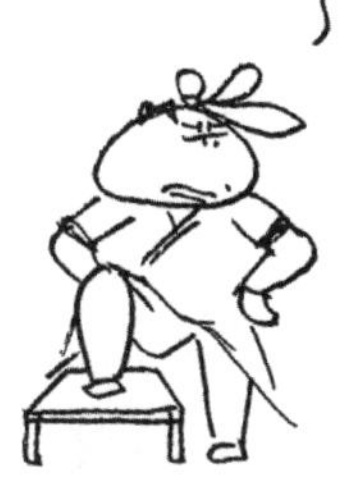
二毛！这个寒假
我要好好地用药。

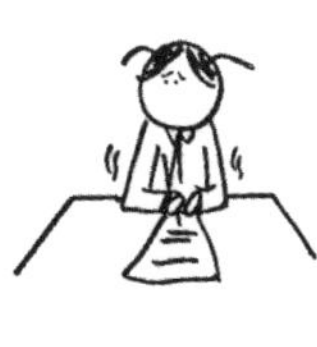

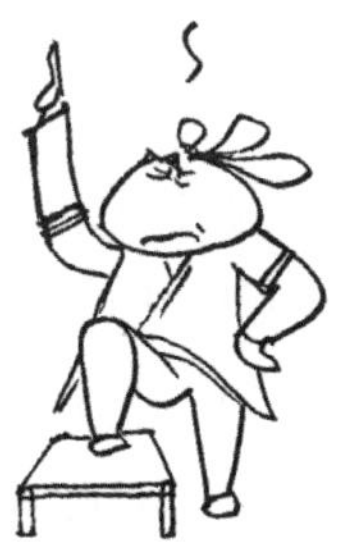
战你的痘了！

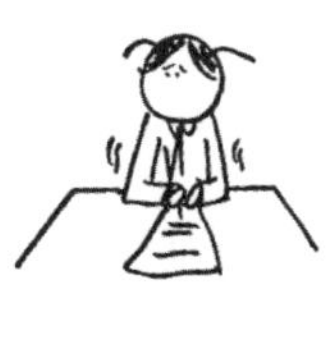

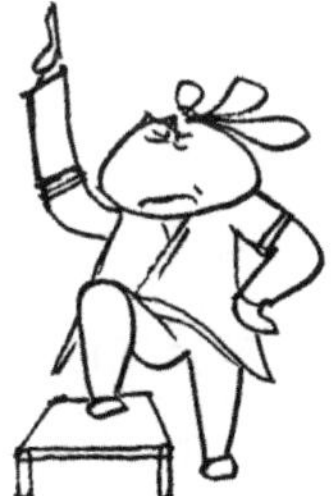

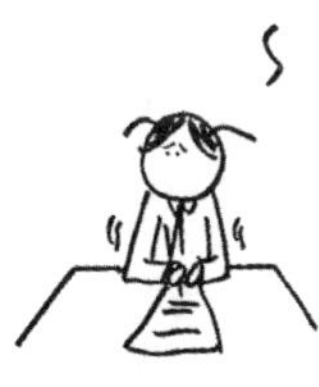
我那区区小痘，
不配你这么认真……

2. 按揉和药物同用，治疗牙龈长包效果特好

懒兔子：

你好。

本人今年 30 岁，牙齿问题不断。先是牙痛，后来牙不痛了，就开始牙龈反复长包。去看牙医，说是牙龈瘘管，需要做根管治疗，做牙冠。我想想就觉得有点儿怕，因此决定自我折腾。

9 月 20 日左右我开始折腾自己，下牙龈，大肠经巡行路线，因此按摩手臂大肠经，手三里位置很疼。每天坐地铁时闲着没事，我就会用手疏通下，发现这个穴位通便效果也蛮好的。

由于牙龈鼓起的包很难受，我狠狠心用棉签戳破了包，里面有脓血流出。晚上回家我索性手臂、前胸、后背都刮痧，第二天发现包小了很多，心中大喜。

观察自己舌苔应该是火气上炎，于是就用纯野生绿色干蒲公英泡茶，清体内实火虚火。吴茱萸粉调热醋敷涌泉，引火下行。连续贴了 3 个晚上后，牙龈上的包又小了很多。

饮食方面主清淡，忌腥辣。到了国庆节，包虽没有彻底消失，但好了大概有 80%。国庆期间回老家，没有抵住土鸡汤的诱惑，还吃了点鱼，也没有喝蒲公英水，最后牙龈上的包又大了很多，还化脓了，忍痛又用棉签将包戳破，继续贴吴茱萸贴。

自从 10 月 10 日开始，牙龈上的包又长大了一次，但是会比之前小一些，生理期期间暂停蒲公英水和吴茱萸贴。10 月 18 日开始再战，每天蒲公英水，吴茱萸贴涌泉穴，加上艾叶泡脚，引火下行。

每天坐地铁时间认真按摩手小臂大肠经，最开始真的很痛，慢慢地不痛了，牙龈上的包也逐渐好了。一共贴了 25 对吴茱萸贴，艾叶跟蒲公英更是便宜，成本加起来不到二百块，治好了传说中的牙龈瘘管，中医真是我们的瑰宝！

懒兔子按：

吴茱萸粉调醋敷脚底，是很多人都知道的引火下行的方法，因为吴茱萸性味辛热，归脾、胃、肝、肾经。有散寒止痛、降逆止呕、助阳止泻的功效。

用吴茱萸粉调醋敷在涌泉穴上，可以辅助治疗很多上焦的热症，比如，咽喉炎、发热、口舌生疮等。

牙龈上有包，红肿热痛且有脓血，一定是热证，但是到底是虚火还是实火，还要辨证。吴茱萸敷脚，是治疗虚火上炎的，对于实热证效果不明显。

实证的话，还是要服用一些清火的药，比如蒲公英、金银花或连翘，都可以。

下面给大家分享一个可以治疗牙痛的穴位按揉手法。如果是左边牙痛，就选右手，如果是右边牙痛，就选左手。按揉手部合谷穴和中渚穴即可。要注意的是，力度不要大，不要给患者造成新的疼痛，然后一边按揉一边让患者感受痛处，有的时候，可能一分钟后患者就能感觉到明显的变化了。用于快速止痛很有效，但是想要彻底消除病灶，最好还是配合汤药。

师傅，我头疼，
你能帮我也治疗一下吗？
可以啊！

来，你坐下，袜子脱了，
脚跷上来。

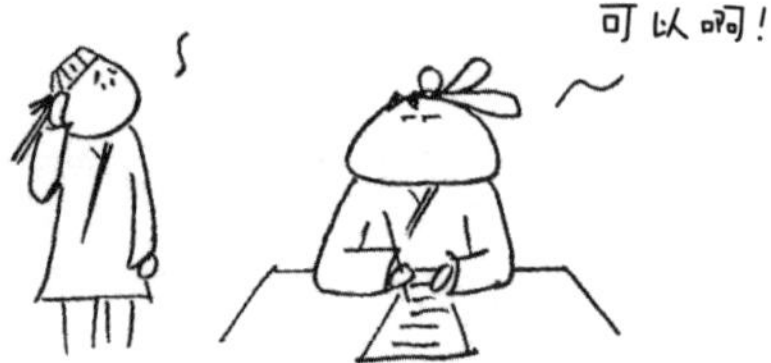

师傅，你这是要给我上病下治吗？

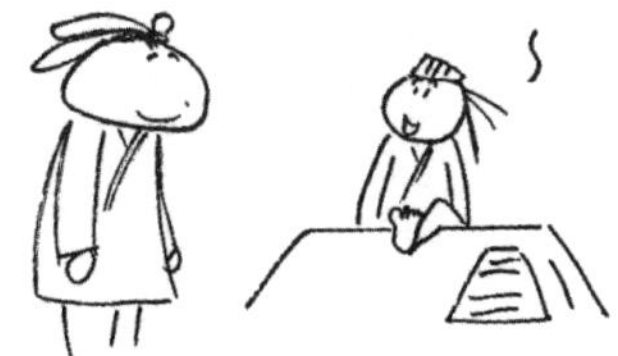

我给你点了一炷香。

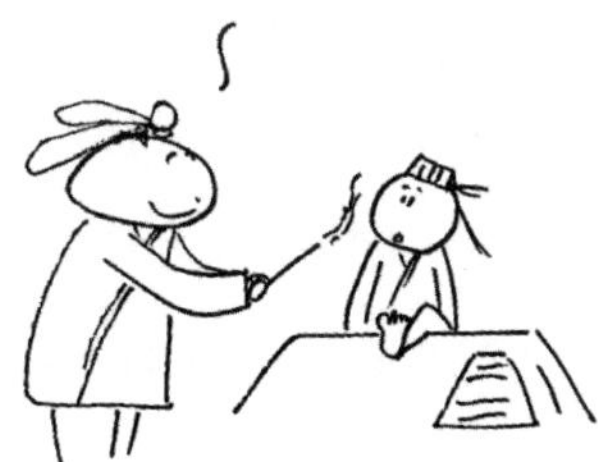

好了，你自己祈求老天爷，
让你快点别头疼了。

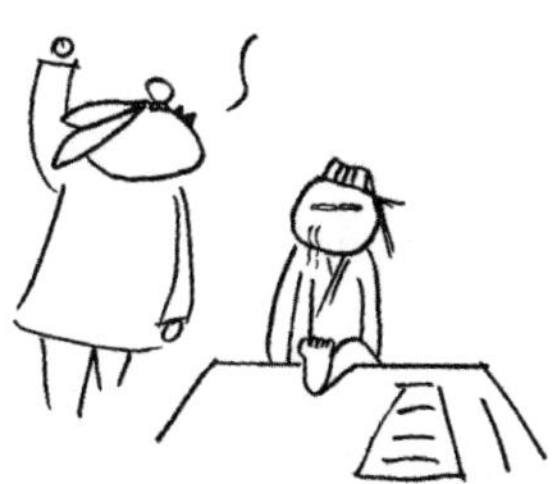

3. 用藿香正气水治疗头癣

兔子姐：

今天我要分享一个治疗老公头癣的医案。自己在家就能调理好小毛病，真是要感谢中医的普及。

老公一直有严重的头皮屑，头皮屑掉在黑色毛衣上还以为是穿了一件黑底白点的衣服，尴尬得非常时尚。问题出现在 3 月宅家办公时，经过 1 个月的宅家办公，老公头皮发痒更加严重不说，头皮屑也已经发展成为超大块。有多大呢？大概就是一个 14 寸笔记本电脑的按键那么大（可能有点夸张，但是按键的一半是真的有）。

而且这种头皮屑比一般的还要更厚一些，就像一张质量非常好的照片纸。上网查了一下，也不能确定是不是头癣，但是能够确定的是这肯定不是普通的头皮屑了。

因为我们在日本生活，4 月初正是疫情肆虐的时候，完全不敢去医院。但是又担心如果真是头癣的话，没有及时治疗，病程发展得不可收拾怎么办？这种情况下，我决定用有限的中医知识自己试试。

我看老公的大块头皮屑出现的地方比正常没有头皮屑的地方要更加红，而且头发一天不洗就油油的。我上网查了一些资料，觉得他这是湿热造成的。还是那句话，在国外买中药没有那么方便，只能就地取材了。正好家里还有前一阵子家人寄过来的连花清瘟胶囊，想着里面都是连翘、金银花、鱼腥草、广藿香等，应该有清热祛湿的作用。因此将胶囊掰开取药粉涂抹于患处，早晚各一次。但是大约一周多过去后，除了止痒的效果还比较明显外，患处的头皮屑照样生长，依旧旺盛。

出师不利后，我就想这个方法是不是不对症？病因是湿热没有错，而连花清瘟胶囊清热力度较大，除湿不行。所以除湿应该才是首要的？带着这个问题我再次观察了舌头，舌头也并没有特别发红，所以“清热”这个思路也许有问题；舌两侧有明显齿痕，有湿气是无疑了，再加上在家上班成天久坐不动，不晒太阳，所以我将思路调整为除湿为主。

说到除湿，看兔子的公众号里提到的五苓散、温胆汤应该都很好，或者对于湿热可以用六一散，可是我们在国外完全买不到这些中成药，带的一些中成药也被消耗得差不多了。手上能用的就是小柴胡、双黄连、补中益气丸、大山楂丸（吃货本质暴露），还有藿香正气水。

藿香正气水最常用的就是夏天中暑时，里面有许多升发的药物，因此用于头部的除湿应该是可行的。比较纠结的是藿香正气水是治疗寒湿的，所以我决定混上清热的连花清瘟胶囊一起用。

为了进行对照，我把病灶分为左半球区和右半球区，左半球用藿香正气水加连花清瘟胶囊，右侧只用藿香正气水（其实中间部分应该只加清水的，并且做双盲测试才行，话说生物学女博士就是这么认真，但是受制于简陋的实验条件就只能这样了……），观察两侧病情的恢复过程。

写到这里不得不承认“对症”二字的威力。用这个药就两次，也就是大概一天以后，患处开始蜕皮，褪的皮一度更厚、更大片，而且还会觉得更痒。但是我们判断这是开始长新肉了，因为痒的部分掉皮后新的皮肤有一点发粉色，所以老公还是硬着头皮继续用药。

大概三天，蜕皮开始减少，大约一周蜕皮完成，头皮光洁，简直可以去做去屑洗发水广告！实验结果表明，右侧只用藿香正气水的蜕皮过程耗时更长，但是实在没有量化的数据，所以这个结论还是要再验证吧……

写到这里这个问题本来要结束了。但是我看剩下的半盒藿香正气水也不多了，正好这几天我也有点痰多，舌苔发白，还打喷嚏，就把剩下的藿香正气水喝了。喝了 2 次痰就明显减少，喝了两天把剩下的药消灭完了，我的病也差不多好了，胃口也好起来，其实这才是我最关心的。

通过这次实践，我发现……人还是吃好、睡好、运动好、心情好最要紧。说真的，我觉得我老公的头皮屑的毛病也不是一天两天了，两年前我们认识的时候也是这样（虽然他并不承认），这次大暴发跟久坐不动真的有关系。再加上他新换了工作环境，想必工作上也有些不爽吧，只是没有跟我吐槽而已。

而我痰多的现象，多半也是前一阵子工作不顺利，各种失调造成的。其实我想说，第一，用中医贵在对症，一定要通过观察分析抓住主要矛盾，比如这次医案就是湿重于热；第二，治疗过程也是一种假设和验证的过程，如果发现不对症就要立刻调整思路。最后，中药能医病，但是情志还是要靠自己调节，健康的身体和幸福的家庭远比大房子要实用得多。

最后希望大家也都将中医这门神奇的手艺学起来，保护好自己和家人！

懒兔子按：

看到作者治病时，把头分为左半球区和右半球区，并且说应该做双盲实验时，我给跪了。再看到她是生物学女博士后，我才又战战兢兢地站起来……女博士这样很正常，我一个普通人就不必攀比了。

说真话，一个学霸，不管学什么，动脑筋好像是下意识的行为。主动研究问题，分析问题，抓主要矛盾，这个思路在什么学科领域里都管用。尤其是她的变通能力，确实让我叹为观止——能用连花清瘟胶囊和藿香正气水外涂治疗头癣，这清奇的脑回路，我终身铭记。

具体的用药思路我也不必再赘述，作者已经阐述得很透彻。中医里有个观点，就是内服药即外用药，意思是，**很多内服的药，都可以外用发挥疗效**。比如用薄荷、金银花煮水外洗，清热止痒。比如用生姜捣碎外敷肚脐，可以散寒止呕等。

中成药能这么用，也算是为大家打开了新的天窗。女博士给开的啊，值得借鉴。

老崔，你说如果全世界的人
都说你是个坏人。

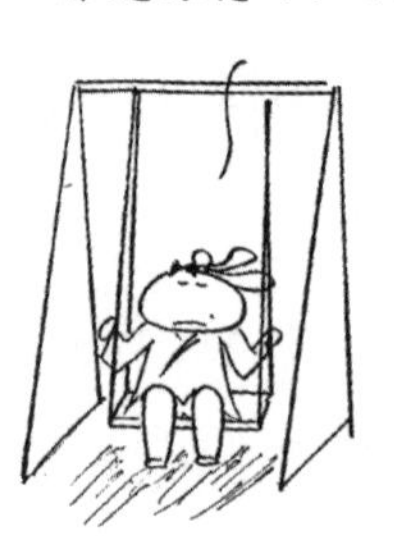

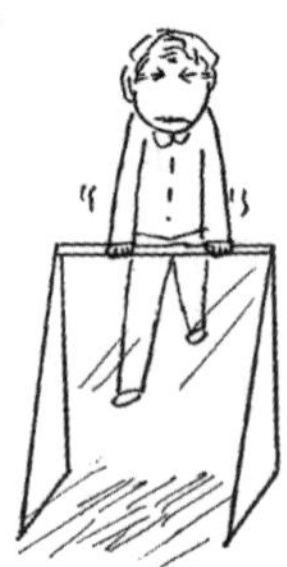

你该怎么办？

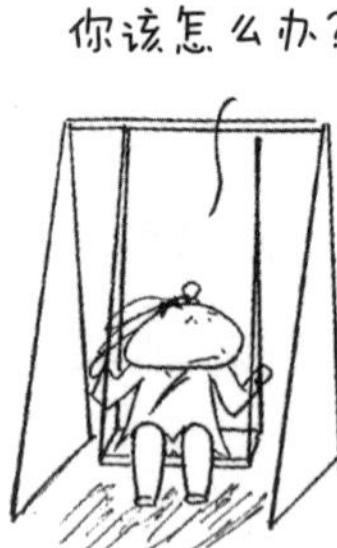

别做梦了！

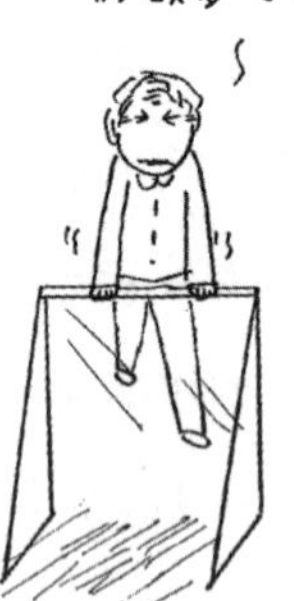

你是谁啊，全世界知道你？

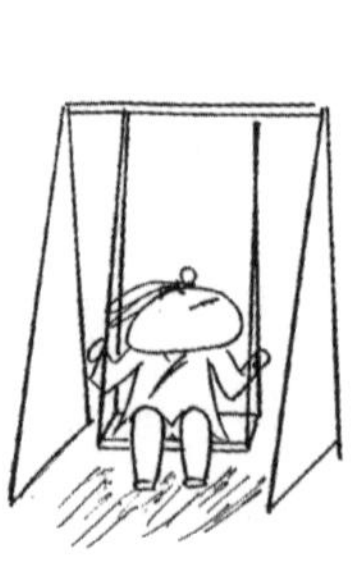

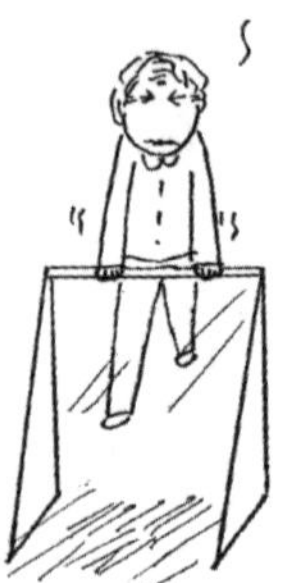

4. 误打误撞治好了瘊子

懒兔子老师你好：

在这里给大家分享一个亲身经历的事，无意中用“桂枝茯苓胶囊”和“三仁汤”治好了自己手上和脚上长的赘生物。

出于自己身体的原因，我很早就开始读一些中医调理身体的文章。今年年初，通过整体辨证，我觉得自己瘀血比较严重，于是买了桂枝茯苓胶囊。从 4 月开始，用了将近 22 天的时间，吃完了两盒。

之前我左手小拇指不知在什么时候、什么原因，长了一个瘊子又不像瘊子，疣子不像疣子的东西，我的左脚脚后跟处也长了一大片老茧。这两处赘生物都在我吃完桂枝茯苓胶囊后，不知不觉地变小了。

我当时就感觉挺惊奇的。本想再买点接着吃，但由于处在疫情期间，想着身体还有个自愈的过程，就没接着吃了。随后的日子里，赘生物没见变大也没见变小。

到了今年 7 月，因天气炎热潮湿，我身体出汗特别厉害，结合自己的舌头胖大有齿痕，我就用了罗大伦老师《舌诊》上的祛暑湿的“三仁汤”，去药店抓了 5 服回来，熬好泡脚。

感觉好像有点成效。于是又去抓了 7 服，这次认认真真地每天泡两次。没想到的是，这几服汤药泡完后，脚上和手上长的东西竟然全都消失了。

本是想调理出汗问题的，竟然把手和脚上的赘生物治好了，再次让我感到中医药的神奇。中医药只要是对症了，见效也是非常快的。

懒兔子按：

疣子是啥？其实就是一种肉肉的小东西，在中医里，它属于痰核。

所以疣子的颜色多半为肉色，像一团凝结在一起的痰。治疗方法也很简单，只要除痰湿就可以了，通常用温胆汤泡脚 20 余天即可见效。或者直接每天用生薏苡仁 40 克煮水当茶饮，20 天左右也能见效。如果在方子里再加一点夏枯草或者浙贝母 10 克，加强散结的功效，效果会更好、更迅捷。

瘊子是什么东西呢？其实我也不知道那是啥。看着比疣要硬、要黑一些。中医里，任何实质性的病理产物，组成都最多只有三样：气滞、痰凝和瘀血。除此之外，无他。

既然这样，治疗思路也很简单——那就理气、化痰、祛瘀血好了。桂枝茯苓胶囊是桂枝茯苓丸的中成药，为理血剂，具有活血、化瘀、消症瘕的功效。因此作者用后，瘊子变小。但除湿的力度不够，所以瘊子还在。

之后作者用了除湿的三仁汤，里面的生薏苡仁有清热利湿，排脓，解毒散结的作用，对于这种增生物，很有效。因此几服药就彻底把这个瘊子弄掉了。

老崔，你说身体怎么这么聪明呢，
那么小的瘊子都能除掉。

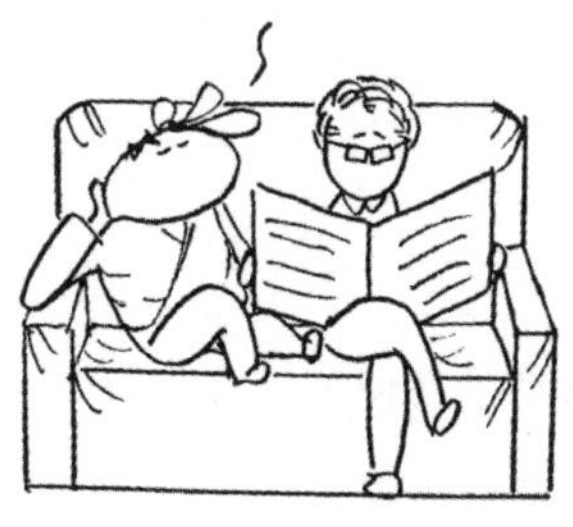

那为啥我的脂肪就除不掉呢？

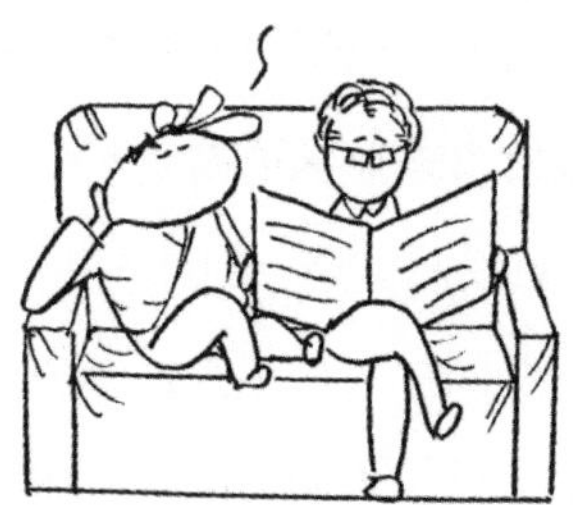

如果你的脂肪也能像瘊子那么小的话……

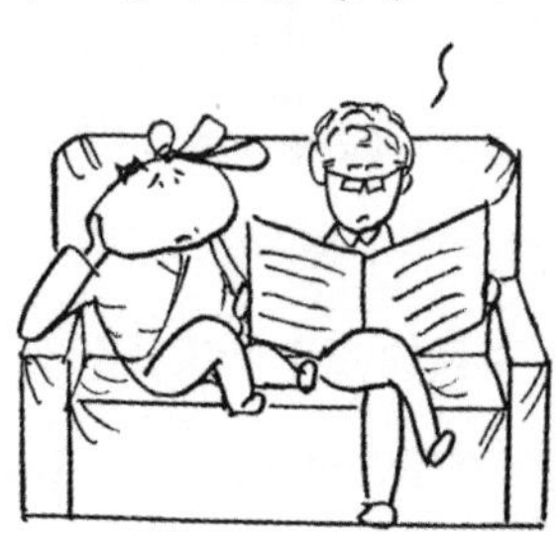

5. 妈妈治好了女儿的腱鞘囊肿、湿疣

亲爱的兔子姐姐：

今天我怀着无比激动的心情和你分享两个医案。

第一个案例是关于我女儿手上的疙瘩。

5 月 25 日开始，我发现 3 岁的丫头手腕上长了个小疙瘩，开始没在意，又过了一周，发现越长越大，我上网查了一下是腱鞘囊肿。家人催促我带她去社区医院看了一下，医生确认是腱鞘囊肿，建议叫孩子爸爸捏破，但是捏破复发的概率很高；还有一种方法就是去医院做手术，这种方法不容易复发。

我回来思考再三，又问了一位小儿推拿的老师，老师建议用艾灸的方法，我试着艾灸了两次，小家伙不乐意还不配合。这个时候我在懒兔子公众号搜了一下，觉得孩子有内热，于是决定使用温胆汤泡脚。

买了 20 服药回来开始泡脚，但是泡完了还是没有下去（中间停了三天），也不知道是药材质量不好还是我辨证不准确。我看了孩子的舌苔，中间脾胃区厚腻，应该有积食，我就想先调理脾胃总是对的，于是买了几服儿童消积饮煮给孩子喝。

结果奇迹出现了，消积饮喝了四天，意外发现腱鞘囊肿消失了，这是我亲自给孩子调理好的第一个案例，感到特别开心，这里附上前后对比照片。

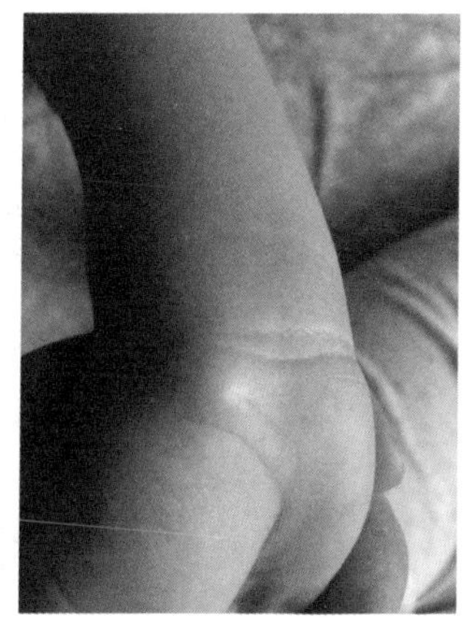
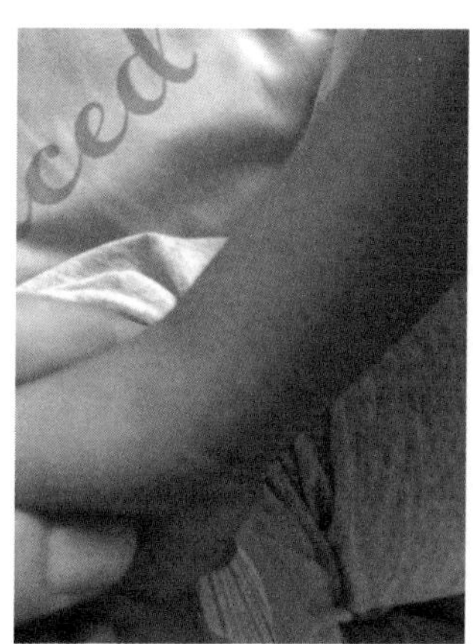

第二个案例是关于湿疣的。

话说随着 6 月天气越来越热，每天上班也没有时间给孩子扎头发，我就想着把孩子的头发理短。理发时意外发现孩子后脑勺长了一个绿豆大的湿疣，这个时候我又去懒兔子公众号搜索，建议也是温胆汤泡脚。

我辨证了一下：孩子舌苔偏红，红点比较明显，并且容易出汗，感觉是湿热体质，温胆汤可以用。这次我换了一家金牌药店购买，同时加了 15 克黄连、15 克生石膏，坚持每天早晚 20 分钟泡脚。

泡了 6 天，发现疣已经干瘪了，我非常开心，前后总共泡了 14 天，今天早上我发现这个绿豆大的疣已经掉了，真是太开心了！如果听医生的去医院做激光，花钱受罪不说，还可能影响这个地方长头发，并且体质不调理好，其他地方可能还会长，这里附上前后的照片。

还有一个小小的医案，就是我看了您的文章，买了湿毒清调理好了老公的皮肤湿疹（舌苔白腻，有齿痕），他之前去医院两次，持续半个月也没有好彻底，药膏天天涂，还是天天挠，现在发现不挠了，人

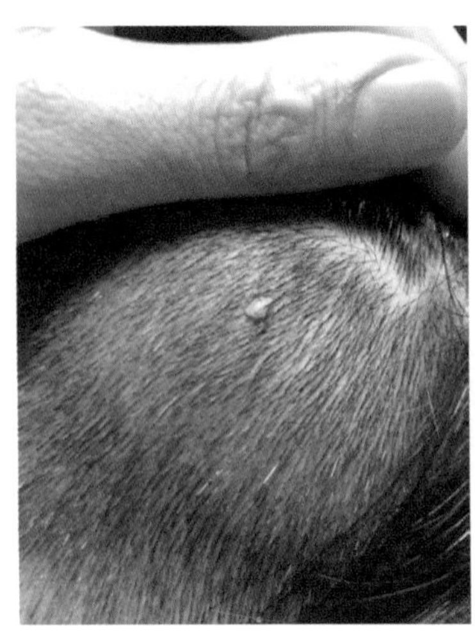

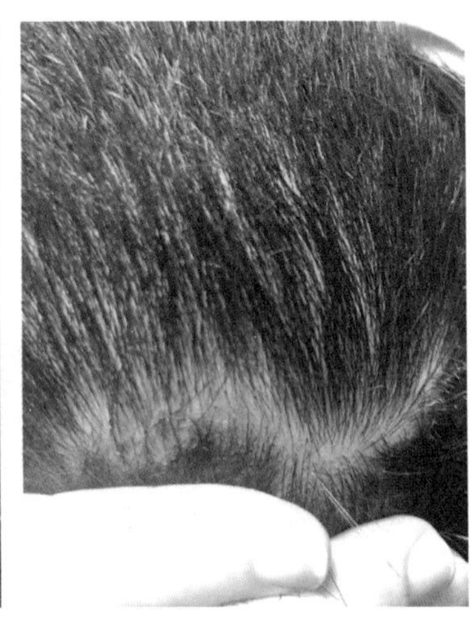

也舒服了。

以后我决定继续好好学习中医，照顾好孩子，照顾好家人。

懒兔子按：

那天我看了一个段子：妈妈是国内最大无证行医团体，数量之庞大，令人发指。

没错了，是中国妈妈。

说说腱鞘囊肿：腱鞘囊肿是发生于关节部腱鞘内的囊性肿物，是由于关节囊、韧带、腱鞘中的结缔组织退变所致的病症。囊内含有无色透明或橙色、淡黄色的浓稠黏液，囊壁为致密硬韧的纤维结缔组织，囊肿以单房性为多见。多发于腕背和足背部。患者多为青壮年，女性多见。

患病者一般比较常见的是打字员、电脑使用者、货物搬运工或者抱孩子的妇女，很少见有儿童。

这个囊肿用中医来解释一下，其实就是一个痰核里面包着一汪液体。痰核由痰凝和瘀血组成，所以要是用中医的办法来治，会选用化痰散结、活血化瘀的药物。痰核一破，里面的水液流出，就会很快被身体代谢掉了。

妈妈一开始用了温胆汤没用，是因为温胆汤仅仅化痰，散结力度不够，行气力度不够，也没有活血破瘀的药物，所以无效。后来改用消积饮，4 天就消掉了，可见对症。

消积饮出自《普济方》，主治小儿脾胃虚冷，不能消化乳食，致成积痢，及冷气疝、虚疟、虚积吐利。

TIPS

组方：缩砂仁 15 克，陈皮 9 克，良姜 6 克，丁香、粉草（炙）各 6 克，茴香（炒）9 克，香附子（炒）、麦芽（生）、三棱（炮）、苍术（米泔浸）各 9 克，莪术（炮）、厚朴（姜制）、青皮（炒）、枳壳（煨）、大曲饼各 9 克。（剂量仅供参考，请在医生指导下用药）

这个方子很大，主要的功效是健脾消食、行气利水、活血破瘀。可以磨成细粉后，用咸米汤冲服粉末，一次 3 ～ 6 克，一天 2 次。也可以直接按此方剂量，水煎服。

虽然是针对脾胃的，但是由于功能十分强大，所以直接把小小的腱鞘囊肿给消灭了。这个方子绝不仅限于儿童服用，成年人一样可以服用。也不仅限于腱鞘囊肿，身体里的良性囊肿，此药也皆有效。此药方较大，务必在医生的指导下用药。

每次看你吃饭，
我都觉得你特别有大将风范。

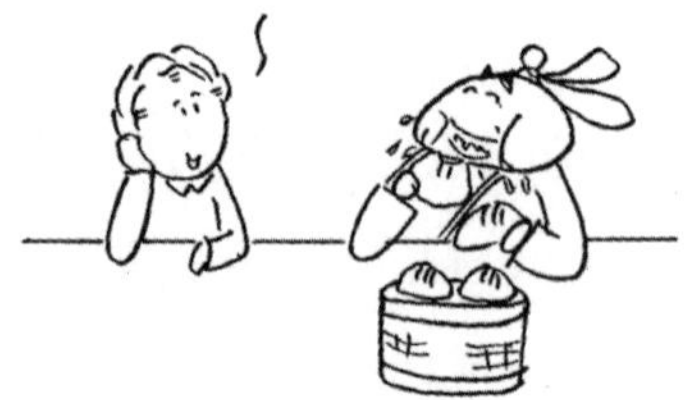

啊？真的啊，为什么呢？

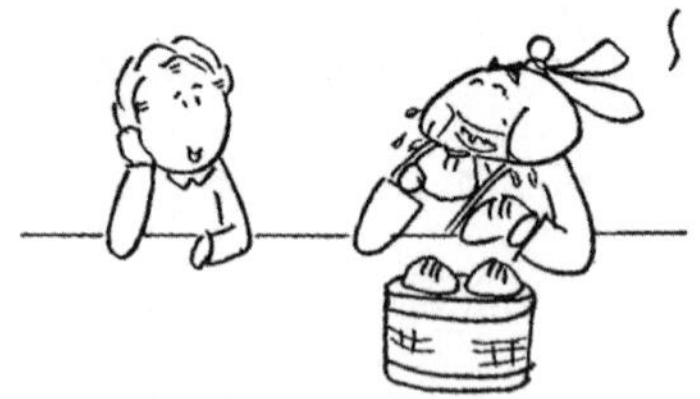

因为你总让我想起“八顿”将军。

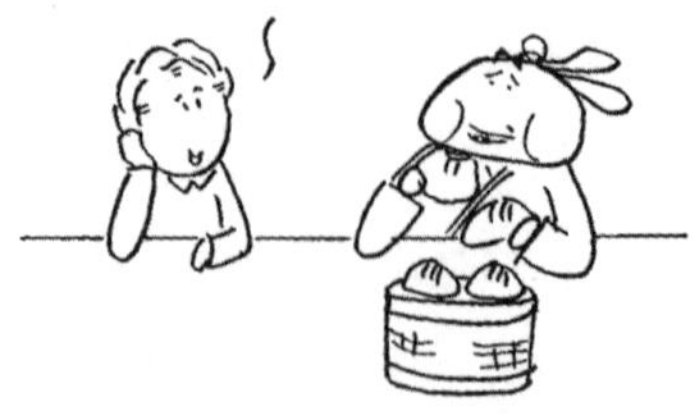

6. 治疗荨麻疹，有图有真相

兔子好：

这是上周的事情了。

周日晚上，洗澡突然感觉脖子痒，用热水冲了一下，更痒，然后发现自己过敏了。

当时是这样的：

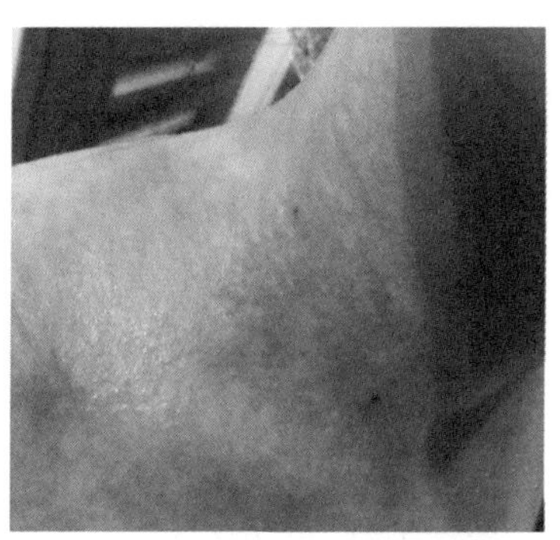

以前我偶尔也会过敏，过一会儿就好了，就没太在意。结果越来越痒，百爪挠心的感觉，之前看过急性过敏致死的新闻，一向不爱吃西药的我吓得赶紧找了氯雷他定吃了一片，接着就感觉好多了。

第二天，没什么反应，照常该吃吃、该喝喝。第二天晚上，和朋友吃了一顿火锅，火锅是真好吃啊，牛肉、海鲜也很新鲜。因为我知道自己有点过敏，所以没怎么吃海鲜，只尝了一点点扇贝，但是吃了一些牛肉。

晚上，华丽丽的过敏开始了。

这是晚上的情况，胳膊开始发疹子。

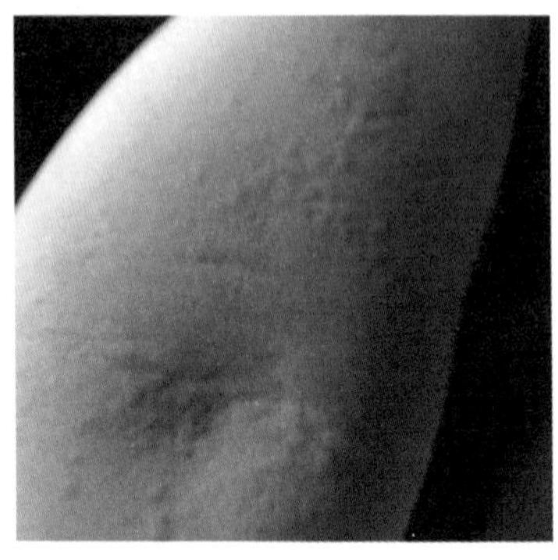

第三天，原定好要出差，没办法更改，只好硬着头皮去机场。脸色有点过敏发红，还被机场的小姐姐专门拉过去测体温。一路上都很不舒服，腿上也开始长各种疹子，连成了一片片的红斑。

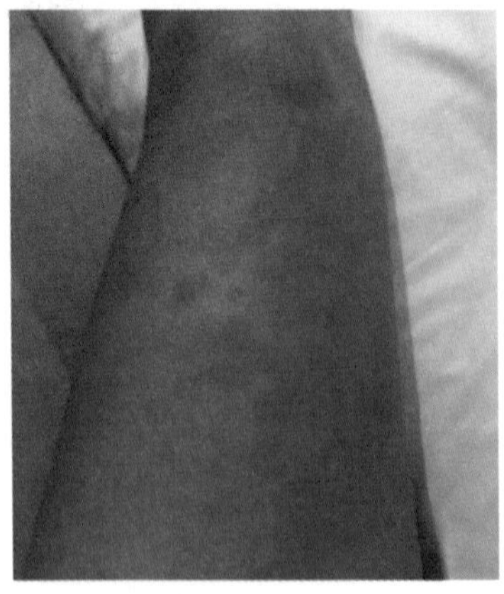

这是到了出差的酒店拍的，非常难受。出门带了家里的一些乳膏，当时全都往身上抹，也不知道哪个能管用，事实证明，哪个都不管用。

怕耽误工作，我又吃了一片氯雷他定，但是并没有什么缓解，依然很痒。

我喝了大量的水，服务生给的六瓶矿泉水全都被我喝完了。生怕自己过敏引起发热，那样就只能滞留在当地，回不了家了。

我完全没有任何经验，不知道自己这种疹子叫什么，拍给朋友看，朋友说有点像荨麻疹。晚上好不容易入睡，到凌晨 4 点痒得受不了，醒来打开懒兔子公众号，搜索荨麻疹，查到了几个方子：一是防风通圣丸、消风止痒颗粒；二是金银花加忍冬藤外洗；三是薄荷加蝉蜕温酒送服；四是桂枝汤。一大早发微信让老公帮我买，全都买来试一下，也不知道哪个能管用。

第四天的晚上，忐忐忑忑上了飞机，在飞机上忍着不舒服，下了飞机打车直奔家里。在路上就让老公煮了桂枝汤，我回到家试着喝了半碗桂枝汤，又喝了一包防风通圣丸。

我大概是晚上 9 点喝的，到了晚上 11 点多，眼看着身上的红斑肉眼可见地在消失。全家人直呼神奇，我女儿说："妈妈，你身上的图腾终于不见了！"要知道，她因为我全身红斑，回家都不敢让我抱。这一晚，我终于睡了一个安稳觉。

第五天，又喝了两包防风通圣丸巩固一下，到现在这个疹子再也没犯，并且又去尝试吃了牛肉火锅，也没事儿了。这对于一个吃货来说，真是一个好消息。

所以，到现在我也不知道这是不是荨麻疹，到底是桂枝汤起了作用，还是防风通圣丸起了作用，但是那天晚上，肉眼可见那些红斑消失的时候，真的感觉太神奇了。

懒兔子按：

这篇文章，写了那么多怎么痒，如何痒，就不能再多说一句舌脉的情况吗？哪怕附一张舌图照片呢！

所以大家随便猜猜吧，看到底是哪个药起了作用（抠鼻）。因为我也只能猜一猜，我猜主要是防风通圣丸。

为啥？

她说她洗热水澡的时候，第一次出现了红疹。然后又在吃了火锅、牛肉这些热性食物后，全身暴疹。这些症状都和一个字有关：热。

防风通圣丸是干啥的？就是用于治疗内外俱实证的，简单地说就是外寒内热证。它可以解表通里，清热解毒，让体内的热从皮肤、大小便排出体外，畅三焦，清热毒，也解表寒。

作者的荨麻疹不知道是不是因为吃了热火锅后，出来又吹了冷风导致的，但不管是否有表寒，只要有内热，就可以用这个药。

把内热散出去了，气血通畅了，红疹也自然就好了。道理其实挺简单的。

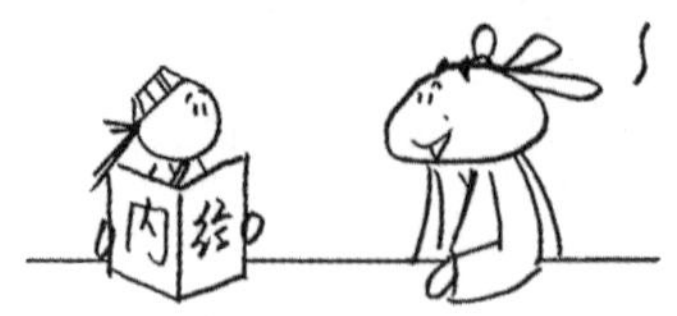

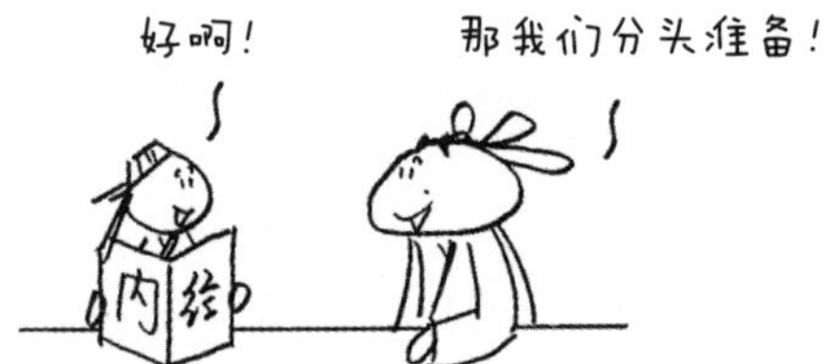
好啊！
那我们分头准备！
内经

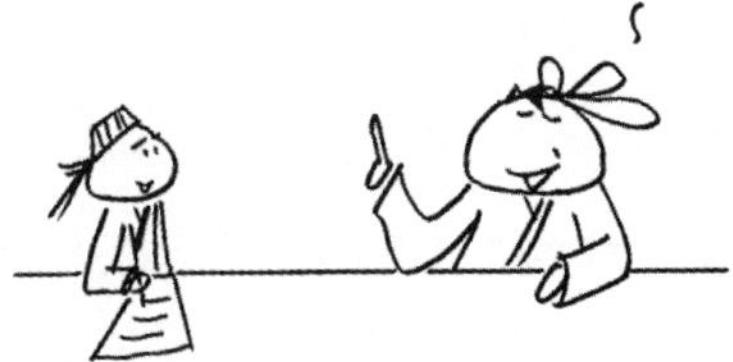
你回去准备锅、骨头汤、
肉丸子、蔬菜、菌菇、虾球……

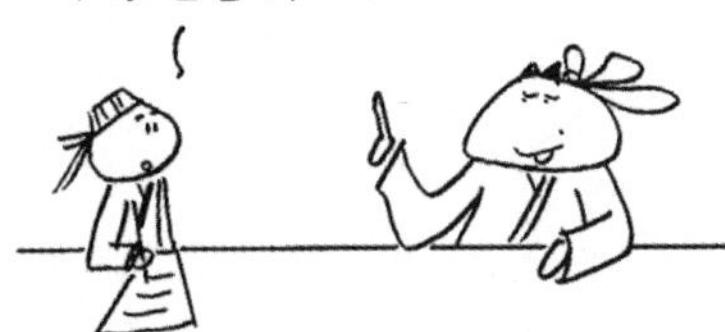
那你准备什么？

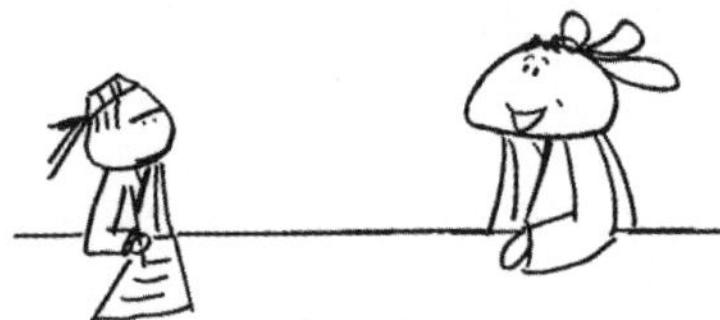
我准备吃啊！

7. 治疗自己的玫瑰糠疹

Hi，懒兔子！

我来发一则迟到的医案，给需要的人。病名是玫瑰糠疹，生这个病前，我从未听过或知道这个病，也无从治起。

基本信息：性别女，年龄 25 岁。

症状：在 2018 年 8 月 26 日发现腰部与腿部长出大量小拇指指甲盖大小的红斑，略痒。其中腰侧有一处最大的圆形红斑，如两个大拇指甲盖大小。

反思自己最近饮食睡眠状态是否有问题时，发现腰侧最大的红斑其实在两个星期前就已经出现。但我并未重视，因为无瘙痒、无痛感，以为是普通的癣，过段时间会自愈。但那实际是玫瑰糠疹的母斑，也叫“先驱斑”，先长这一个，1—2 星期后会再长出大量密集的、一片一片的小红斑，先腰部后腿根部，慢慢地呈放射状生长。

我采取的措施是温胆汤泡脚。3 天泡脚下来，感觉红斑并未再增长，且有结痂的趋势。但家人不放心，还是让我在 29 日去医院的皮肤科挂号看病。

医生看了第一眼就说是玫瑰糠疹，这个病才进入我的认知范围。付钱取药，细看后发现医生共配了 4 种药，2 种涂抹，2 种吃，分别是复方青黛胶囊、氯雷他定、曲安奈德尿素乳膏、地奈德乳膏。出于不想使用激素药，我又跑去询问医生，是不是可以不使用激素药，医生拒绝了，说不用激素药好得很慢，很可能要 2 个月才能完全好。

我在知道病名“玫瑰糠疹”后，去网络上查询了大量资料，发现这个病是自限性疾病，也就是说不去管它，自己也会好，就是时间会拖很久。这个病的红斑处会痒（痒的强度与个人体质有关，我处于中度，还能接受的状态），如果不治疗的话，可能会伴有发热等症状。

我查阅大量资料后发现，这个病的重点是清热、凉血、降火，我的措施如下：

（1）医生配的 4 种药只使用复方青黛胶囊，它的功效是清热解毒，祛风止痒，较为对症；

（2）干薄荷煮水后，在洗澡时慢慢浇到红斑上；

（3）把饮用水换成绿豆制品，绿豆煮成水喝或用豆浆机把绿豆榨成绿豆沙当水喝；

（4）继续温胆汤泡脚；

（5）清淡饮食，无海鲜、无辛辣，只用极少量的生抽、盐或胡椒调味；

（6）八九月上海的夏天，汗水流过红斑会使痒加重，我会下意识地去挠，很可能会损伤皮肤，加重伤口以致发炎，所以尽量不要出汗，减少动作，常开空调。

5 天后我的玫瑰糠疹完全好了，没有白屑，红斑消了，且红斑处的皮肤变得正常光滑状，比我预计的 2 周快得多。

以上是我的心路历程和思考，比较啰唆，希望对其他人有帮助。

懒兔子按：

给自己辨证，给自己制定治疗方案，严格执行治疗方案，并快速把自己治愈……

玫瑰糠疹的发病病机为邪郁肌表，没有深入营血，属于轻证。不治疗确实可以自愈，儿童一般 1—2 周，成人可能时间更长一些。

治疗时，多以疏风清热、宣透邪毒为基本法则。

文中作者唯一的用药为**复方青黛胶囊**。

TIPS

组方：青黛、马齿苋、白芷、土茯苓、紫草、贯众、蒲公英、丹参、粉萆薢、白鲜皮、乌梅、五味子（酒制）、山楂（焦）、建曲。

功能主治：清热解毒，消斑化瘀，祛风止痒。用于血热挟瘀，热毒炽盛证；进行期银屑病，玫瑰糠疹、药疹见上述证候者。

确实比较对症，用后效果也很好。

绿豆水和温胆汤配合使用很妙。绿豆有清热解毒的作用，温胆汤除湿热。从作者描述的症状来看，她的玫瑰糠疹属于热证（红且痒），所以辅助治疗也很有效。

这是一个非常好的案例，把玫瑰糠疹发病的前期、后期症状都做了详细的说明，治疗步骤也很明晰，值得参考。

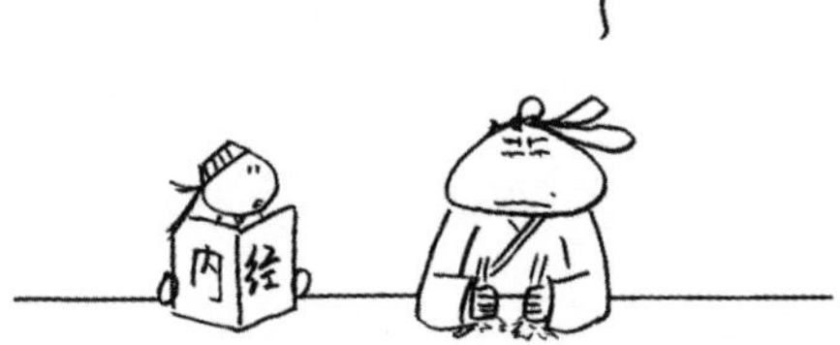
突然想到一件大事！
这次劳动节放假，国家侵吞了我们一个节日！

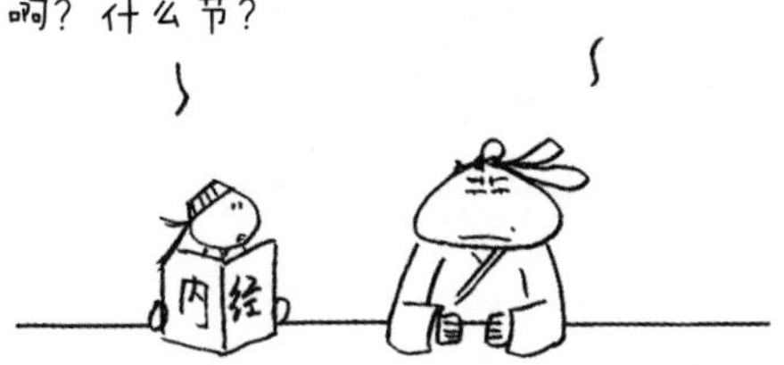
五四青年节。
本来可以再放半天假的。
啊？什么节？

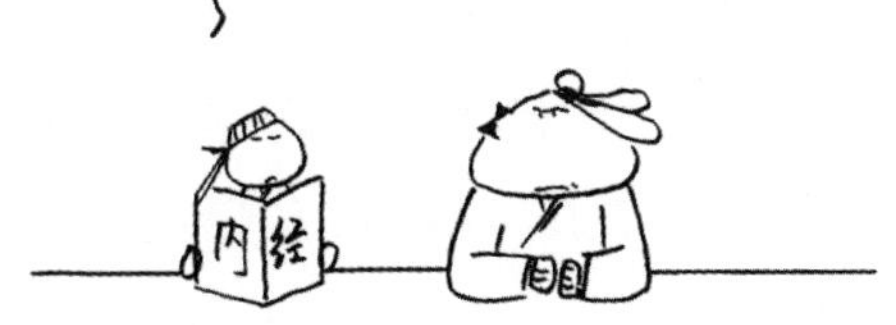
可是这个节日，
关你什么事儿呢？

8. 用小方子治好了老公的脂溢性皮炎

兔子姐，见字如面，这个医案老公强烈要求我记录下来发给你。

自我介绍一下，我是“80 后”，一个 7 岁孩子的妈妈，为了孩子接触中医，也顺便解决了家人的很多问题。下面我说一下老公的这个医案。

放假在家的日子，老公 30 多年的头皮屑似乎又严重了，开始奇痒无比，头皮出现了红红的类似皮炎的东西，还有被他挠破的血印，简直无法直视。他年轻的时候就是脂溢性皮炎，一直掉头发，我就想怎么才能治疗呢，要不马上就要秃顶了（当初嫁给他绝对是看中了他的内涵）。

之前在懒兔子公众号看到过用藁本和白芷打粉治疗头屑的方子，这次严重了，我说试试吧。恰逢孩子吃糖太多，导致蛀牙牙疼，可是那段时间基本所有的口腔医院都不开，就一个北京口腔医院开着，还一天只放 8 个号，抢了几天没抢着，想着算了，求人不如求己。

公众号里有篇用五灵至圣散治虫牙的文章，想着女儿和老公都要用药，就一起去药店买了吧。结果没想到，去了周边的大大小小四五个药店，都是老字号的中药店，竟然都不给打粉，不是说量少，就是说不能打，真的让我很失望。没办法，最后只能上网买，3 月 15 日两种药终于到货。

先来说说老公的情况：3 月 15 日收到了打好的药粉，当天下午就打开试了一点，老公非常主动地给我汇报情况，说好像痒得没有那么厉害了，我想看来真的是有效啊！晚上睡前又给他撒了很多在头皮上，我让他 11 点就睡，我想头皮屑多和睡得晚估计也有关系。以前他都是晚上 12 点、1 点才睡，痒到都把头皮挠破了。

3 月 16 日早上起来，老公把药粉和头皮屑都梳去，说这是 30 多年来第一次睡觉起来头发是干的，原来都是油乎乎的，老公很开心，真是见证了中医的神奇。出门太阳一晒，他说头皮有一点痒，但是不厉害，比之前好多了。我观察了一下他的头皮，原来红色的地方都变淡了，头皮屑也少了很多。原先是后背的衣服会有一层头屑，很是难看。

晚上我又给他撒了药粉，同时让他早点睡。

3 月 17 日早上起来，老公把头皮屑和粉末梳掉后，头发依然是干爽的。此期间一直没有洗头，老公说这么多年，很少有 3 天了头发还是干爽的情况，喜出望外。这天特别热，出去以后太阳晒着头皮他也一点都没痒。老公特别开心，头皮上的红色已经看不见了，之前挠破的地方也开始结痂了。

3 月 18 日，老公洗了个头，洗完以后让我帮忙观察一下他的头皮，原来附在头皮上的头皮屑没有了，头皮上红色像皮炎一样的地方也都没有了，结的痂也掉了，简直太神奇了。我给他说他有点不信，我就照了几张照片给他看。老公说，要是早知道这个方子，年轻时我头发也不会掉得那么厉害了。

我说那是你没有早认识我。老公说，你不也刚开始学中医吗，真后悔当初没找一个学中医的老婆。气死我也。老公说，那这么好的方子为什么没有推广啊？那么多人为什么不知道啊？谁知道 7 岁的姑娘接了话茬，说："中医不挣钱啊！"（女儿特别喜欢中医，和我一起看兔子的书，有时候也和我一起听懒兔子的中医课，不懂的还问呢！）

孩子说得没错，中医确实不挣钱，孩子牙疼的药拿了 3 服，加上老公这个治疗头皮屑的药粉，一共才 40 元。比起去医院治疗，真的不知道要便宜多少。

对了，顺带说一下孩子用了五灵至圣散的情况。女儿两边的牙都有了黑色的洞，一刷牙就出血，漱了那个药以后，第二天刷牙就没有感觉到牙疼了，也没有再出血，真是太神奇了。

本来有点懒，想过两天再写的，可是老公一直催促我赶紧记下来……好吧，这也算是我学中医以来，给自己交的一份答卷。

懒兔子按：

不说了，以后市面上紧俏的待嫁姑娘肯定都是会中医的。光是能治疗头屑、掉头发这一招，就不知道能俘获多少男人的心。

呃……打完这些字我突然犹豫了，是不是我又想多了。男人其实亘古不变地，只喜欢漂亮的女孩儿……

此医案中，治疗头屑和脂溢性皮炎的方子为：藁本、白芷，等份。打粉混合后，睡觉前撒一些在头皮上，第二天起床后用梳子梳掉，头屑和头垢都会随着药粉脱落、消失。

藁本辛温香燥，性味俱升，善达巅顶，以发散太阳经风寒湿邪见长。它特殊的温通香燥之性，能深入肌肉、经络甚至筋骨之间，去除湿邪。因此撒在头皮上，可以直接侵入头皮内的肌肤，把湿邪散掉。

白芷，辛散温通，有祛风燥湿的作用。一般来说，痒证都和风邪有关，头痒也是有风邪在头皮下，因此用祛风燥湿的白芷和藁本相合，治疗头痒头屑真是最佳搭档了。

《便民图纂》上说:“干洗头屑。藁本、白芷等份。为末，夜掺发内，明早梳之，垢自去。”

当然，这个只是治标的方法。**痰湿体质是导致发油、发落和头皮屑的根本原因**。因此用这个小方子去头屑后，日常自我锻炼，节制饮食，养成良好的作息习惯，彻底改善湿热体质才是治本之法。

老妈，你又在网上买东西啦？

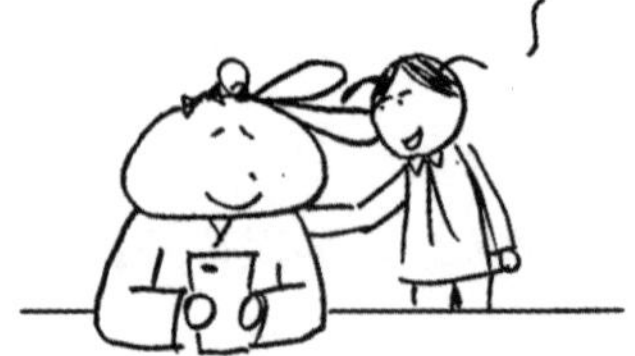

唉，从你买的东西来看……

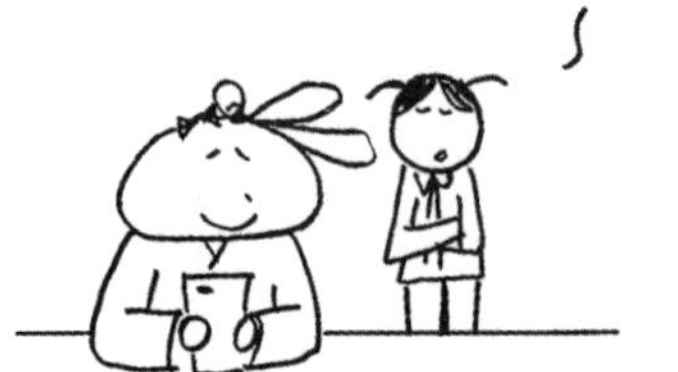

你还真是又穷又虚荣啊……

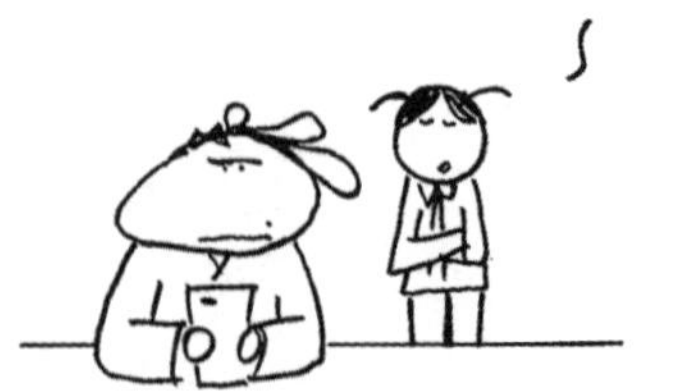

9. 甘露消毒丹治疗湿热红疹，夏季须知

懒兔子：

你好。

今天我分享一个因为嘴馋引起不适的医案。前两天，感觉嘴淡，跑去小超市买了那种魔芋做的素猪肚，又辣又香，还有孜然的香味。

总共买了八九包，本来想着偶尔想吃就吃一包，吃一段时间。但是开吃了之后，越吃越辣，越辣越想吃，傍晚买的，到睡觉前就全部吃完了。但是太辣了，喝水也不解辣，身边刚好有为了祛湿自己做的炒米，就连续抓了几把，吃下去之后终于感觉好多了。

以往吃了很辣的食物很快就会肚子疼，要去拉肚子，但是这次吃完是膝盖窝那里有点痒，身上也有点痒。我以为是接触了什么过敏的东西，也没在意。没想到当晚睡下后，很久没痒的脚也痒了一个晚上，第二天早上起来一看，全身是包，越抓越痒。

现在才明白，以前吃过辣后，身体肠胃吸收不好就会用拉肚子的方式自救排出，因此从没起过包，但这次辣油全部被吸收了，合着身体的湿气，全部变成湿热冒了出来，浑身都是包，跟过敏一样。

当时手边有保和颗粒和甘露消毒丹（买了一直没吃，这个祛湿热，偏重热，因为自己常年白腻苔，没敢吃），结合这次身体情况，我一次吃了两包保和颗粒，又吃了两次甘露消毒丹。当天晚上脚还有一丁点

儿痒。第二天起来后，包都消失了，身体也不痒了，只是还有点红印子。第三天又吃了两次甘露消毒丹，现在皮色已恢复正常，脚不痒了。

这个故事告诉我们，嘴馋……是可以的，前提是身边一定要有补救的药……

懒兔子按：

这篇医案很简单，但是之所以被选中出版，是因为作者用了甘露消毒丹，我正好借此机会讲讲这个药。

甘露消毒丹是一款中成药，为祛湿剂，具有利湿化浊，清热解毒的功效。主治湿温时疫，邪在气分，湿热并重证。症见：发热倦怠，胸闷腹胀，肢酸咽痛，身目发黄，腮肿口渴，小便短赤，泄泻淋浊，舌苔白或厚腻或黄，脉濡数或滑数。临床常用于治疗肠伤寒、急性胃肠炎、黄疸型传染性肝炎、钩端螺旋体病、胆囊炎等证属湿热并重者。

说明书上并没有写它可以治疗身体过敏症，那为何作者用了它可以消红疹？还是回到中医治病的根本理论上——只要病机相同，就能用。不管是作者的红疹，还是说明书上的这些病症，归根结底的病机只有一个：湿热。

TIPS

组方：飞滑石、淡黄芩、绵茵陈、石菖蒲、川贝母、木通、藿香、连翘、白蔻仁、薄荷、射干。

“方中滑石利水渗湿，清热解暑；茵陈善清利湿热而退黄；黄芩清热燥湿，泻火解毒。三药相合，正合湿热并重之病机。湿热留滞，易阻气机，故用石菖蒲、藿香、白豆蔻行气化湿，悦脾和中，令气畅湿行；木通清热利湿通淋，导湿热从小便而去，以益其清热利湿之力。热毒上攻，腮肿咽痛，故佐以连翘、射干、贝母、薄荷，合以清热解毒，散结消肿而利咽止痛。”

每年 5 月中旬，很多地方都会迎来梅雨季节，湿热之证非常多见，也有很多人会有暑湿感冒的症状。不管湿热是以什么方式表现出来的，或湿疹或发热头昏或急性肠胃炎或黄疸型肝炎。只要辨证清楚湿热的病机，甘露消毒丹就可以用。

辨证要点为：脉数、身热肢酸，口渴尿赤，或咽痛身黄，舌苔白腻或微黄。

暑湿天气，或者湿热的夏天，这药可以家中常备。

老妈，你要不要我离家出走，
送一天清净给你当礼物呀！

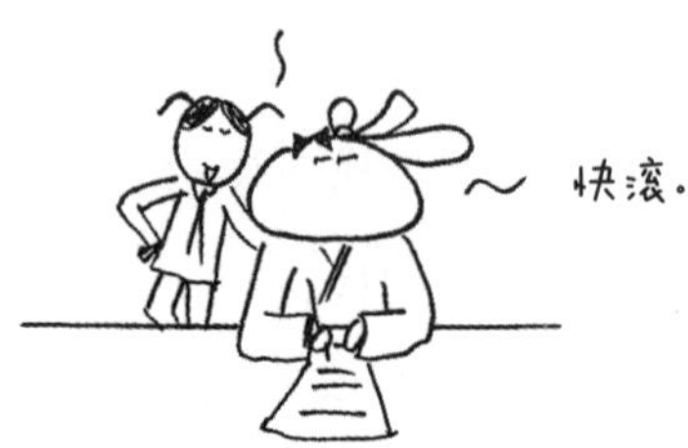

路费500元！马上消失！

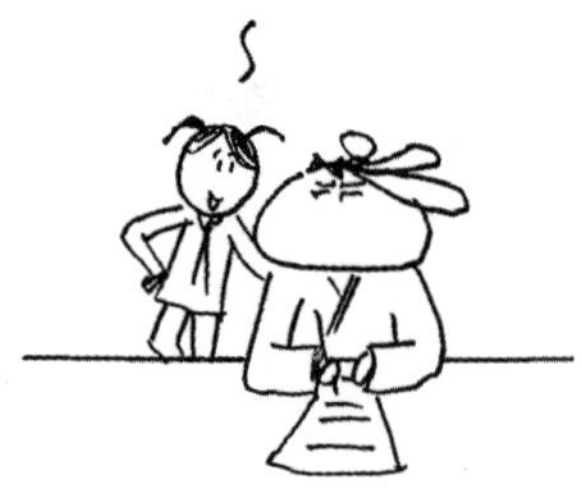

别痴心妄想了。
我的清净不值那么多钱。

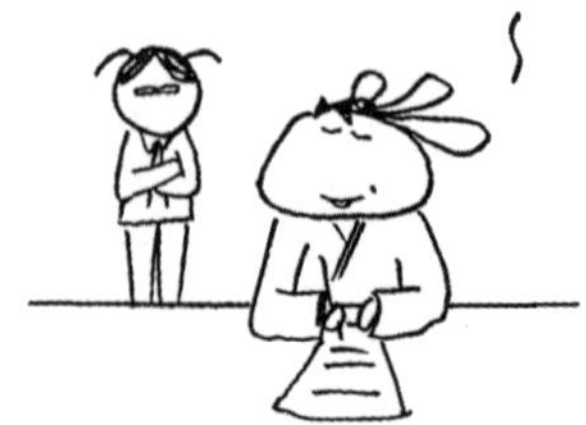

10. 治疗自己的牛皮癣，说多了都是泪

兔子：

见字如面。先容我擦干眼泪，扶正我笑掉的眼镜，给大家讲一讲我治好自己多年牛皮癣的艰辛过程。

在我上高中的时候，租的房子一年四季见不到太阳，九十月份外面还很暖和的情况下，屋子里就已经能哈出白气了。所以我一般都在学校待着，周末太冷了，我就到地里田埂上坐着看书晒太阳取暖。当时学习压力也很大，就这样住了半年，我发现腿上长了几处牛皮癣，但当时并没太在意。

快高考前，牛皮癣大面积暴发，头发里面都是，发如雪，惨不忍睹，使我一度自卑得想辍学。后来家人带我去看医生，医生开了各种激素混合的药膏，效果确实一涂就好了。

就这样，我完成了高考，意外地上了一本，才放下心里的压力。大学期间压力没有特别大，我的牛皮癣是一到夏天就痊愈，一到冬天就大面积暴发，总是不得不去医院看。

工作后一次临近冬天，在男朋友的带领下，去了青岛某家专业治疗牛皮癣的医院，接受住院治疗。地狱般的折磨——先是进入蒸汽机里面药物汽蒸，随后进行抽血；太恐怖了，用棉签粗的针头抽血。每次抽血时，我都会感觉身体飘起来了，接着就昏睡过去，之后再被叫醒；

还要照一种光谱，每次照时，我明显感觉到我的汗毛都被烧焦了。

经过为期半年，几十次的治疗，花光了我和男朋友的所有积蓄，病消退了，人也已经憔悴到不行。然而，到了冬天牛皮癣依然暴发，我彻底放弃了。

就在此时，我的好闺密推荐你的公众号给我，我就开始跟着学习中医，也报了你的中医基础班。刚开始我觉得我什么症状都有，辨证不了。随着学习的深入，我发现我痛经特别严重，小肚子特别凉，冬天的时候脚冷得一晚上在被子里都和冰块一样。而且舌头比较尖，典型的肝气不舒，舌中间有裂纹，脾胃虚弱，说话声音小，气虚。

依照上述问题，我开始一一进行调理。泡温胆汤有半年，先改善自己的痰湿体质。然后改变性格，遇事不公平我会勇敢地说出来，不再受委屈。之后又用四物汤补血，增加自己的体力。经过这一系列治疗，我感觉整个人的精神好了很多，不再容易感到疲劳，舌头也不尖了。

然而牛皮癣只是做到了有效控制，并没有根治。后来有一次痛经，我想起来你在课上讲过的温经汤。对照症状，我完全符合，于是我就去抓了药，每次来大姨妈，泡脚三天。立秋前十八天，我坚持艾灸，坚持运动，因为我一直体寒，夏天只要在自己家，就不开空调，坐在家里大汗淋漓，感觉很舒服。

经过了以上的努力，我的牛皮癣竟然在不知不觉中彻底好了，从去年夏天到现在都没有再长出来……我激动万分、感激涕零。开心的同时，想立刻把这个案例分享给大家，牛皮癣带给我们的危害，远远比我所说的要深刻得多，但是我们需要做的是：

第一，调整心态，凡事想开点，想不开其实还是懂得太少，多看书；

第二，根据自己身体的症状，坚持用药，因为每个人体质不一样，但是我相信只要是牛皮癣患者，一定是身体体质出了问题；

第三，坚持好的习惯，早睡早起，多做运动，让身体血液循环起来。

以上就是我这一路走来坎坷不平的治病经历，分享给大家，希望能对更多的人有所帮助和启发。

懒兔子按：

我觉得这篇医案最精华之处就是："凡事想开点，想不开其实还是懂得太少，多看书。"

精辟至极。

人生所有的痛苦与困惑都能在书里找到答案，如果还没找到，就说明书读得太少，要多读书。

所谓"圣贤"，不过就是书看得比我们多而已，他们又没啥特异功能。想得开，心中的世界才能大，眼界才能开阔——世界大了，眼界开阔了，生活中的那点儿鸡毛蒜皮，在宽广的视界里，根本就看不见！

好了，"鸡汤"到此为止，回到牛皮癣。从医案里可以看出，这个牛皮癣的起因不明，走得也不明，可见它本身不是病，而只是身体体质出现问题后表现出的症状。

所以当体质修正后，牛皮癣也消失了——作者从头到尾都没有对"牛皮癣"本癣用过药，可见"因体质而生"这个推理很正确。如果牛皮癣本身是一种病，那作者花了半年时间的针对性治疗，怎么也能好个大半吧。

从作者描述的发病过程来看，我们大概可以推断出她的牛皮癣是因为体寒。不管是发病前的住宿环境，还是发病的规律（冬季发病），都说明“寒”是一大发病诱因。

所以她针对体寒这个问题，做了很长时间的治疗：温胆汤除湿健脾，温经汤温经散寒，艾灸祛寒除湿……在寒湿体质发生彻底改变之后，牛皮癣就不明不白、悄声无息地消失了。

这个就好像阴冷潮湿的地方可以长蘑菇，当这个地方变得温暖干燥后，蘑菇是没法生存的。

如果我们能把反复发作的病症都看成蘑菇，那么改善环境就是最好的解决办法。所以你们的蘑菇还要不要长，就看你们自己的了。

附上温胆汤和温经汤的组方及功效，供各位参考。

TIPS

温胆汤成分：半夏、竹茹、枳实、陈皮、茯苓、甘草。

功效：理气化痰，和胃利胆。

主治：胆郁痰扰证。胆怯易惊，头眩心悸，心烦不眠，夜多异梦；或呕恶呃逆，眩晕，癫痫，苔白腻，脉弦滑。

TIPS

温经汤成分：吴茱萸、桂枝、川芎、当归、白芍、牡丹皮、生姜、半夏、麦冬、生地黄、炙甘草、阿胶。

功效：温经散寒，养血祛瘀。

主治：冲任虚寒，瘀血阻滞证。漏下不止，血色暗而有块，淋漓不畅，月经超前或延后，或逾期不止等，见少腹里急，腹满，发热，手心烦热，唇口干燥，舌质暗红，脉细而涩。

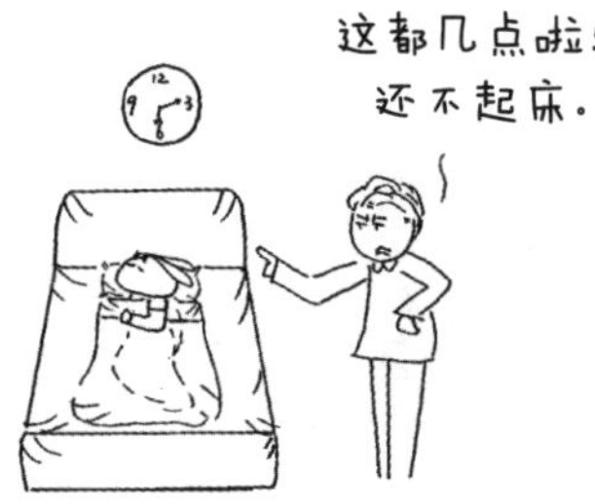

你能不能不要总穿T恤,
多穿点职业装。

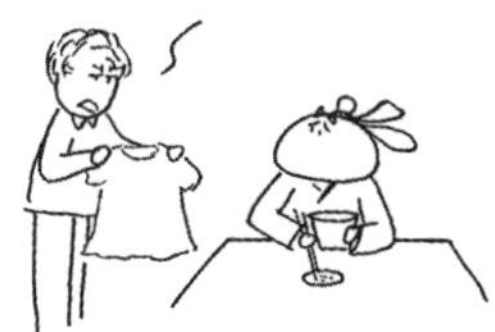

你要下楼多走走,不要总坐着看手机。

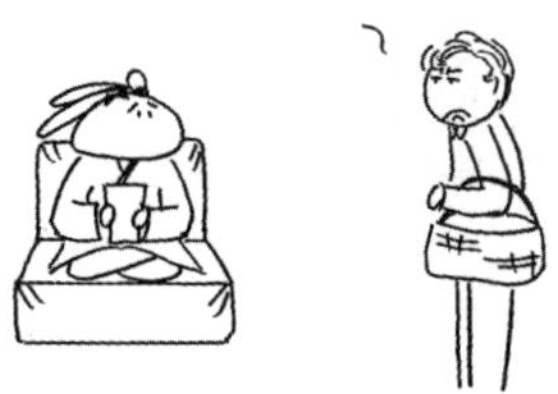

真心爱一个人,
就是接受她所有的样子啊!

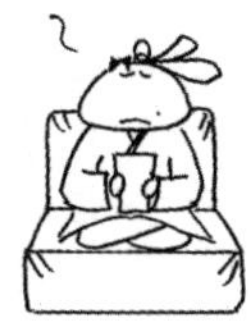
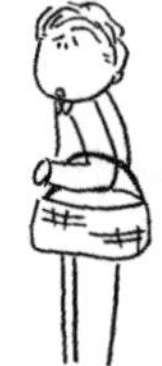

二毛，你不要一边写作业，
一边听音乐！

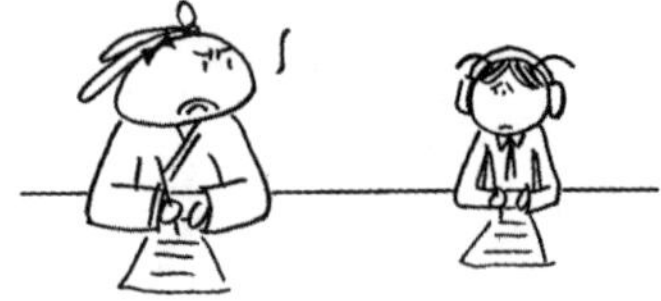

快点刷牙，别那么磨磨蹭蹭的。

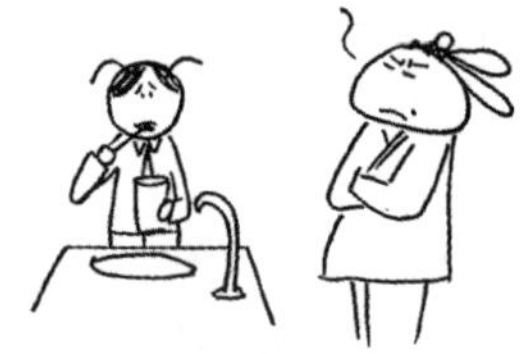

少看漫画书，多读世界名著。

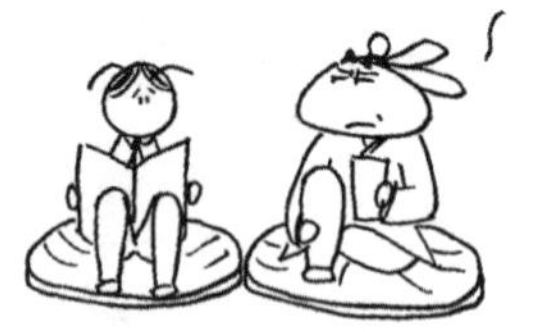

你不是说真心爱一个人
就是接受她所有的样子吗？

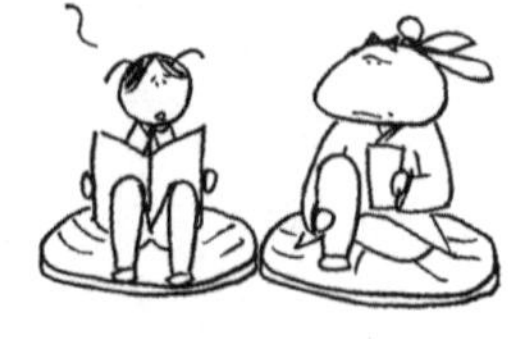

所以说，这世上就没有什么真爱，我们不过都是打着爱的名义，努力地把对方改造成我们自己喜欢的样子罢了。

11. 温胆汤治好了我的牛皮癣

亲爱的兔子：

关注你的公众号始于 2018 年 3 月，缘于我的一次生病。说起来真的是很严重的病：牛皮癣。

跑了三次省中医院，找了三个科室的主任医生看，都说是牛皮癣，包括皮肤科，并且说不能根治，只能用药浴和一些外用的西药，涂抹皮肤表面。如果我愿意，他们也可以给开一些口服的中药。我当时完全不能接受我患上了牛皮癣这个残酷的事实，所以拒绝接受医生的所有治疗方案，愤而回家。

百思不得其解。牛皮癣发病缘于我在某天早晨打了一场球后，没有及时更换湿了的衣服。感到有点受凉，回家后背有些疼，去小区里一家祖传的按摩店拔了四个血罐。之后后背就开始从拔罐的地方出小红点，然后演变成小的红疙瘩，最后变成大红疙瘩，长满了全身。除了手脚和脸上，基本哪儿都有，后背和腰腹最严重。

这些红疙瘩就是牛皮癣？这个答案我怎么也无法接受。我决定先找些资料来看，自己尝试治疗一下。真巧，老公分享了懒兔子的公众号给我，我点开看了一下，一发不可收拾，当天晚上就下单买了《医学就会》《医本正经》和《说医不二》。然后在等书的过程中翻看公众号里的文章。

一收到书就开始了手不释卷的经历，书里面的观点我实在是太赞同了！上学时绝对没有这么用功过！只用了三天时间就看完了三本书，之后就按照《医本正经》里面讲的方法开始在自己身上试验，我胆子真够大！我猜测自己身上长的这些所谓的牛皮癣，是湿气太重的结果。因为我总觉得腿沉、跑不动，身上很乏力。

而我的牛皮癣是在那天早晨打球后出汗，没有及时换衣服，在寒凉的球馆里受凉造成的，所以寒湿应该是我发病的原因。于是我对照书上的方子，去药店买了祛除寒湿的鸡鸣散。

书上说，鸡鸣散最好能早上 5 点喝，我就每天早上 4 点起来熬药，5 点喝药，也真是拼了，当时天还黑着呢！可是我用了 7 服药之后，症状并没有任何改善。

我有个同事得牛皮癣已经 10 多年了，一直在医院治疗，到现在还没有治好。我还是想靠自己，接着来。看舌象，觉得自己有点瘀血，还阳虚，我就又买了桂枝茯苓丸和金匮肾气丸，吃了 7 天，还是没有任何好转。每天感叹：这么好的身材，长了一身牛皮癣，如果治不好，这辈子可怎么亲热呢？虽然老公不嫌弃，可是我自己很介意呀！估计是个人都会介意的。

痛苦之后继续看书，还有一个祛除痰湿的方子没有试过：温胆汤。照方抓药，全部配齐。我所在的城市是省会，有大的正规药房，所以不用担心药的质量。先买了 7 服，回家开始泡脚，当天晚上泡脚之后还没有什么明显的感觉，第二天早上 5 点起来又泡了一次，当天白天就感觉好像痒得不是很厉害了。

之后连续泡脚 7 天，每天都感觉症状在减轻，先是不太痒了，后来又不太红了，颜色开始变浅。这极大地鼓舞了我，马上又去买了 8 服药，一共泡脚 15 天，身上的牛皮癣就彻底好了。

天啊！好得这么快，我都不敢相信！说实话，没治好的时候，真是死的心都有，现在，我又活过来了！

我从此爱上中医，一发不可收拾，跟着懒兔子，多次治好了很多家人的小毛病，但和我去年的牛皮癣相比，都显得不那么惊心动魄了。自从用加味逍遥丸治好了老公的暴脾气之后，我在家里想怎么走就怎么走！

关于牛皮癣这件事情，我还想多说几句。

首先，是医院关于牛皮癣的治疗，不论是中医院还是西医院，所用的治疗方法基本上差不多，无非就是药浴，外用激素涂抹，再配合一些说不清楚有什么作用的口服药让你吃，然后从来不说让患者忌口，改变生活饮食习惯这些非常重要的注意事项。

但从我的自身经历来说，牛皮癣说到底是体质的问题。我发现湿热体质、寒湿体质或者痰湿体质的人群，更容易得牛皮癣（很多得牛皮癣的人都很胖，湿人多胖）。从我用温胆汤治好自己的牛皮癣就可以说明，至少我的牛皮癣就是痰湿造成的，否则效果也不会那么立竿见影。所以要想完全治疗好牛皮癣，首先应该问清楚患者的起居习惯、饮食喜好之类的问题，不改变，是治不好病的。遗憾的是现在医院几乎都不问，即使是中医院也不例外，对此我很失望，也为那些依然奔波在就医路上的牛皮癣患者感到着急。

其次，是人们本身的观念问题。我们公司有两个同事，也身患牛皮癣，发病都比我早，一个比我早一年，去了医院，用了贞芪扶正颗粒，算是治好了，等我治好之后他听从了我的建议，不喝酒，不抽烟，不吃肥甘厚味、辛辣刺激的食物，早睡早起，不刷手机，饮食节制，到现在两年多了，他都没有再犯。

而另一位患牛皮癣已经十几年的同事，我劝他不要再喝酒了（他喝白酒是一斤到一斤半的量），并且用我自己的生病经历告诉他应该如何治疗，结果他的回答是：第一，我的牛皮癣如果治好了那就不是牛皮癣；第二，没有一个医生和他说喝酒和牛皮癣有必然的联系。所以他依然我行我素，十几年的牛皮癣如影随形。相信从这两句话中，兔子已经读出我想表达的意思了：人啊！最难改变的是观念，而支持这种错误观念的，是无知。

懒兔子按：

这篇医案，也是用温胆汤治愈了牛皮癣。那为何除痰湿的温胆汤可以治疗牛皮癣这样的一个顽疾呢？其实不是温胆汤治牛皮癣，而是温胆汤除掉了身体里的湿热，作为湿热外在症状的牛皮癣，就自己消失了。

打个比方，孩子成绩差，考试一直不及格。我们用提高学习效率、改变学习方法的办法来帮助孩子，结果后面门门考试都能考优秀了——治本则标无。

而涂抹激素药膏治疗牛皮癣的方法，就很像考不好，直接用修正液涂改得分。一时没事了，后面被发现只能结果更糟糕——治标埋隐患。

所以中医治病，都是标本兼治，对于慢性病，常从治本入手。可能看着慢：用药几个疗程才能让红痒消退，不像用了激素药膏，立马见效。但是从长远来看，一个根治了，一个十几年，甚至几十年都会反复发作——到底哪个是快？哪个是慢呢？

这里要特别说明一下，温胆汤不是治疗牛皮癣的特效药物，**只有湿热引起的牛皮癣，温胆汤才有效。**所以治疗前，务必辨证论治。

每天中午，
我都看着公司的小伙伴点外卖吃。

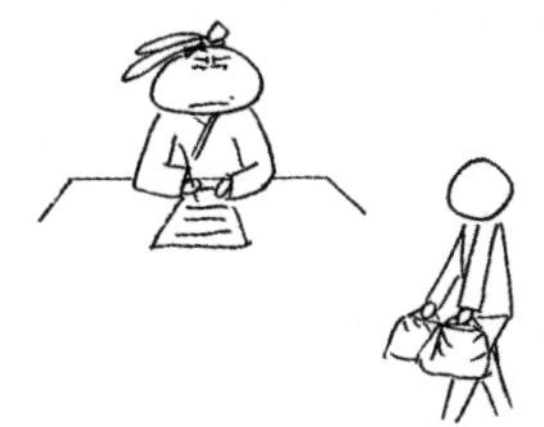

这些年轻人啊，
都懒死了，从来不自己做饭。

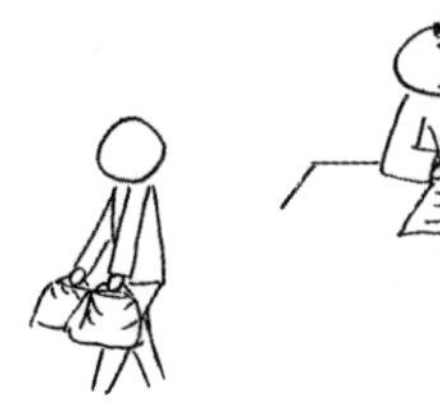

所以我就要求他们每天都把
买来的外卖拿过来给我看一眼。

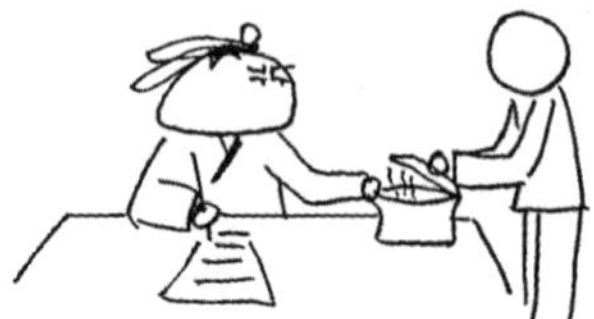

看看有哪些是我还没吃过的。

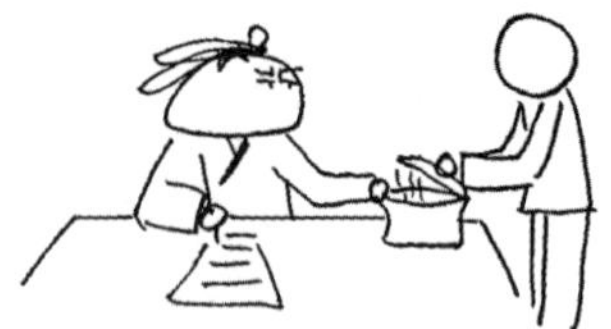

这个好香，
留下给我，你再去买一份吧！

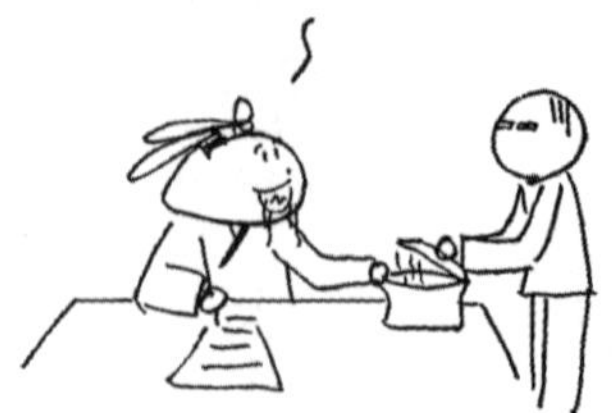

12. 汗斑=不洗澡？参苓白术散让我“重新做人”

兔子：

记得四五年之前，我得了汗斑。

症状：胸腹，腋下，好多棕褐色不规则的斑点，主要集中在胸口，大的像一块钱硬币，小的像五毛钱硬币，不疼不痒，个别微微有磨砂感。虽然这个病很小，但是特别影响心情，还能不能愉快地度过夜晚了……

去医院，医生简单检查后说我这是汗斑，属于真菌感染，治疗办法是消炎，并且加强个人卫生，注意洗澡，避免使汗液堆积。绕了半天，我听明白了，这病的成因是因为我不洗澡不讲卫生？得个病，连人品都被怀疑了，我气到吐血。医生给我开了一管酮康唑乳膏，回去涂抹。这药也是特逗，涂上汗斑马上就下去，但是不涂，汗斑马上就出来，跟做游戏似的。

于是我下定决心，决定用我不太多的中医知识自己看书治疗。

自己的身体状况：说话声音小，声音无力，肥肥白白虚弱的软胖子，身重，严重的齿痕舌，舌苔白腻，口水多，怕冷。并且还有长期节食减肥，过量食用生冷食物的经历。所以判断应该是寒湿困脾，无力健运。

治疗经历：一开始吃的是人参健脾丸，但是效果不好，并且变得更能吃了。这可不行。后来想了想，我的思路应该偏向健脾祛湿，而不是大补脾胃，所以改用参苓白术散。

一开始买的是某知名品牌的参苓白术颗粒，效果并不好。又翻书，始终觉得自己的思路没有错，继续购买参苓白术散（散剂），坚持服用，结果一个月就好了，并且第二年夏季也没有再犯。

总结：中药的剂型真的影响药效。选购中药的时候，要注意剂型，如果名字里用的是散，你最好就买散剂（比如逍遥散、生苓白术散），用的是丸，你最好就买丸剂（比如桂枝茯苓丸，归脾丸）。

参苓白术散很难吃，尽管从小就是药罐子（也可能是药桶），吃过的药很多，但是参苓白术散仍然是我心中的 No.1，吃了一嘴药味的黄土面儿，感觉太酸爽了。说明书上还丧心病狂地要求饭前半小时吃，吃完就不想吃饭了，绝对可以当普通人的减肥药加催吐药。但是，不妨碍我欣赏这个药的药效。

吃这个药一定要拒绝生冷辛辣，否则白吃了不说，还没效果。

要改善脾失健运的情况，最好就是养成良好的生活习惯，适当地增加运动，拒绝生冷食物，然后才会又美又瘦。

懒兔子按：

这是一个特别好的医案。这个医案告诉我们，汗斑不等于不好好洗澡，阴道炎不等于性生活不洁，牙齿腐烂不等于不爱刷牙……但，胖等于懒得运动，这个是无法辩驳的。

汗斑又称“花斑癣”，在西医里，它属于一种皮肤浅表慢性真菌感染。以夏秋季多发，皮损多位于汗腺丰富部位，故俗称“汗斑”。

中医有很多民间外用偏方，可擦洗患处，数日可愈。但由于没有实践过，就不介绍了，不知道是不是管用。

而文中作者用的这种办法，算是从根论治，我个人更加推荐。因为**所有的皮肤病，其实都是内在病症的外在表现**。这种内在病症，很多都是体质型的。作者对自己的判断为寒湿困脾，因此用了参苓白术散。这个药，中成药的剂型有丸剂、散剂和颗粒剂，确实散剂保留了正宗的药效。

功效为益气健脾，渗湿止泻。主治脾虚夹湿证。症见气短乏力，胸脘痞闷，饮食不化，肠鸣腹泻，面色萎黄，舌质淡苔白腻，脉虚缓。

原文中，服用这个方子的散剂有一个小注意事项，就是要用枣汤送服。一是大枣可以补脾和中；二是可能古人也知道这药散太难喝了，弄点儿枣子汤也好入口些。

总之，有两点需要明确：第一，不是所有的寒湿体质都会生汗斑；第二，参苓白术散也不治疗汗斑，它的功效仅仅是健脾祛湿。

兔子你知道吗？
我老公把我的微信名改成"外卖"了。

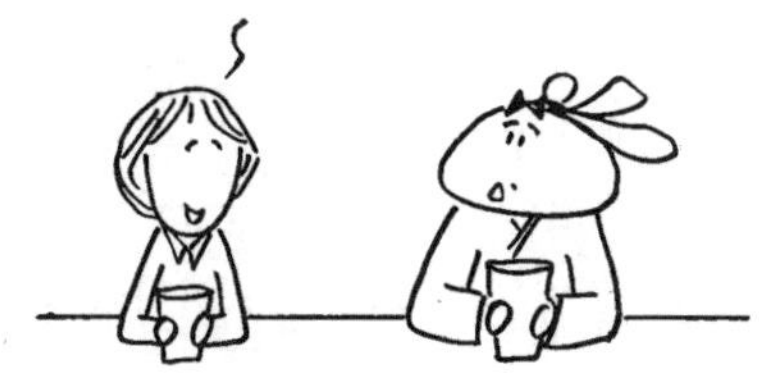

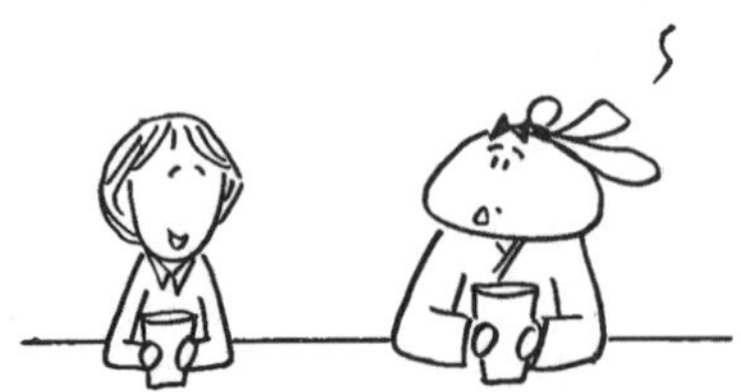
啊？为啥？这是要出轨？

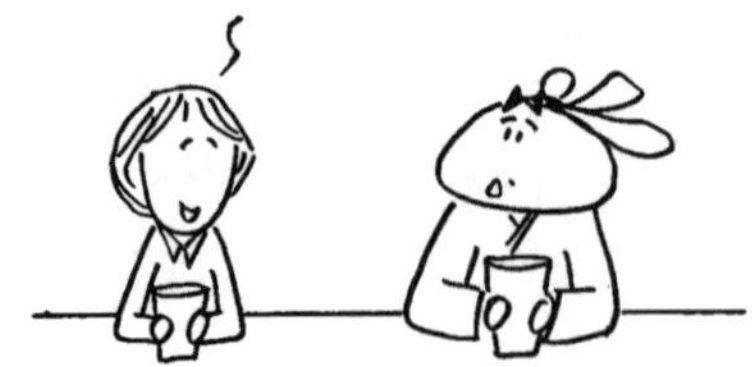
不是。是他每天晚上
问我晚饭吃啥的时候。

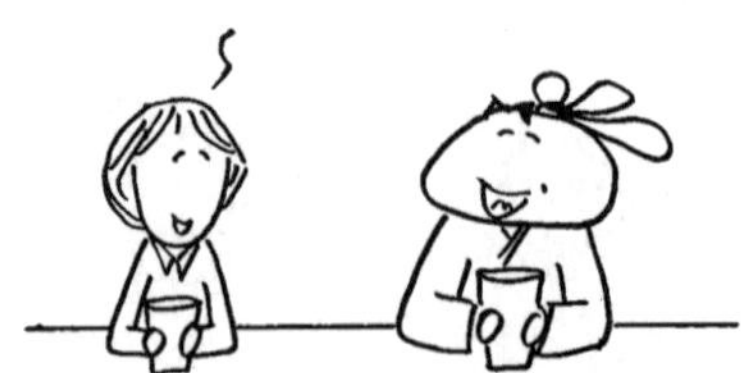
我都回答：我叫外卖！

13. 吃补药导致甲沟炎，如意金黄散解决问题

兔子：您好。

九月中旬的时候，我的大拇脚趾开始疼，刚开始疼得不严重，也就没有在意。后来稍微碰一下就疼到不行，以为是该剪趾甲了，剪完发现并没有用，该疼还是疼。特别小心地不敢碰到，偏偏越小心越碰到，真是让人沮丧。

有天我灵光一闪，想着自己可能是得了甲沟炎。于是上网搜了甲沟炎的图片和症状，基本上是确定了。然后去你公众号看看有没有应对的法子，就看到如意金黄散外敷可以治疗。

于是我抱着试试看的心态买了一盒同仁堂的如意金黄散。药收到之后刚好赶上周末，用醋调和些许粉末，周末在家敷了两天，走路的刺痛感减轻不少。我这个人对用药的态度就是差不多就可以了，看症状减轻就没有再敷。

微微疼了几天后，脚突然又严重得快走不成路了，比刚敷药前疼得还严重，回想这几天中做了什么让疼痛加重的？一番深思熟虑之后，觉得应该是最近两天晚上都吃了枸杞，对我来说太补了，是上火让甲沟炎更严重了。

那这么说来，第一次甲沟炎的出现，也有可能是因为我从 8 月中旬开始吃补中益气丸造成的。由于入夏以来，我的气虚格外明显，于

是就买了 4 盒补中益气丸来吃，想着改善一下，没想到后来就引发了甲沟炎。

想清楚发病原因后，我停了补中益气丸和枸杞，继续用如意金黄散治疗，前后总共用了一包如意金黄散 12 克，现如今已无碍。病好的结果是免费染了黄色趾甲，不过总好过那血淋淋的拔趾甲场面吧，想想都疼。

懒兔子按：

咱们先说说吃补药就上火的事情。

为何有些人很虚，但吃了补药就上火，虚不受补？那是因为补药都是能量，如果你吃了这些能量，不好好地把它散布到你的周身，那它的堆积就会转化为火，让你上火。

而火的症状就是热、痛、肿。

所以，如果你吃了补药，不管身体有多虚，都应该尽可能地去活动，加快气血的流动，让能量迅速地分布到身体各个角落，这样才不会上火。如果越补越不动，那不是滋补，只会造成新的淤堵。

好了，下面来说如意金黄散。

如意金黄散，出自明朝陈实功《外科正宗》，为黄色至金黄色的粉末，是治疗痈疡、疔肿、乳痈、丹毒、漆疮之妙方，还可以用于治疗跌打损伤、烧烫伤，干湿脚气，皆神效。

TIPS

组方：姜黄 160 克，大黄 160 克，黄柏 160 克，苍术 64 克，厚朴 64 克，陈皮 64 克，甘草 64 克，生天南星 64 克，白芷 160 克，天花粉 320 克。

制法：以上十味，粉碎成细粉，过筛，混匀，密封存放。

现在有中成药卖，比较方便。这是外用药，切记。

红肿，烦热，疼痛，用清茶调敷；漫肿无头，用醋或葱酒调敷；亦可用凡士林或蜂蜜调敷。汤泼火烧，皮肤溃烂，用麻油调敷；一日数次。

此方的功效为清热解毒，消肿止痛。很多医生用这个药治疗过好多热证，比如流行性腮腺炎、黄水疮、背疽等。

如意金黄散在用于治疗甲沟炎的时候，一般用法是用新鲜猪胆汁调敷。据说轻者一日可愈，重者 2—3 天也能基本痊愈，可谓神效。如果没有新鲜猪胆汁，用清茶调敷也可，加入一些冰片粉末，效果更好。

师傅，我今天能不能
早点儿下课？
为什么？

我今天吃了牛排，
我想去踢球运动一下。
你说什么？

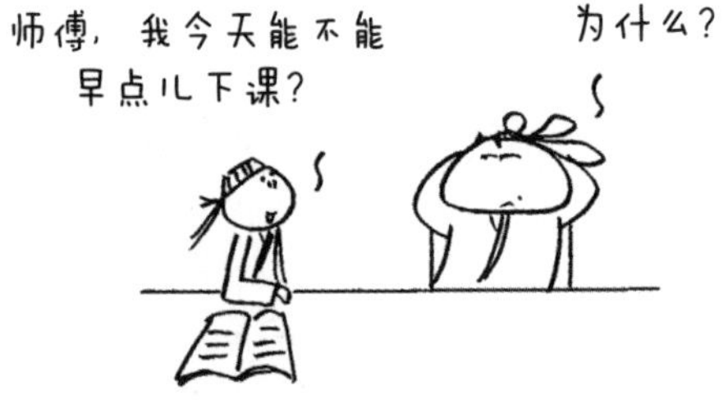

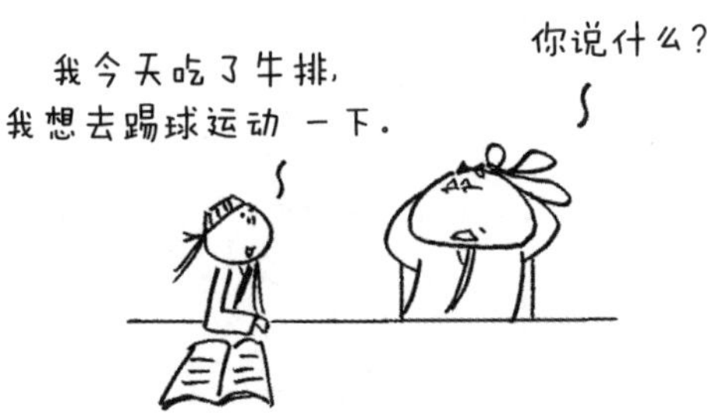

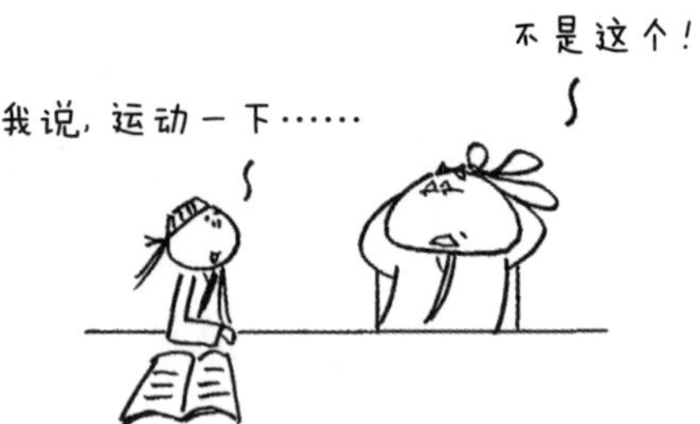
不是这个！
我说，运动一下……

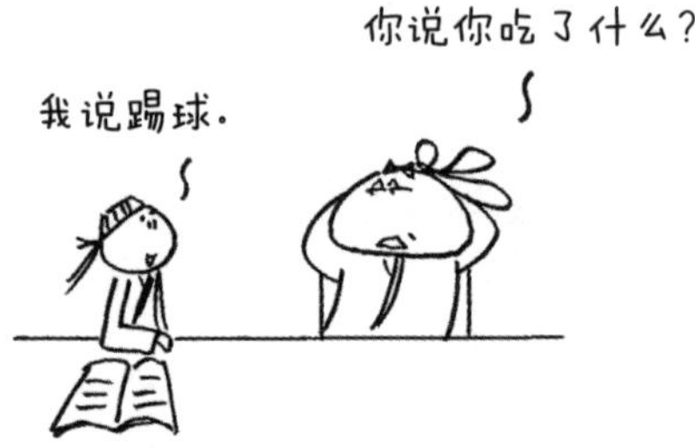
你说你吃了什么？
我说踢球。

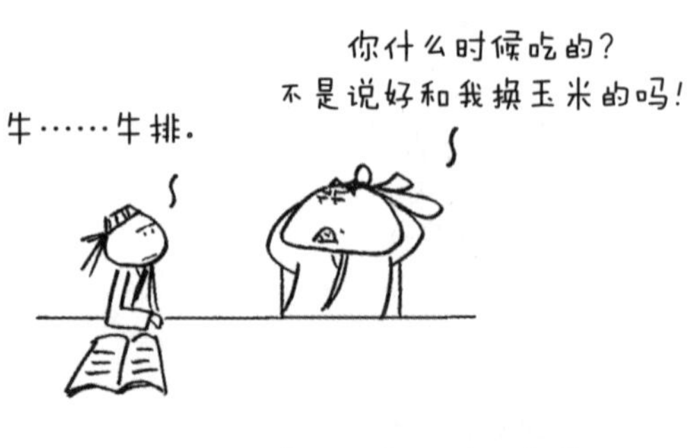
你什么时候吃的？
不是说好和我换玉米的吗！
牛……牛排。

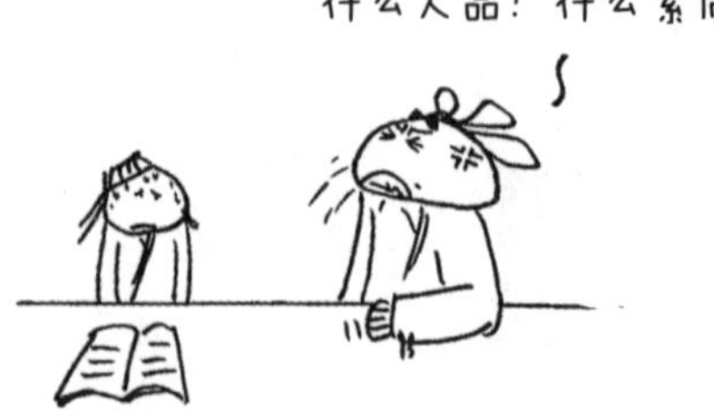
什么人品！什么素质！

14. 一年多的脚趾破皮居然被治疗脾胃的药治好了

懒兔子老师：

你好！

想跟你讲一个过去的医案，但是我觉得它很有用，希望给其他读者一点启示。

两三年前，我有一次洗完澡的时候发现大脚指头的皮好像破了，但是没出血就没管它。结果这一破，破了将近一年。

怎么形容呢？我当时嫌恶心都没敢拍照片。就是大脚指头顶那块，有 1cm × 1cm 大小的破皮，甚至有时扩大到 1.5cm × 1.5cm，也不出血，就是一层层的白色的厚厚的死皮，露出中心的一小块红红的嫩肉。

外面的死皮厚度有点像竹笋皮，一层层的；颜色像一头干大蒜的蒜皮，白白的，一层层的。我有次无聊数了数，有五六层吧！

我觉得不痛不痒，自己带娃也顾不得管它。但是有碍观瞻啊！特别是夏天穿凉鞋，我还不爱穿袜子，别人看了都惊恐万分，以为我有什么怪病。

我先是去社区医院看的西医，西医给开了一管皮康净药膏让我回去涂抹，用了两周，一点儿也不管用。

最后我婆婆实在看不下去了，替我看娃也要让我去大医院看看。

鉴于那时候我已经开始看懒兔子的书了，对中医很有好感，就选了省中医皮肤科。结果一个普通号的年轻医生，拿手机上的手电筒照了照，看了一眼，就开单子让我化验。

我："……您不把把脉吗？"他挥挥手："不用不用。"

化验结果，不是细菌性感染。他就随手开了一个类似皮康净的药膏（具体名字太久记不住了，因为我根本没用），我一再追问病名和发病原因，他只是含含糊糊地说我是什么异位性皮疹还是湿疹的，原因根本就说不出来。

我实在生气，这名字根本就不是中医的名字，完全就是西医的病名啊！这还中医呢！太不靠谱了！而且这涂抹药膏我也早用了，根本不管用！

那时候我刚刚开始看中医，懂得也不太多。回家自己琢磨了一下，想着还是自己调理一下体质吧。我主要是气虚，我就开始吃补中益气丸。吃了不到一个月，突然有一天，我孩子指着我的脚趾说："妈妈！你的脚好了！"

我一看，可不是嘛！原来溃破的地方一层层的白皮都没有了，一个完整如新的脚趾！

我事后看你的书，发现这个案例和你建议的内托生肌散有异曲同工之处。内托生肌散重用补气的黄芪，而我本身因为气虚所以皮肤迟迟不能长好。我没有出血，所以活血化腐毒也不必用，只要重用黄芪就好。而补中益气丸里正好有黄芪，调补脾胃的同时生气血，所以我的病就这么好了。

懒兔子按：

这又是一个从体质调理，治好迁延不愈皮肤病的案例。

像文中作者这样，她脚上的破皮居然一年都没有长好，肯定是身体体质出了问题，因为身体无法自愈伤口了。

而伤口之所以能愈合，是因为气血充足，可以生长新的肌肉。如果气血不足，再加上有瘀血腐毒，就更加难好。治疗伤口的神药内托生肌散，就是从这个角度去治疗的，效果极好。

补中益气丸虽然是治疗中气不足的药，但是方中也以黄芪为主，“黄芪主痈疽、久败疮者，以其补益之力能生肌肉，其溃脓自排出也”。另外，补中益气丸可以调补脾胃，脾胃是生化气血津液之源，脾胃好了，对于伤口愈合也大有好处。

其实**不仅仅是此类破皮，还有多年的皮炎、皮疹，都可以从体质考虑**。说不定把体质调理好了，皮损处就可以自愈。因为身体的自愈功能非常强大，常常自己就把患处修复好了。

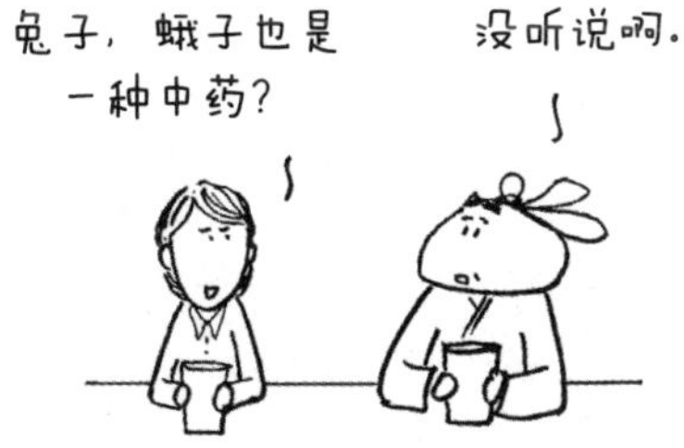

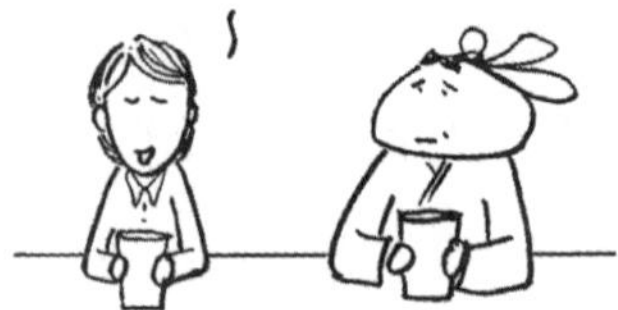
那看来你水平不行。

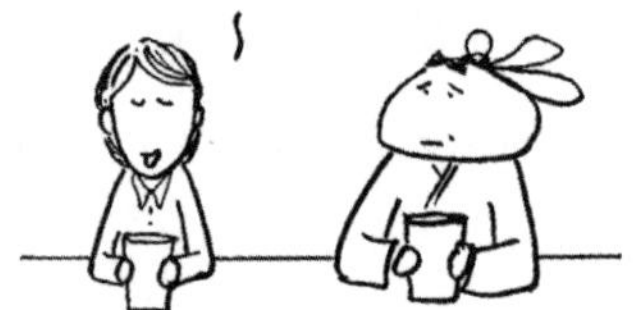
我看之前开了点中药一直没吃，
前两天煮的时候发现里面有好多蛾子。

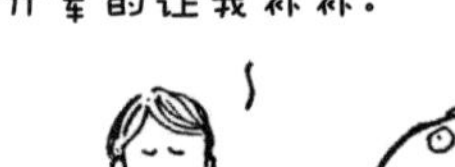
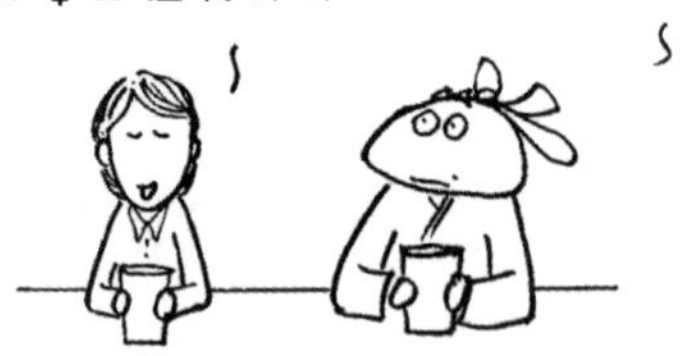
估计是医生看我太瘦了，
开荤的让我补补。
……

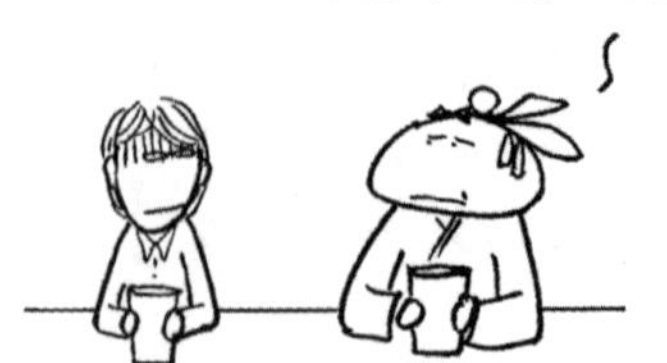
那是你的药生虫子了。

15. 湿气引发的脚气，这次终于彻底治愈

懒兔子：

你好！这次我要分享一下自己攻克多年湿邪的小故事。

我居住在大家羡慕又向往的青岛，既然享受了大海的美丽、鲜美的海鲜、清凉的海风，那么你就要忍受大海赐予你的湿气、鼻炎还有痛风。万事都是两面的，学了中医我更加明白了这个道理。

在青岛居住了 15 年，每天需要喝水大概 2000 毫升，不然就会感觉缺水。自己的便便也不成形，皮肤总是容易过敏，体重高居 130 多斤不下。

最重要的就是我左脚底一直伴随有一块拳头大小的硬皮，冬天是黑红色的硬块，夏天就会奇痒难耐，被我抓破并流脓水、脚也会胀大肿高。开始就以为是简单的脚气，可自从学了中医，知道脚气只是一种表现时，我就开始研究我的身体到底是哪里出现了问题。

对照小镜子看了一下自己的舌苔：舌红，苔不厚也不白，略有红点。四肢不凉，手脚不麻，感觉自己属于湿热下注导致的脚气。于是根据公众号文，果断购买苦参矾石汤：苦参 24 克，矾石 10 克，芒硝 12 克，花椒 12 克，茯苓 30 克，用来泡脚。

我早上没有时间泡，只能晚上泡，所以见效慢也是正常的。泡脚当天晚上脚很舒服，但是湿气流窜到腿上，引起腿部红疹大片出现，

不敢触碰，碰哪儿哪儿痒，以致晚上是我家那口子拉着我的手睡着的，实在是让人难以忍受地痒。

第二天晚上泡脚的时候我就在腿上抹上藿香正气水，因为这是解表化湿的神药，虽然味道不好，但是不用忍受巨痒的折磨。注意，藿香正气水含有糖，一定要在半小时或 1 小时后清洗干净。否则会变成黏人宝宝。

泡脚第三天流脓情况消失，脚底奇痒难耐的情况也大大改善，在此告知小伙伴，脚气一定要忍住不要挠，否则会愈加严重。有时候起皮干裂需要配合擦一些软膏，否则走路时扯裂伤口，也是钻心地疼。

脚气逐渐愈合，但是身体的湿气明显被激发外行，腿上的湿疹又有反攻之势。于是我在泡脚的同时内服湿毒清胶囊，解表散毒，禁辛辣。

泡脚坚持 15 天，脚气真的不再纠缠我，可见脚气就只是症状一点没错。虽然可以解决脚气的问题，但是我还是想从根本上调理体质，排除湿邪。在用了参苓白术丸和麦味地黄丸一个多月以后，身体开始慢慢有了起色。

起初我就是想解决脚气，没想到后来进行了一次大修。学好中医，做自己的医生，毕竟身体是自己的，情况自己最清楚。大家一起努力吧！

懒兔子按：

好久没见脚气的医案，或者说，好久没见不是用温胆汤治好的脚气的医案了。

文中作者用的啥呢？是比较冷门的苦参矾石汤，治疗的是湿热型脚气。

湿热脚气证：主要症状表现有脚趾间或足底部潮湿糜烂，瘙痒，或浸淫流黄水，或红肿溃烂蜕皮，甚至脚趾肿胀，舌红，苔黄，脉沉或无变化。其治当清热燥湿，温化止痒。可选用苦参矾石汤。

TIPS

苦参矾石汤：苦参 24 克，矾石 10 克，芒硝 12 克，花椒 12 克，茯苓 30 克。此 5 味药水煎后泡脚，一天 1 ～ 2 次，7 天为一个疗程，一般 2 ～ 3 个疗程。（剂量仅供参考，请在医生指导下用药）

这个方子的主要功效就是清热燥湿、温化止痒，特别适用于舌质红，苔黄，足底糜烂瘙痒，甚至溃烂蜕皮的严重湿热型脚气患者。如果不是特别严重，但也符合湿热证的，可用温胆汤泡脚，功效要弱一些。

至于寒湿型脚气和瘀血寒毒证的脚气，治疗方法如下。

寒湿脚气证：主要症状表现有脚趾间或足底部潮湿糜烂，瘙痒，或浸淫黄水，或麻木冷痛，或溃烂蜕皮，手足不温，甚至脚趾肿胀，舌淡，苔白，脉沉。其病理为，本身气血双虚，四肢厥冷，又被寒湿所肆虐，以此而变生为寒湿脚气。其治当散寒除湿，温化止痒。可选用鸡鸣散。

TIPS

鸡鸣散：槟榔 7 枚，陈皮、木瓜各 30 克，吴茱萸 6 克，桔梗 15 克，生姜（和皮）15 克，紫苏叶 9 克。（剂量来自“古方中医网”，请协商当地中医用药）水煎服。最好在早上 5 点左右空腹用药，然后会拉出黑色的大便，这就是排寒湿的表现。

鸡鸣散的功效就是行气降浊、化湿通络，解表散寒，特别适用于寒湿型的脚气。如果脚气不严重，也可选用温胆汤泡脚，去掉其中的竹茹即可。

瘀血寒毒证：主要症状表现有脚趾间或足底部潮湿糜烂，瘙痒，疼痛，或浸淫流脓血水，脚趾颜色暗紫，或痒痛，或溃烂蜕皮，甚至脚趾肿胀，舌质暗，苔薄，脉沉。引起的原因是由于寒凝血瘀，瘀血内阻，这种脚气光除湿就不行了，其治当活血化瘀，散寒解毒。可服用金匮肾气丸（中成药），配合服用桂枝茯苓丸。

TIPS

桂枝茯苓丸：桂枝、茯苓、丹皮、赤芍、桃仁各 15 克。（剂量摘自《经方使用手册》，请协商当地医生开药）水煎服，早晚各一次。

作者也说了，脚气是症状，所以她在治好脚气之后，立刻进行了体质的调理。一旦体质好了，湿气没有了，脚气自然也就不会复发了。所以做自己的医生吧，大修一次，管好几年呢！

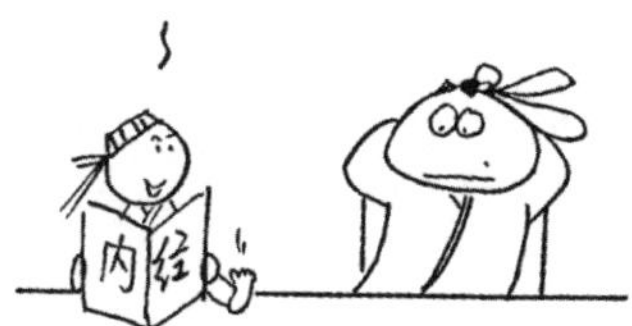
我就有脚气！
内经

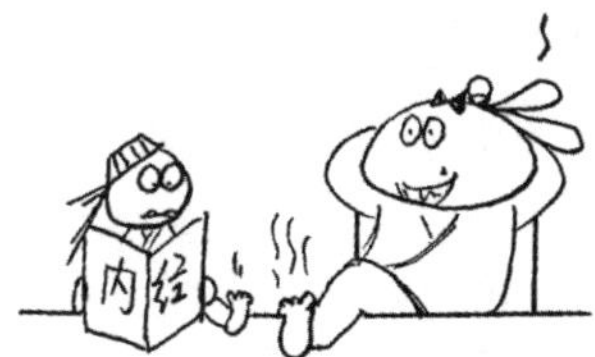
好像谁没有似的！
我还有灰指甲！
内经

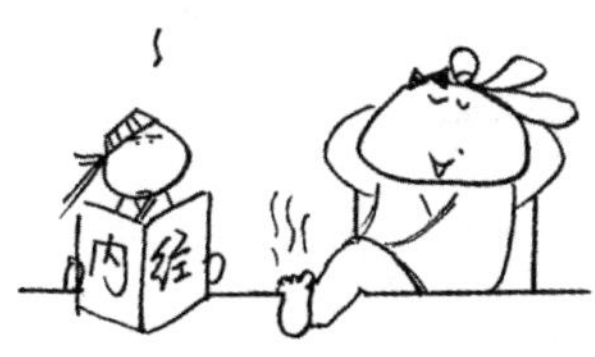
你赢了。
内经

16. 仙人掌治疗牙痛

懒兔子：

你好！

俗话说，牙疼不是病，疼起来要人命。7 月 4 日，本人刚年满 30 岁，按道理应该是乘风破浪的年纪，万万没想到却是人生第一次感受到牙疼要命的年纪。

搜了很多治疗牙疼的小方：盐水刷牙、含生姜、含花椒等。也尝试用经络穴位缓解疼痛，少海、合谷、内庭、足临泣等，折腾了一番，三四天后总算牙疼好得差不多了。

猝不及防，7 月 18 日牙又疼得说不出话了，刚好在老家，听家里老人说用仙人掌的汁涂抹牙龈效果好，索性直接拿去了刺的仙人掌含在嘴里，含了 10 分钟后，出现了神奇的效果——牙真的不疼了，不疼了！

我整个人都被这种神奇的效果震惊了，若不是亲身经历，我才不会相信仙人掌能这么立竿见影。怎么说自己也是个中医爱好者，于是立刻查了仙人掌的功效：味淡、性寒，可行气活血、清热解毒、消肿止痛、健脾止泻、安神利尿。

我对仙人掌消肿止痛的效果简直膜拜！

所以我决定一定要投稿给懒兔子，让更多人受益。懒兔子，我是个很懒的人，一直想着用你推荐的生地黄、独活泡酒漱口，来治疗牙痛，可至今都未执行。今天给你投稿，我真是用尽了我这大半年的执行力，一定要选中我的医案哦！

懒兔子按：

这个医案真心不错，又给大家提供了一个治疗牙痛的办法。我对牙痛特别刻骨铭心，因为当年实在是吃了很多牙痛之苦。牙痛的痛，不好形容，没痛过的人根本无法体会，所以每次看到牙痛的医案我都非常珍惜，只要是好的办法，一定会分享给大家。

仙人掌是个好药，大家一看到它长刺，就该猜到它的功效了。我说过，植物里但凡长刺的，入药后都有一个特别厉害的本事，就是破瘀。比如皂角刺、两面针。**这些带刺的植物具有刺破实性瘀结的功效，从而达到消肿止痛的作用。**

而牙痛呢？必定是气血郁滞导致的，所谓“通则不痛，痛则不通”。仙人掌浑身是刺，管你是啥郁、瘀、淤，只要不通都能“刺破”，它本身又性寒，可以清热解毒，也就是西医里的消炎作用。所以对于牙痛，真的是非常对症了。

仙人掌不贵又好养，家里放一盆，什么痈肿疔毒、痄腮、扁桃体发炎、牙龈肿痛、乳腺发炎等症，都可以把仙人掌捣烂外敷，用它清热解毒，消肿止痛，化瘀散结。

这家里种了金荞麦、
种了薄荷、又种了仙人掌。

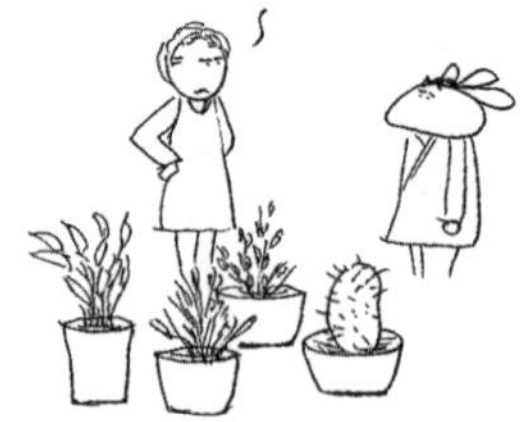

你倒是生个病、给我用一下呢！

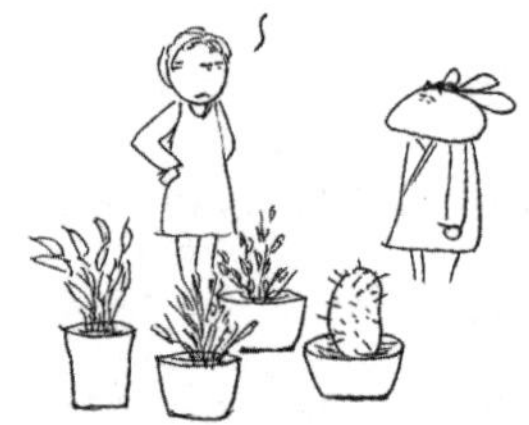

老崔，这个就和买保险一样。

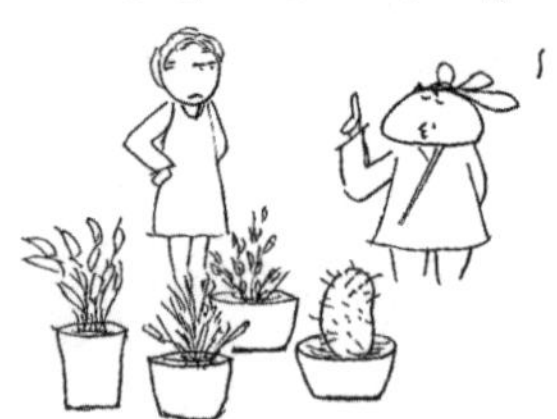

你不买就容易出事，
你一旦买了，就肯定没事。

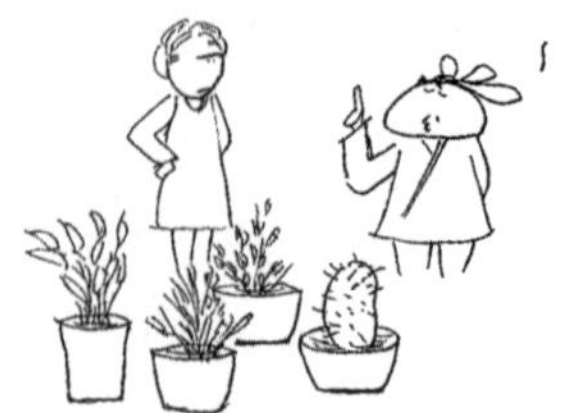

17. 两元钱的药治好了要命的牙痛

兔子老师，你好！

给你投一个新鲜出炉热乎乎的小医案。昨天晚上 11：45 我上床睡觉，迷迷糊糊正准备睡着的时候，忽然感觉左边上牙的第二颗大牙牙根处隐隐作痛，人一下子就清醒了。

拿起床边的手机看了一下时间，夜里 12 点整！经过一天的消耗，这时候身体已经很疲累了，我真的没力气起床处理，所以决定不管它继续睡。结果半夜痛感加强，被痛醒了两次，但实在太困了只能继续硬睡。

早上，我是在一阵令人烦躁的疼痛中醒来的，痛感比昨晚加强了一倍，而且从牙根连接到太阳穴，小半边脸都痛了起来。我赶紧起来收拾自己，做早餐让两个孩子吃完自己去上学。因为之前在兔子的公众号里看到过关于白芷治疗各种痛的文章，所以我赶紧开车去药店买了两份白芷，一份 20 克，花了 2 元钱。

回到家后马上煎药，加了一杯酒进去以助药力，煎了 30 分钟倒出一碗来，轻轻尝了一口，那酸爽，一言难尽！喝完后在沙发上躺着，15 分钟后感觉药起效了，牙根的痛感开始慢慢减轻，一小时后牙根就已经不痛了，只剩太阳穴还有一点点余痛未消，但用力咬牙的时候痛过的那颗牙齿发软。

从早上 9 点喝了药一小时后到现在，已经是晚上了，牙齿都没有再痛过。我还是第一次亲身感受到中药的药简力专、效如桴鼓的感觉！不过说实话，我不知道这个牙根痛是怎么来的又是怎么去的！咋这么快！

懒兔子按：

牙疼最烦了，说不上是什么了不起的病，但是疼起来真要命。去牙科医院的经历各位应该都有，排多长时间的队我就不形容了，最重要的是，牙医手上的家伙，每一样都摄人心魄，痛得直击灵魂啊！

所以，能用中医的法子，就尽量自己解决吧。事实上，中医疗法多快好省，已经被再三验证了。

白芷，性温，入阳明胃经和大肠经。主要功效为解表散寒，祛风止痛，宣通鼻窍，燥湿止带，消肿排脓。

由于它辛散温通，长于止痛，又入胃经和大肠经，所以头部凡是阳明经循行路线上的痛，白芷都可以治。

比如说眉棱骨疼痛，前额痛，上下牙痛，牙龈肿痛，都是白芷可以治疗的区域。另外由于白芷还祛风，所以寒风一吹就头痛的朋友，你们有救了，白芷是你们的首选（羌活长于治疗后脑勺受风寒，白芷长于治疗前额和眉棱骨受风寒）。

直接用白芷 20 克煮水，当茶饮。要是能喝酒的，就同时少喝点儿温酒，以助药力快速上行到达头面部。“单味白芷，治眉棱骨痛如神。”

而白芷之所以可以治疗牙痛和牙龈肿痛，是因为胃经循行上牙，大肠经循行下牙。白芷辛温，可以止痛消肿排脓，所以治疗牙痛很有效。如果说牙痛的同时，还有便秘现象，说明阳明热盛，此时最好再加用生大黄 5 克一起煮水（大黄不要久煮，10 分钟即可），泻热清火，效果更好。

正如作者所言，总共 2 元钱，服用后一小时见效，药简力专，还说啥？说啥都多余了。

唉，人到中年，胸都瘪下去了。
好难看哦。

是啊，我们单位有个 F，
不知道有多傲人呢！

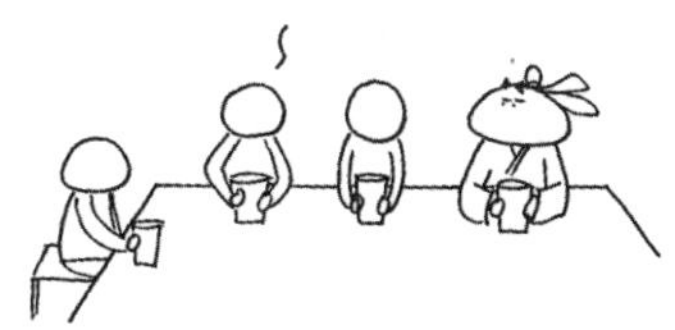

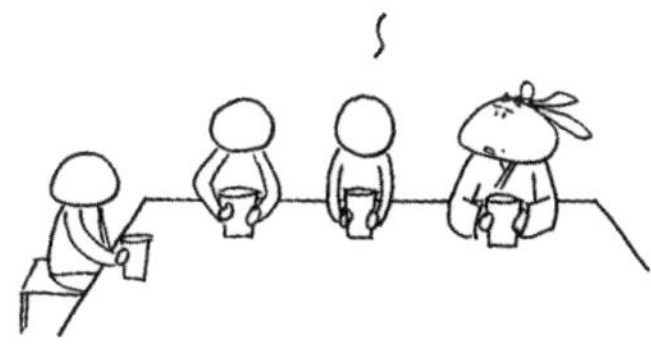

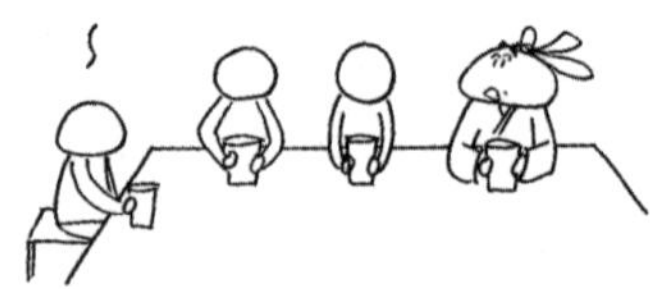
我们公司的那个，
是G哦。

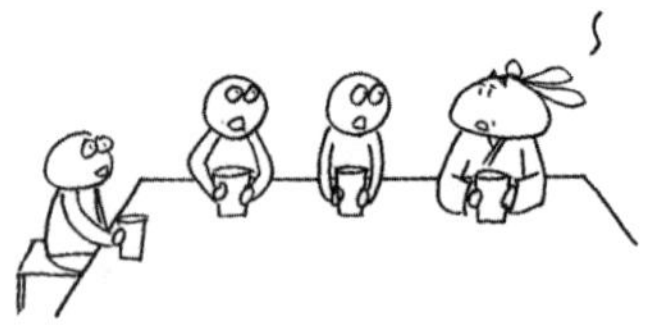
我，我……我是P！

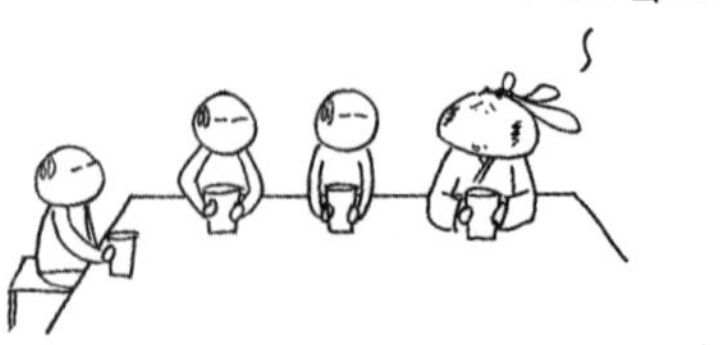
……P上去的！

18. 一个治疗蛀牙的妙方治好了妈妈的牙疼

亲爱的兔兔：

你好。分享一则我刚遇到的医案。

过年间有天早起后照例去爸妈卧室问早，结果发现我妈捂着脸忍不住地呻吟，一问才知道，头天晚上她莫名烦躁无法入睡，快到天亮时牙疼大作，一阵疼过一阵的，抽得半边头都开始疼了。

看着她疼得抽成核桃的脸，我恨不得能立刻代她牙疼，脑袋里乱纷纷地想着治牙疼的方法，却一个也想不出来。唉，真是书到用时方恨少，病急了想乱投医都找不到啊！

一边手忙脚乱地搜索治疗牙疼的相关文章，一边焦急地问我妈症状：痛感来自左侧下牙床最后的两颗牙齿，一阵一阵地抽着疼。前段时间这个位置就有些隐隐地疼，时断时续，不明显，外出天冷冻脸这牙也疼。询问了一下，老妈头天饮食正常，没有吃易上火之物。大便正常，小便有些黄，无口渴症状。仔细查看牙龈，没有发炎红肿，但两牙间有蛀牙。再查看舌象，舌红苔薄，不滑腻。

琢磨着有些内热，但应该不是肝、胃，可能是大肠有热，所以决定先用物理办法暂缓疼痛，然后内服麻仁丸或防风通圣丸清热。

（1）三七粉调匀涂抹痛处，尝试三次，有些微作用，不明显，放弃；

（2）服用麻仁丸两次，未明显见效，放弃；

（3）按压合谷穴，尝试三次，没有效果，放弃；

（4）按压疼痛对侧脚的太冲穴，外加耳朵痛点部位，尝试三次，效果立竿见影，疼痛止住，但过一段时间后会复疼；几次后太冲穴按红肿了一碰也很疼，只能放弃；

（5）服用防风通圣丸三次，未明显见效，放弃。

在我这三脚猫医生的花式治疗下，我妈的牙疼断续间隔时间变长，虽有好转但仍寝食难安，而且在服用了麻仁丸、防风通圣丸后，变得不想大便，小便颜色像浓茶一样，于是让她停药，另换思路。

牙龈没有红肿发炎迹象，遇冷或遇热等外界刺激就会发疼，而且是一阵一阵地抽痛，思索下来应该是蛀牙至痛的因素更多，于是决定换成治疗蛀牙牙疼的外用方：五灵脂 10 克，白薇 10 克，细辛 1.5 克，骨碎补 1.5 克（研末拌匀，漱口）。

我即刻起身去药房抓药，回来滚水调匀，让我妈含漱（口腔中有辛辣感），待吐掉漱口后牙疼已止，又再含漱两次，直到晚间吃饭时牙疼仍未复发，妈妈终于能正常吃饭了，全家转愁为乐，又观察了几天，牙疼再未发作。

我妈高兴地把药方和未用完的药粉都收起来，说这下好了，下次遇着有牙疼的邻居，只要是蛀牙就不用再受罪了（牙科治疗的方法，一般是补牙、根管和种植，有过治疗经验的朋友知道利弊，不再赘述）。

古人诚不欺我，只要对症用方，效果立竿见影。感谢我们的祖辈，留下那么好的传统文化庇佑后代。为了家人、朋友还有自己，为了小家和大家，真的应该好好地学习传统文化，并将它发扬光大，帮助更多人解除疾苦。

懒兔子按：

这个医案真是极好的。我之前也并不知道中医有外治法可以治疗虫牙，这次医案真的是学习了。

查了一下相关文献，原来治疗蛀牙的外用方出自清·陈士铎《辨证录·牙齿痛门六则》，部分原文如下：

“人有多食肥甘，齿牙破损而作痛，如行来行去者，乃虫痛也。夫齿乃骨之余，其中最坚，何能藏虫乎？不知过食肥甘，则热气在胃，胃火日冲于口齿之间，而湿气乘之，湿热相搏而不散，乃虫生于牙矣。初则只生一二虫，久则蕃（繁）衍而多，于是蚀损其齿，遂致堕落。一齿既朽，又蚀余齿，往往有终身之苦者。此等之痛，必须外治，若用内治之药，未必杀虫，而脏腑先受伤矣。”

TIPS

五灵至圣散：五灵脂（三钱，研绝细末），白薇（三钱），细辛（五分），骨碎补（五分），各研为细末。

先用滚水含漱齿至净，然后用前药末五分，滚水调如稀糊，含漱齿半日，至气急吐出，如是者三次，痛止而虫亦死矣，断不再发。

“盖齿痛原因虫也，五灵脂、白薇最杀虫于无形，加入细辛以散火，骨碎补以透骨，引五灵脂、白薇直进于骨内，则虫无可藏，尽行剿杀，虫死而痛自止也。”

可见这真是一个杀虫方啊，而且用后蛀虫就被杀死了，以后都不会再犯。如果当年我知道有这个方子，我后面的两颗大牙也不用拔了。从本医案可以看出，此方真的有效，因此强烈推荐，大家备存吧，尤其是家有小儿的，这个可比去牙科补牙、拔牙要好受多啦！（后话：自从此医案出版后，我先后接到不下 10 个医案反馈，都是看了文章后用此方治好了家人的虫牙痛，疗效极好。）

唉，想当年我那虫牙啊，
可把我给疼死了。

后来拔了以后就
不疼了吧？
疼倒是不疼了，就是
少吃多少好东西啊！

那现在看来……
你得感谢你那两颗虫牙了。

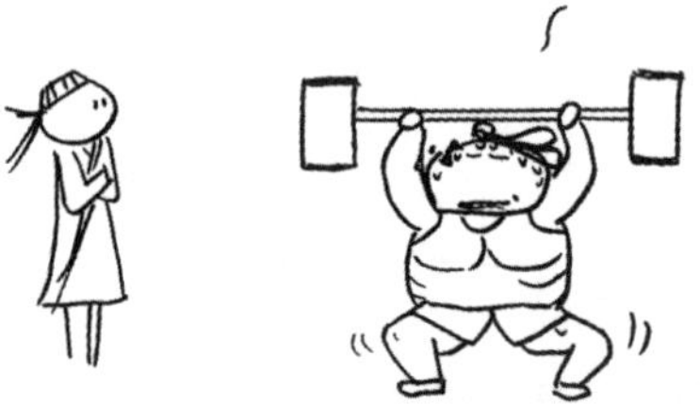

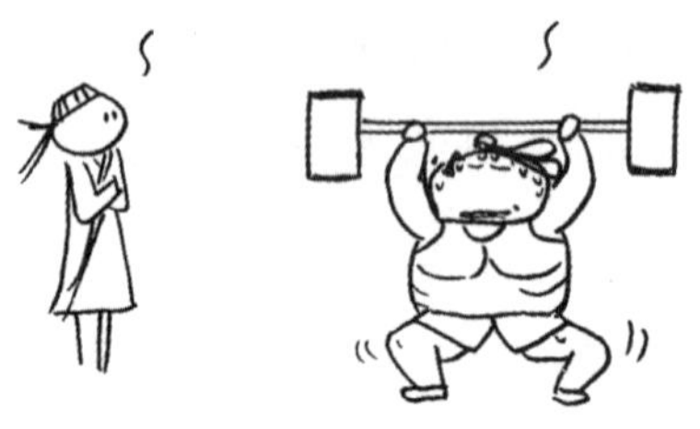

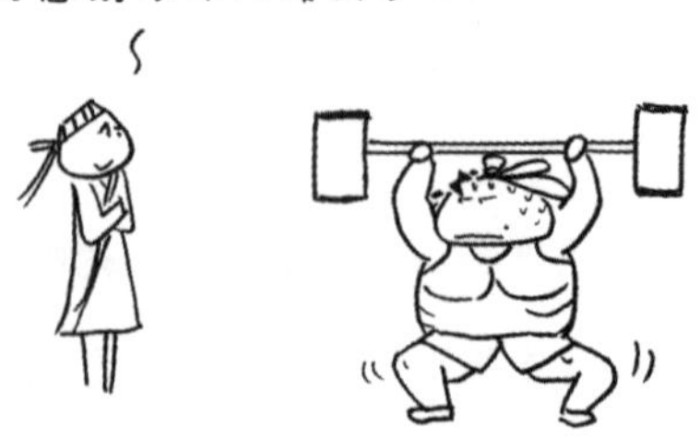

19. 用药酒含漱治好了老妈的牙齿松动

兔子你好。

最近误打误撞治好了妈妈的牙齿松动疼痛，内心非常激动。

妈妈之前一直在湖北，今年我在老家生完孩子后，10 月跟我一起回到杭州帮我带娃。杭州冬天的天气相比于湖北的冬天，偏热，很容易上火，我刚来杭州前两年几乎每年冬天都上火。

我妈喜欢吃点辣椒，3 个月之后，我妈的牙痛犯了，具体症状为牙根部非常疼痛，是牙齿松动的疼痛，舌红，左边脸疼痛难忍。我妈开始禁辣，但吃热的食物也会疼，那个痛苦啊！我仔细询问我妈是哪个地方疼，回答是下牙疼，那就应该是大肠有热排不出来导致的了。于是根据兔子的文章，去买了黄连上清片降火。

吃了将近一周，牙痛有缓解，没那么疼了，但是牙齿还是有松动感加上隐隐地疼。这也不能吃，那也不能吃，每天只吃白萝卜炖汤。我妈心里老想着回家过年的时候把那颗疼的牙拔了，我觉得这不是解决问题的办法。

于是我在懒兔子公众号上继续搜，找到了那篇关于牙齿松动的治疗方子，纠结了几天，抱着死马当活马医的心态，去买了生地黄和独活加上老白干泡酒。感谢我妈的信任，只要是我觉得对她好的，她都会毫不怀疑地尝试。

用药酒含漱 2 天后有明显的效果，我妈兴奋地跟我说牙齿不疼了，感觉结实了很多，能和我们一起吃正常的饭菜了。5 天后我询问妈妈的状况，她说口里之前的黏腻感没有了，感觉讲话比之前都利索了些。

哎呀，我那个兴奋啊！这两天我仔细琢磨为什么对我妈有效，应该还是对症的结果，生地黄性质甘寒，清热凉血，去大肠积热，并达到滋阴补肾、稳固牙齿的效果。加上独活通痹止痛，效果真是好得没话说啊！

懒兔子按：

很多人都觉得牙齿松动这个病，中医治不了，非得西医牙科才行。之前我也是这么认为的，可是后来随着多看书，多看医案，发现治疗牙病中医一点也不逊色。比如前面治疗虫牙的医案。

牙齿在中医里为骨之余，而肾主骨，肾精亏虚就会导致牙齿松动无力，甚至脱落。因此想要牙齿坚固，就要从滋补肾精入手。但滋补肾精是个比较烦琐的活，不是一天两天能见效的。可是这牙松动了吃不了东西，急等着用呢，怎么办？

那就用生地黄和独活吧。《千金方》中治齿根动痛的方法是："生地黄、独活各三两。上二味细切，以酒一升渍一宿，含之。"

现代用法是：用生地黄、独活各 60 克，用一升酒泡一宿，然后用药酒含漱，一天数次。

独活性味辛苦，微温。归肾、膀胱经。功效为祛风除湿，通痹止痛，"善去肾经浮风"。而生地黄甘寒，归心、肝、肾经，可清热凉血，养阴生津，是滋补肾阴的要药。

二药合用，一方面祛风止痛；另一方面滋养肾阴，以固根本。因此用后牙齿疼痛可解，牙根也会慢慢稳固。含漱的时候如果咽下一些药酒，也挺好的，可以加速药效。只是独活味道辛、苦，喝了以后嘴里或者喉咙会有麻麻的感觉，有点儿像多食了花椒。

从这个医案反馈来看，这个小方子确实有效，而且速度也很快。我觉得特别好，准备自己也去搞点，毕竟我的牙，已经开始变成了一个爱吃“软饭”的家伙。

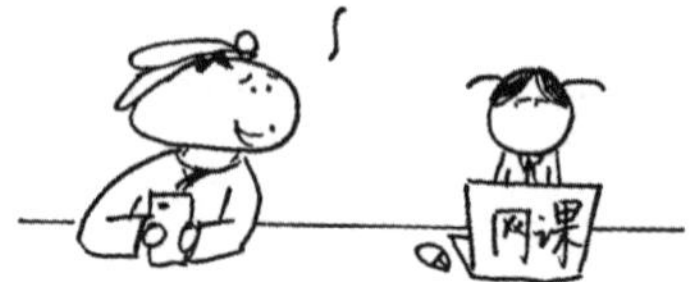
咦？你们这个老师
说话声音和我好像啊！
网课

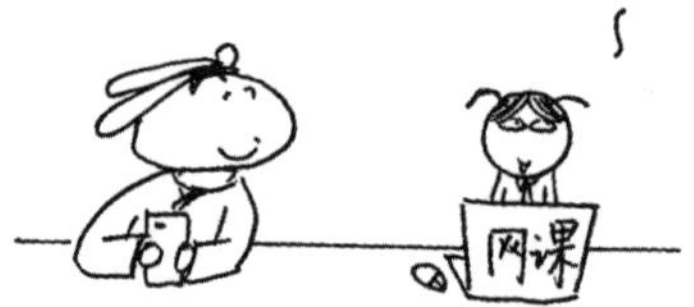
嗯，确实很像呢！
网课

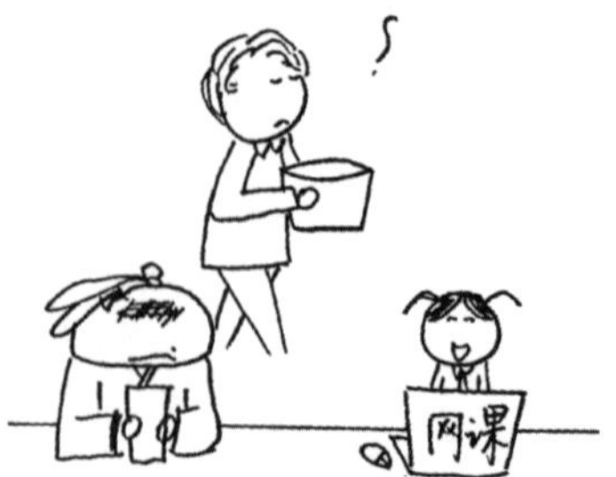
这有什么好奇怪的，上了年纪的人
讲话声音都一个样。
网课

20. 桂枝茯苓丸治好了腰痛

兔子，你好。

今天我投个关于用桂枝茯苓丸治疗好自己腰痛（或许是髋关节痛）的医案。

我是个高龄产妇，两年前抱 2 岁的宝宝时就感觉力不从心，开始时是右边后腰眼痛，然后慢慢沿着水平方向向前蔓延，疼痛程度也逐渐加大。痛点在肌肉里面，不是表皮疼痛，针灸都要扎得很深。

终于，在今年暑假，右边痛感从腰延续到腹股沟，晚上已经没办法平躺。这一年半我试过针灸和艾灸都没有好，终于扛不住去医院做了腰部的核磁共振和子宫 B 超。

结果显示腰椎只是有些退行性病变，还不到治疗的程度，骨科医生给我开了点止痛药。B 超显示子宫里有个囊肿，可能是巧克力囊肿，妇科医生也说还不到需要治疗的程度，不需要用药。

可是我的右腰到腹股沟的疼痛是活生生的啊，只能自己想办法自救了。我的体质偏寒，肾阳虚，脉沉且弦，脾虚便溏，来例假前腰痛加剧，经前经期都会偏头痛，舌下血管有些青色但不算粗，面色较灰……嗯，问题太多了，我找不到治病的切入口……

中医储备知识不足，就选最有把握的吧，不去考虑腰痛了，先盯上子宫里面的囊肿。囊肿其实就是瘀血，对于妇科胞宫的瘀血，咱们古方有个鼎鼎大名的中成药——桂枝茯苓丸！

我姐吃了它，连十多年前留下的痘痘印都能淡化，我想只要是瘀血之证应该都会有效果。当时还考虑了少腹逐瘀丸，但家里正好有两瓶现成的桂枝茯苓丸，就先用它了。

然后就是见证奇迹的时刻了。我是在经期开始时就吃了桂枝茯苓丸的，虽然说明书说是经期禁用，但我的体会是去瘀血的话经期服药，反而可以增强疗效，让瘀血随着经血排出体外。

然后我就眼睁睁地感受到我的腰痛一天比一天减轻，经期结束时，药也吃了两瓶，腰痛居然好了七成，睡个好觉是件多么幸福的事情啊！后来又吃了一瓶巩固疗效，腰痛好了后，就中病即止了。至于那个囊肿怎样了，说实话，我也不知道，如果不是医学检查，我本来就不知道它的存在，在它没突出表现之前，就当它不存在吧！

之后，桂枝茯苓丸的传奇继续在我家上演，由于老妈的舌下青筋比我还粗，嘴唇比我还紫，她老说早上会胸闷气短（她三年前做过甲状腺结节摘除手术），于是我就推荐她吃这个药。

开始的时候她是抗拒的，说我不给她推荐好吃的、好穿的，总是给她推荐用药。但终归是相信我，尝试了一下，结果一星期后我说再给她补充一瓶药时，她居然很愉快地接受了，因为她痛了快两年的右肩周炎好了一大半……好吧，这就是生活，你要 A，它总是给你 B，这说明什么，说明我学艺不精！

懒兔子按：

我觉得作者最后一句话说得不对，不是说明学艺不精，而是说明只要我们学点儿中医，生活中的惊喜就会无处不在。

桂枝茯苓丸真的是一个特别好的中成药，出自《金匮要略》，功效为活血化瘀，缓消症块。主治瘀阻胞宫证。妇人素有症块，妊娠漏下不止，或胎动不安，血色紫黑晦暗，腹痛拒按，或经闭腹痛，或产后恶露不尽而腹痛拒按者，舌质紫暗或有瘀点，脉沉涩。

这个方子原本是张仲景先生为治疗妇女的腹部症块和胎动不安之证的，但是我们来看下它的组方：

TIPS

桂枝、茯苓、牡丹皮、桃仁、芍药，各等份。末之，炼蜜和丸，如兔屎大，每日食前服一丸（约3克），不知，加至3丸（约9克）。

其中并没有一味药是只能妇女用，只能作用于腹部的。

方中，桂枝辛甘而温，温通血脉，可行瘀滞。桃仁、牡丹皮活血破瘀，散结消症。芍药养血和血，使破瘀而不伤正，并能缓急止痛。

所以但凡是气滞、血瘀、痰结、湿阻造成的淤堵和疼痛，桂枝茯苓丸都可以治，并不拘泥部位。因此作者给自己用时，治好了腰痛；给妈妈用时，治好了肩周炎；给姐姐用时，淡化了黑斑。

用药的辨证要点为寒瘀。舌质为暗紫色，以寒痛为主要特征，脉沉涩。一般来说，肿瘤和囊肿多属于寒，因为“寒则涩而不流，温则消而去之”。此药温通，所以能缓消症瘕，以及一切寒瘀。

唉，明晚要直播了，
我要是会讲脱口秀就好了。

脱什么？
脱口秀。

脱什么秀？
脱，口，秀！

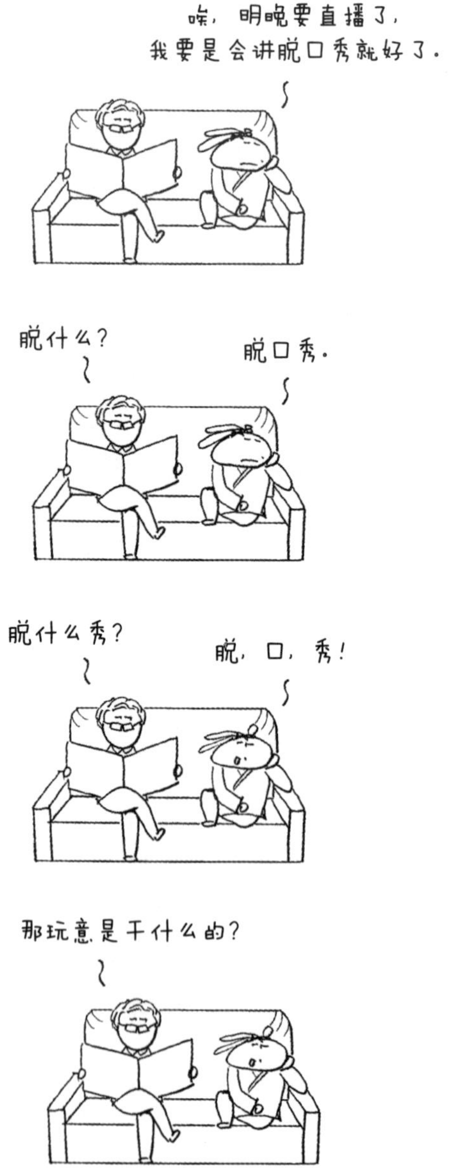

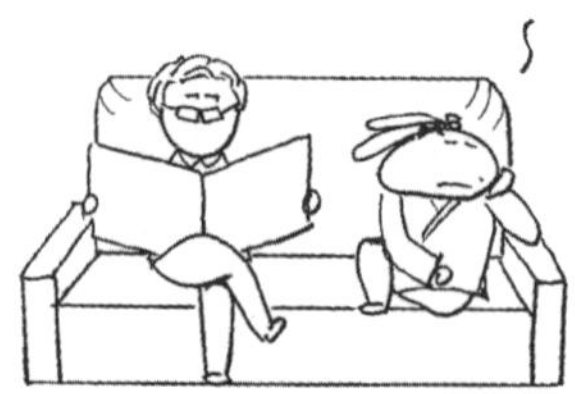

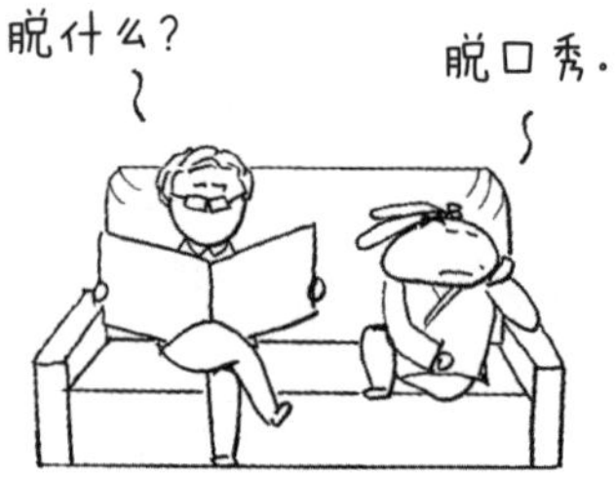

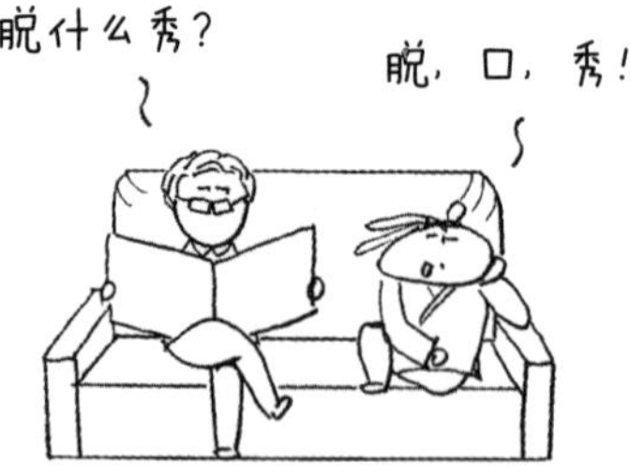

那玩意是干什么的？

就是一个人站在台上，
讲很多笑话，让台下人笑。

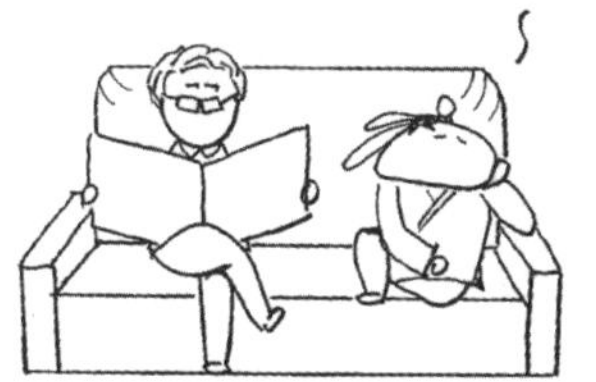

可潮流了。

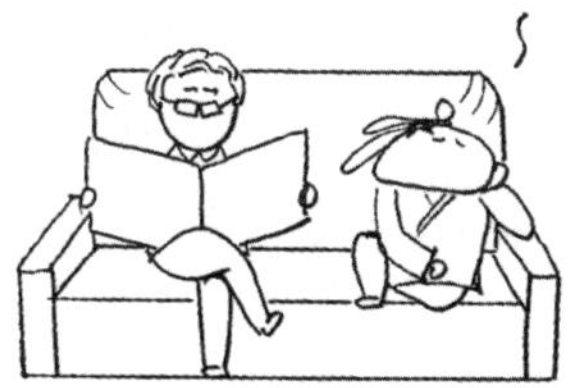

潮流啥？
这不就是单口相声嘛！
我爷爷那会儿就有了。

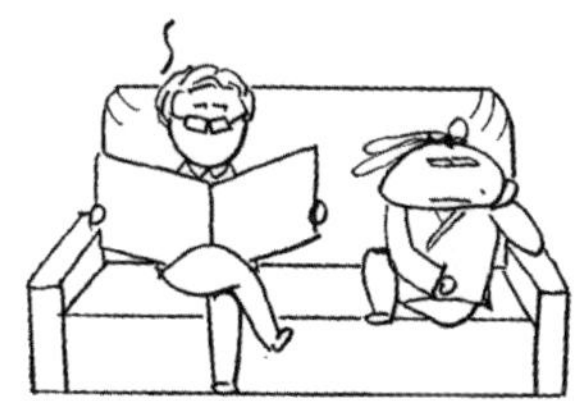

21. 治疗腿部肌肉痉挛疼痛

兔子你好呀，跟你说个我的小医案啊！

两年前我正怀孕 5 个月时，有一次刮大风，吹完后我小腿前侧有一个点特别疼，钻心地疼，全身冒汗，疼痛程度堪比生孩子的宫缩，隔上差不多半小时来一次，发作起来就是几十秒，然后又突然跟没事人一样。因为怀孕，就没有治疗，最后不了了之了。

之后两年，每过几个月就突然疼一次，也不严重，就没去医院。直到前些天，我晚上从朋友家吃完火锅回家，半夜突然小腿前侧那儿又开始钻心地疼，连发三次。早上起床也是隔一会儿疼一次，疼起来全身冒汗，都把我疼哭了。

这两年我开始学中医，就在想是不是当年风邪钻进了小腿那里的穴位，于是跑去中医院看病。中医听完我的描述，然后把了脉，说我的身体没有风，让我去拍个片子，看看骨头是不是有问题。拍完片子后，医生看了说骨头是好的，然后告诉我回去敷热水袋，吃点钙片试试看，说可能缺钙了，钙含量低也会导致疼痛啥的。这是中医？

默默地回家敷了热水袋，一点用都没有，于是我翻出一堆中医书开始找自救的方子。后来在《小郎中学医记》中看到了芍药甘草汤加薏苡仁木瓜，治疗腿部肌肉痉挛、疼痛。

我就上网搜了一下，原来小腿前侧那儿也有肌肉（我比较瘦，小腿前侧骨头那儿我以为没有肌肉，压根儿没往肌肉那儿想），一直以为就只有骨头。后来又在兔子和罗大伦中医的公众号上搜索，果然搜到了腓肠肌痉挛，只不过肌肉位置不太一样，症状基本一样啊。

于是我就根据书中和公众号文章中的方子，给自己组了个方：赤芍 30 克，炙甘草 6 克，薏苡仁 30 克，木瓜 9 克。去药房开了 4 服，一共 16 块钱。第一服吃完疼痛缓解，能够忍受了，四服药吃完，我的腿疼就全好了！

我第二天吃的时候有点拉肚子，想着可能是赤芍和薏苡仁比较寒凉，我就把药里面的赤芍和薏苡仁各拿出来了几克，之后就好了。发此医案，就是希望有和我同样疾病的朋友也能够治愈。书中自有黄金屋啊，一年多的中医总算没有白学。真的很感谢中医，让我们可以自救。

懒兔子按：

很多精彩的医案，都源于读者的自救。

芍药甘草汤出自《伤寒论》，是一个柔筋止痛的方子，不但可以治疗肌肉痉挛疼痛，还可以治疗腹痛，“主治津液受损，阴血不足，筋脉失濡所致诸证”。

但芍药甘草汤中的芍药一般为白芍，有养血敛阴，柔肝止痛的功效。而且白芍用 15 克就可以了。赤芍更偏于活血化瘀，如果有瘀血，赤芍就比较对症。

加薏苡仁是因为薏苡仁利水渗湿，可以除湿痹拘挛。木瓜，不是我们平时吃的水果木瓜，而是川木瓜，药用的。它主要的功效是舒筋活络，经常用来治疗转筋。

方子很小很简单，但是疗效却很明显。**这个方子不但可以治疗腿部肌肉拘挛，只要是筋扭伤，不管是手腕脚腕，还是胳膊大腿，都可以用，**只是如果在身体上半部的话，加入葛根 50 克，效果会更好。

小明，你这几天怎么
总是这么晚才来？

唉，别提了，开学后我被
老师罚天天放学扫厕所。

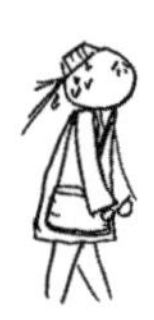

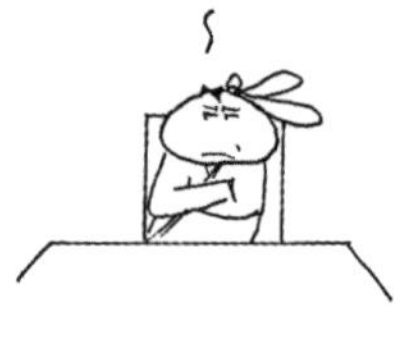

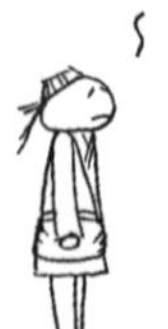

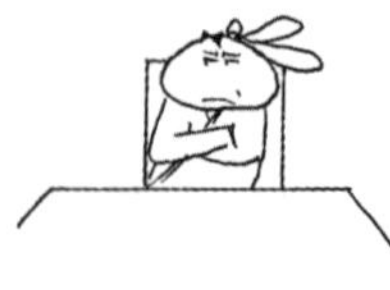

因为之前上网课的时候
我想跟老师说她的麦炸了。

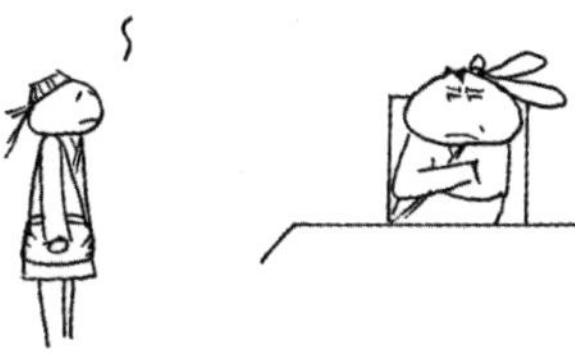

但我一不小心打成了：
老师，你炸了……

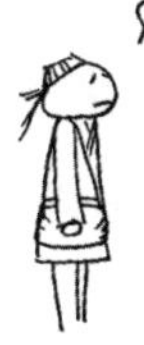

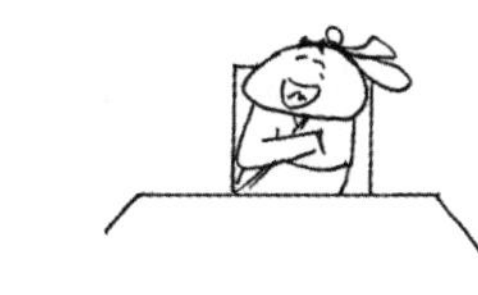

22. 用艾灰止血，神速

兔子你好：

虽从未谋面，然受益于中医良多，今分享一则生活小故事。

周日，老婆带孩子出去玩耍，我独自在家闲来无事。发现冰箱有一袋芝士，决定做个比萨。立马行动，和面，备菜……需要撒芝士时，才发现芝士竟然冻成一块了。

我只好左手拿芝士块，右手操刀去撬。越撬越爽，力度越来越大，然真是乐极生悲，一不小心菜刀直接扎进左手中指指甲缝里。我赶快丢下菜刀，用力按住伤口，血还是倔强地冒了出来。

当时以为很快就会止血，谁料过了好一会儿还是没有好转的迹象。这下我有点不淡定了。赶快在家里找创可贴之类的，无果。这下有点慌了，寻思要不要去医院。正在此时，猛然发现地上的艾条灭火塞上插着半根艾条，拔出一看里面一点艾灰都没有，现在点艾条收集艾灰肯定来不及了，况且我还分不出手去点火。

真是郁闷啊！后悔自己上次把艾灰清理得太干净……这时松手一看，血立马又从指甲缝里冒了出来。我下意识地从艾条上抠了一点未燃烧完全的艾灰（块）按到了伤口上。奇迹出现了，血立马就止住了，连艾灰都没渗透。

我都不敢相信自己的眼睛！简直就是秒愈啊，感觉像做梦一样！

手指的疼痛告诉我，这是真实的，不是在做梦！既然不是在做梦，那还是把比萨继续做好吧……

分享出来希望大家都能够了解到艾灰的妙用，也真心希望大家都永远不会用到！

懒兔子按：

唉，让我说什么好呢，这男人太勤快，也真是让人心疼啊！外卖不香吗？

不过这样自己在家还能下厨做比萨的男人，绝对是好男人没错了。而且他还说之前的艾灰也是他收拾的！行了，都是别人家的老公。

再说说艾灰止血这事儿。我觉得特别好。为啥？因为艾灰对于中医爱好者来说，真的是太容易得到的东西！前一阵子我有个朋友还在群里问，说女儿膝盖跌破了该如何止血。当时大家一致推荐用三七粉。

确实，用了三七粉，伤口也很快止血了。但是我们没有一个人想到随手可得的艾灰……艾条真是错付我们了。

艾灰就是艾条燃烧后落下的灰，它有止血的功效，是民间最常用的止血药。

很多灰都有止血的效果，比如头发烧成的灰（血余炭），农村灶上大锅底下的锅底灰。这些都是止血良药。

艾灰除了可以止血，还有很多其他功效。

（1）治疗口腔溃疡

艾灰有清热止血消肿的作用，对于创面的愈合，也有帮助。所以口腔溃疡发作时，就可以直接沾一点艾灰抹在疮面上，半小时后漱口吐掉，疼痛即可大大减轻。一天弄几次，口腔溃疡就能很快愈合。

（2）艾灰治疗艾灸烫伤

这个有点儿原汤化原食的意思。就像吃荔枝上火，就用荔枝皮煮水喝；吃桂圆上火，就用桂圆核煮水喝。艾灸烫伤起疱后，如果用别的烫伤药，多半都会在皮肤上留下疤痕。但是把疱扎破后，直接用艾灰外敷，则有意想不到的功效。伤口会快速愈合，疤痕也比较轻微。

也可以用麻油调和艾灰外敷。之所以用麻油，是因为麻油本身就是一个治疗烫伤的常用药，它可以解毒、消肿、敛疮。麻油和艾灰一起，加强了皮肤修复的能力，效果更好。

（3）治疗宝宝的红屁股

很多宝宝用尿不湿后，都有红屁股。现在儿童医院都配有消红屁股的药，很好用，但其实艾灰也有相同的功效。还是和麻油调匀，涂抹在宝宝屁股患处，一天几次，宝宝的小屁股就恢复正常啦！

（4）治疗脚气

这个真是“男默女泪”了。有过脚气的都知道，脚痒起来的时候，就好像是猫抓心，痒得让人受不了。尤其是很多脚气都是水疱，一挠就全破了，破了以后又会很疼。虽然我们公众号里也介绍过一些治疗脚气的汤药，但是不救急啊，真痒起来，就得死命挠。

好了，现在如果再痒，莫慌。直接用艾灰和醋调，涂抹在患有脚气的地方，据说止痒效果很好，而且多涂几次，脚气就可以痊愈。

（5）治疗痱子

夏天治疗宝宝身上的痱子，方法很多，前面我们也介绍了用金银花或者金银花的藤（忍冬藤）煮水，给孩子泡澡，可以治疗湿疹，也能治疗痱子。那如果没有金银花呢，就可以用艾灰撒一些在水里给孩子泡澡，泡个十多分钟就可以了，当晚宝宝就能睡个好觉。

（6）治疗痤疮和痘痘

这个是很硬核的能力了。痘痘是女人的天敌，是青少年的标配，很多人都有十多年的战痘经历。如果是成年人偶尔冒出的痘痘，多半和饮食有关，而青少年的痘痘，就和体质有关了。相对来说，成年人的痘痘好治一些，青少年则要从彻底改变饮食、生活习惯、睡眠时间入手，相对比较难。

不管怎样，如果出现痘痘了，外治方法里，艾灰是个很好的选择。方法也很简单，就是用麻油和艾灰调匀，外敷在痘痘上。对酒糟鼻也有效。涂抹几次后就会发现痘痘已经干瘪，慢慢就会脱落，而且不会留下痘印。

（7）吸除异味

许多人都有出脚汗的毛病，鞋子脱下来之后，往往有很难闻的味道，这时候可以用纱布包好艾灰做成艾灰包，放置在鞋子内，不仅除臭，除湿效果也很好。同理，把艾灰包作为天然的除味剂，放在厕所、冰箱、厨房等容易有异味的地方，效果都不错。

（8）治疗手脚干裂

艾灰能治湿脚气，也能治疗手脚干裂。尤其是秋冬季节，很多人都会出现手脚干裂的情况，这时候就还是用麻油和艾灰调匀外敷，利于伤口滋润和快速愈合，效果很神奇。

（9）治疗伤口出血

当伤口出血时，艾灰大概是最简便易得、物美价廉的止血药了。

用法粗暴简单，就是直接把艾灰撒在伤口处，那一刻的感觉非常痛，有点儿像在伤口上撒盐。那是因为艾灰有消炎的作用，等瞬间的痛楚过后，你就会发现血被神奇地止住了，而且伤口愈合也会很快。

（10）上好的花草肥料

艾灰不仅对人类有贡献，化为灰烬融入土中，又会变成很好的肥料滋养花木。爱花的人可以用艾灰来当肥料，艾本来就是植物，它的灰烬相当于草木灰肥料，对于花花草草来说，就是有机健康绿色食物啊！好了，从今天开始，如果你再艾灸，就千万别再把艾灰扔掉了，积攒下来有大用。

警告：艾灰最好用玻璃瓶储存，以免内有燃烧不尽的火星，引起火灾。

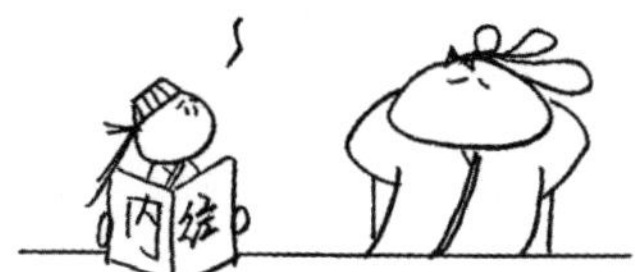
天哪，艾叶真伟大，
从生到死都在为人类做贡献。
内经

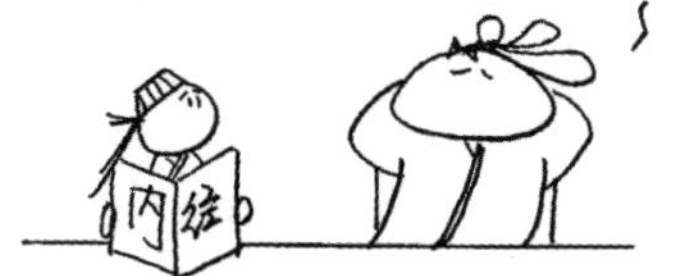
是啊，所以我们也要
争做像艾叶一样的人。
内经

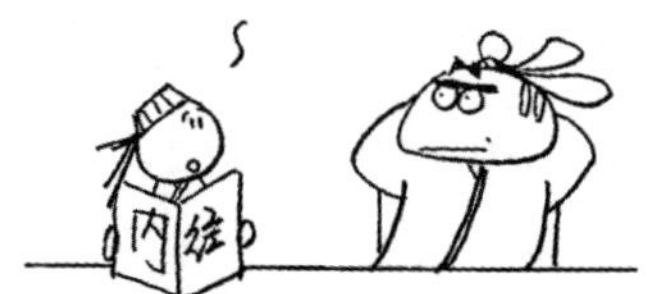
啊？你是说咱们死了
也要把骨灰捐出来？
内经

23. 治好老爸带状疱疹后遗症

兔姐姐你好!

我是一个新晋宝妈，有了孩子以后才开始学中医，用烤橘子、蒸橙子治好过闺女的咳嗽。慢慢地，越来越相信中医，并且成了中医的铁杆粉丝。今天想说个中医治好我爸爸的带状疱疹后遗症的医案。

老爸的带状疱疹是从一次淋了雨以后开始的，一开始胳膊疼，他以为是前天干活扭到筋了，感觉一阵一阵地酸痛，说不出来地难受。之后疼到晚上睡不着觉。一直到有小水疱从胳膊上长到了手上，还发热，才决定去医院看看。当时胳膊上已经长满了水疱，医生一看就说，你这是带状疱疹，但已经错过最佳治疗时期了，会有后遗症的。

医生给开了阿昔洛韦软膏和消炎药，一周后确实水疱结痂慢慢掉了，但是神经痛这个后遗症真被医生说准了。去复诊时，医生跟我爸说，这个后遗症痛是没法治的，实在疼你就吃点止疼药吧！之后我又去问了我们这边同仁堂的坐诊医生，他一听我爸的年龄，就说这个二三十岁的年轻人还有可能治好，超过 50 岁就很难治了，直接给下了定论。

我实在心疼我爸，就从中医公众号上搜，搜出了十多篇相关文章，给我爸整合了一个带状疱疹后遗症摘记，我爸选了一个赵炳南先生活血祛瘀方，基本方为：生地、挂金灯各 30 克，赤芍、生茜根各 15 克，蒲公英 20 克，桃仁、伸筋草、丝瓜络、麦冬各 10 克。加减：胁痛，加川楝子、元胡；刺痛明显、皮色紫暗，加莪术、乳香；气虚乏力，加人参、黄芪；灼痛，加龙胆草。

我爸在当地的中药铺拿了药，稍微调整了几个没有的药，因为感到气虚和乏力，就加了黄芪和人参，喝完几天后说有效果。后来坚持喝了大概 15 服吧，就彻底没有疼过了，现在已经好几个月过去了，都没有再疼过。

真的很感谢中医，被坚定地说治不好的带状疱疹后遗症，就这么被十几服中药治好了，这让我再一次感觉到了中医的力量。我决定利用空余时间好好学习中医，不为别的，就为了让我最亲最爱的人少受一点罪，少去几趟医院。

懒兔子按：

带状疱疹用西医的治疗方法，大多数人都会遗留神经痛的问题，年轻人还好，常见老年人。有些年纪大的，后遗痛甚至会延绵几年之久，痛苦不堪。

我没痛过，据患者自述，疼起来的感觉像是针扎，刺痛，尤其是夜晚，能痛醒……不像我，夜晚只会饿醒。我见过一位阿姨，后遗症痛到患处别说碰了，就连衣服沾到都痛。幸好是夏天，衣服都是撩起来的，长过疱疹的肚皮全部露在外面。即使这样，身边有人走过时，一定要慢要轻，否则掀起的微风都能让她感觉到痛。一点没有夸张。

带状疱疹是西医的病名，在中医里，这个病叫“蛇串疮”。就是皮肤上会出现成簇的水疱，多呈带状分布，一串串珠子，痛起来火烧火燎的，是一种急性疱疹性皮肤病。

好发于春秋季节，以青年人居多。老年人如果有，发病尤其严重。多发于胸胁、腰腹部。

发病前患者常感觉是皮肤过敏，会出现带状的红色斑丘疹，并且有灼热刺痛感。之后可能慢慢会出现全身不适的症状，并且疲乏无力，甚至发热，然后红疹的地方开始疼痛。

带状疱疹初发时，越及早治疗效果越好，至于用药也要分证型，具体如下：

（1）肝经郁热证

有些人长期生活和工作压力比较大，或者情志抑郁，慢慢地就会肝气郁结，久而化火。这种火毒蕴结在肝经，要么就上蹿到头面部，要么就和湿纠结在一起，流注到阴部和下肢。火毒炽盛者，则多发于躯干。

症见：皮损的地方鲜红，火热刺痛感强烈，疱壁紧张；口苦咽干，心烦易怒，大便干燥或小便黄；舌质红，苔薄黄或者黄厚，脉弦滑数。

治法：清泻肝火，解毒止痛。

TIPS

方药：龙胆泻肝汤加紫草、板蓝根、玄胡索等。如果发于头面部，加牛蒡子、菊花；如果疼痛剧烈，加制乳香、没药。（《中医外科学》）

龙胆泻肝汤：龙胆草 6 克，黄芩 9 克，栀子 9 克，泽泻 12 克，木通 6 克，当归 3 克，生地黄 9 克，柴胡 6 克，生甘草 6 克，车前子 9 克。水煎服。（剂量来自《方剂学》，请在医生指导下用药）

（2）脾虚湿蕴证

症见：皮损色淡，疼痛不是很明显，疱壁松弛。口不渴，食少腹胀，大便时溏。舌淡或者正常，苔白或者白腻，脉沉缓或滑。

治法：健脾利湿，解毒止痛。

TIPS

方药：除湿胃苓汤加减。发于下肢者，加牛膝、黄柏；水疱大而多者，加土茯苓、萆薢、车前草。（《中医外科学》）

除湿胃苓汤：防风、苍术、白术、赤茯苓、陈皮、厚朴、猪苓、山栀、木通、泽泻、滑石各3克，甘草、肉桂各1克。加入20根灯芯草，水煎后，空腹服用。（方剂出自《外科正宗》，剂量仅供参考，请在医生指导下用药）

除湿胃苓汤具有清热除湿、健脾利水的功效。主治脾肺二经湿热壅遏，致生火丹，作烂疼痛；缠腰火丹（俗名蛇串疮）属湿者，色黄白，水疱大小不等，作烂流水，较干者多疼。

（3）气滞血瘀证

症见：皮疹减轻或者消退后局部疼痛不止，放射到附近部位，痛不可忍，坐卧不安，重者可持续几个月甚至更长时间。舌黯，苔白，脉弦细。

治法：理气活血，通络止痛。

TIPS

方药：柴胡疏肝散合桃红四物汤加减。心烦眠差者，加珍珠母、牡蛎、山栀子、酸枣仁；疼痛剧烈者，加玄胡索、制乳香、制没药、蜈蚣等。（《中医外科学》）

TIPS

柴胡疏肝散：柴胡 6 克，陈皮 6 克，川芎、香附、芍药、枳壳各 4.5 克，炙甘草 1.5 克。水煎服。（剂量来自《方剂学》，请在医生指导下用药）

桃红四物汤：桃仁 9 克，红花 6 克，当归 9 克，川芎 6 克，白芍 9 克，熟地黄 15 克。水煎服。（剂量来自《方剂学》，请在医生指导下用药）

不是气滞血瘀吗？为什么会用到疏肝解郁、行气止痛的柴胡疏肝散呢？那是因为年老体弱者常会血虚肝旺，湿热毒蕴，导致气血凝滞，经络阻塞不通，以至于疼痛剧烈，病程迁延。所以在活血化瘀之前，必先要疏肝解郁，理气行滞。

而桃红四物汤的功效就是养血活血，主治血虚兼血瘀证。

另外，还有一个常用验方是瓜蒌甘草红花汤，也列出供各位参考。

TIPS

瓜蒌甘草红花汤：大瓜蒌一枚，重一二两者，连皮捣烂，加甘草二钱，红花五分。其中，瓜蒌为君药，性味甘寒，功效为清热化痰，宽胸散结，润燥滑肠。除此之外，还能“舒肝郁，润肝燥，平肝逆，缓肝急”。（《重庆堂随笔》）

《药性类明》更说它“甘合于寒，能和、能降、能润，故郁热自通”。因为瓜蒌用量过大会引起腹泻，所以加用甘草甘缓和中，红花用量不多，取其入络行瘀。

功效：行气止血，化瘀止痛。

带状疱疹后遗症多由瘀血阻滞脉络造成，所以主要治疗思路为活血化瘀，通经活络。赵炳南先生的这个基础方，差不多就是这个路子。作者已经把加减法写得很详细了，我就不再赘述，疗效还是比较确切的。但是有一个体会我也想分享一下，此方我给两位 70 岁以上的老人用过，治疗带状疱疹后遗症痛效果不是太明显。后来给稍微年轻一点儿的人用，效果就很好。可见药物是否有效，和年龄、体质有关。年老体虚者，即使对症，药效也会大打折扣。

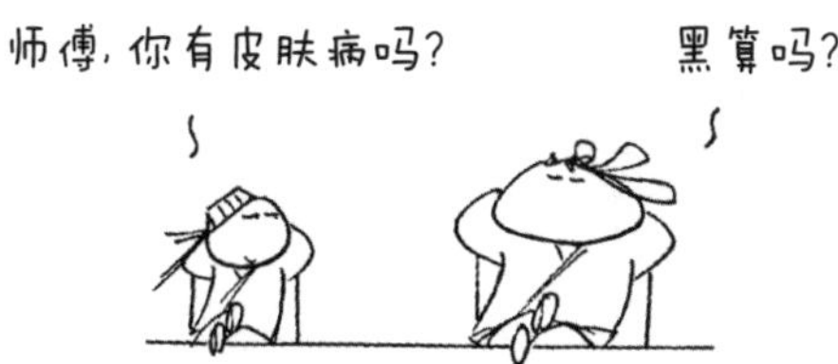

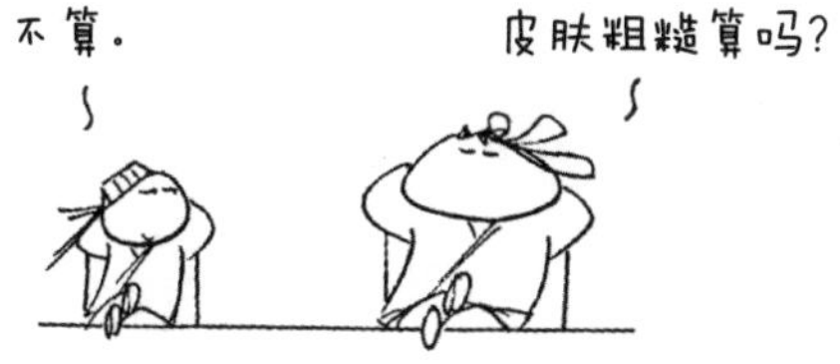

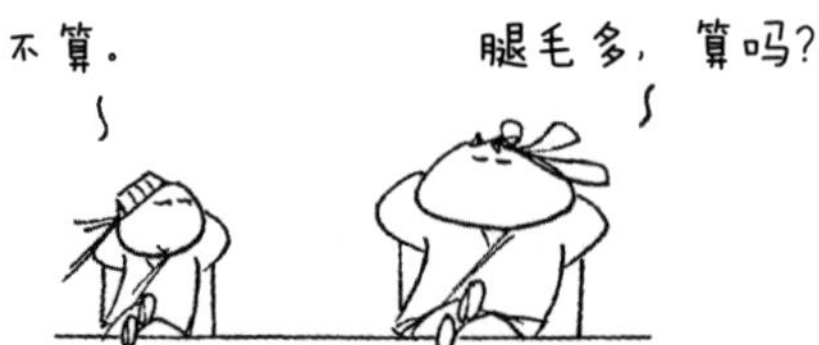
不算。
腿毛多，算吗？

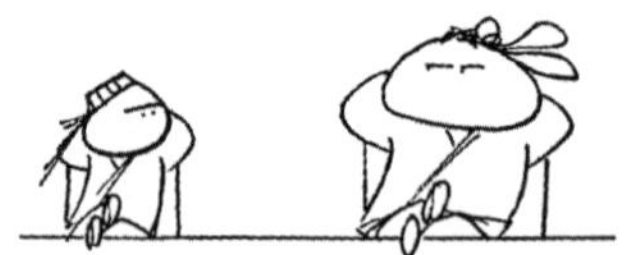

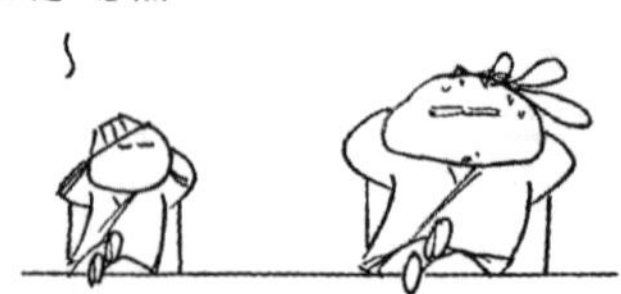
别说了，三样加在一起，
已经是晚期了。

24. 自己治好落枕，老神了

亲爱的兔子，你好！

我是一名 IT 工作者，整天对着电脑，可想而知，长此以往，颈椎病就一直光顾着我，烦不胜烦。自从看了你的文章，知道颈椎病可以用“手太阳小肠经”治疗后，这条经就成了我经常按摩的对象，效果那个酸爽啊！

然而我今天要说的案例不是颈椎病，而是另外一个类似的小案例——落枕。

有个周末，我躺在沙发上玩手机，可能是维持一个姿势的时间有点长了，起身后，脖子转动有点困难，但还是可以转动的，就没太在意，想想一会儿应该会好。第二天果然好点了，虽然还有点僵硬。但是没想到第三天、第四天却变得越来越严重了，脖子不能转动，连坐车时稍微被颠一下，都是疼痛难忍。

同事看我持续几天都这个状态，还越来越严重，就劝我去医院看看。由于曾经有过腰不太舒服去医院被医生野蛮对待的黑历史，我是一点提不起去医院的兴趣，同事说我讳疾忌医，这样是要不得的。

然后，我就搜索到了公众号的文章，还真找到了关于落枕的按摩方法，就是按摩“手阳明大肠经”。严格按照兔子的建议，从脖子开始，一边按摩一边转动头，哪儿疼往哪儿转，再顺着一直按摩到手指。

持续按摩时间不到 10 分钟，真的不到 10 分钟，头可以转动了，疼痛大大减轻。我又坚持按摩了半小时吧，中午的时候，就跟正常人一样了。

这次落枕也是我有史以来最严重的一次，却没想到自己就搞定了，实在是太开心，省钱省事省心！然后我把这个事情给家人大大地宣传了一把，希望家人可以一起受益！

经过此次事件之后，我对中医的学习热情更上了一层楼，紧跟大家的步伐，勇往直前！

懒兔子按：

颈椎病也好，落枕也好，都可以通过揉膀子的方法进行治疗。那是因为肩颈部分，是手太阳小肠经经过的地方。经络治病，有一个重要的思路，就是任何经络除了治疗本经病以外——只要是在此经络循行经过的地方，出现酸麻胀痛等症，都可以通过按揉、扎针该条经络进行治疗。

我们的颈椎病多出现在脖子后两侧，属于小肠经的循行范围。不熟悉经络的朋友，只要上网查一下，就可以很清楚地看到了。因此**当我们的颈椎出现僵直、酸痛等症时，都可以通过按揉疏通小肠经解决。**

落枕的治疗原理也是一样的。先来看看落枕的症状：一般表现为起床后感觉颈后部、上背部疼痛不适，以一侧为多，或有两侧俱痛，或一侧重，一侧轻。由于疼痛，使颈项活动不利，不能自由旋转，严重者俯仰也有困难，甚至头部强直于异常位置，使头偏向病侧。

脖子两侧，是手阳明大肠经循行范围，因此落枕的解决关键就在于大肠经，大肠经通了，落枕就好了。

按揉的方法为：先简单揉捏一下僵硬的肩颈，做肌肉放松。然后从脖子上的扶突穴开始，一直顺着大肠经往手部按揉。这里有个诀窍：一边按揉，患者要一边不停地转动脖子，怎么疼怎么扭，这样才会见效迅速。

如果我们在按揉的过程中，摸到皮肤下有条索状物，一定要反复揉搓，把条索揉开。条索其实就是气血的结节，经络不通的产物，等条索没有了，经络也就畅通了。

落枕和肩颈不适这些小病，真的就别去医院麻烦医生了，自己搞定不是问题。

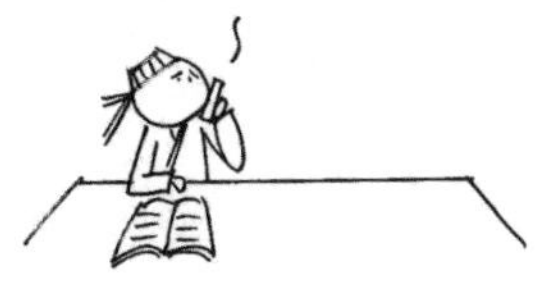

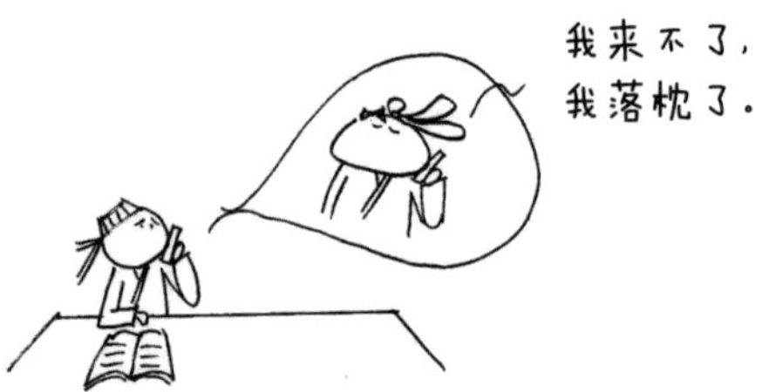
我来不了，
我落枕了。

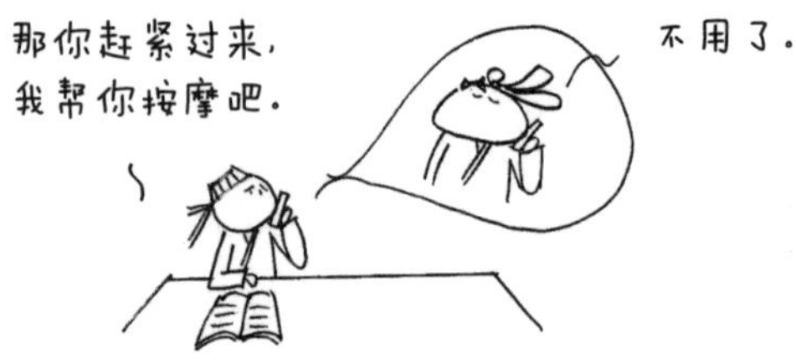
那你赶紧过来，
我帮你按摩吧。
不用了。

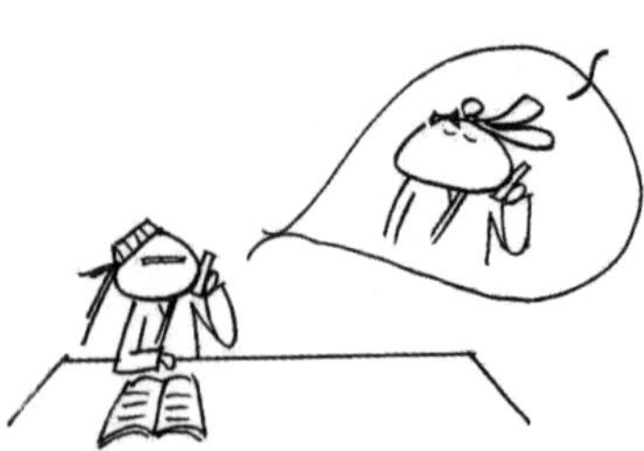
我准备再朝着另一边
睡一觉，把它睡回来……

25. 痛风——不可言说之痛

兔子你好：

发一篇我自己痛风的医案分享给大家。

首先，“痛风”不是西医的专有名词。清朝林佩琴有一本书叫《类证治裁》，第五卷中详述了痛风的病因和治疗。在清以前，类似于痛风这种病称为脚气，脚气之名始自晋苏敬。在隋朝巢元方的《诸病源候论》中，对脚气也进行了相关的论述；类似的症状在《金匮要略》中称为历节，虽非完全一致，但有相同的病机。

目前，西医对于急性痛风发作期基本没有什么好的办法，只有止疼药、扶他林、碳酸氢钠而已。降低血尿酸的别嘌醇、苯溴马瘾等药在疼痛发作期是不可以服用的。即便过了发作期，这些西药也不可以长时间服用，而且非常容易复发。

那么在发作期，疼痛如何治疗呢？靠布洛芬止痛药吗？我可以明确地说，无效。扶他林呢？也无效，基本得不到缓解，只是个心理作用罢了。言归正传，下面说我的亲身经历。

病史：高尿酸血症 15 年，尿酸长年在 470 ～ 610umol/L（正常值：208 ～ 428umol/L），现年龄 40 岁。因为知道自己有高尿酸血症，平时饮食也比较注意，对于高嘌呤的饮食很少吃，所以 10 多年来，尿酸虽然高，但痛风从未发作过。

2019年11月23日，感冒，但事先已经和多年未见的老友约好，毅然赴约，因多年未见，喝白酒二两。11月25日，右脚第一跖趾关节处红肿疼痛，关节突出，不可触碰，触碰则疼痛剧烈，无法穿鞋，不能正常行走。我知道，我人生当中的第一次痛风发作了。考虑到关节处肿大，西医的说法是有结晶盐羁留关节，我个人还是倾向于中医，就用活血化瘀止痛的方法来进行治疗，自服身痛逐瘀汤和活络效灵丹合方两日，结果无效。

11月27日，我去了社区医院，诊断为急性痛风，生化检查尿酸491umol/L，肝肾功能正常，尿常规检查全部正常，pH为5.0，医生说pH虽在4.5～8.0的范围内，但最好数值在6以上。开药为内服布洛芬，疼痛难忍时服用，一昼夜不得超过4次，扶他林外涂每日不得超过4次，碳酸氢钠早晚各服一次，苯溴马隆，发作期过后方可服用。

每日饮水需2000mL，最好尿液可以达到2000mL，低嘌呤饮食。有过痛风经历的朋友对上述的诊疗过程应该非常熟悉，这种治疗基本没实质性的效果。痛风的疼痛在夜晚可以让人睡不着觉，而且，脚必须放在被子外面，因为被子碰到患处后，会疼痛难忍。

我连续三个晚上在12点疼醒，到凌晨2点多才能睡着。因为大量饮水，需要经常上厕所，而脚趾疼痛，行动不便，非常痛苦。在此期间因疼痛难忍，已经到了心无主见，有病乱投医的地步，服用了龙胆泻肝丸。罗大伦博士曾说过，此药在痛风发作期可以迅速缓解疼痛；服用过五苓散，因为五苓散可以利小便，痛风就是需要通过尿液排出尿酸。甚至动用了有外科神方之称的七厘散外敷患处，结果全无效果。

绝望至此，于12月3日，我又去北京某三甲医院中医风湿病科诊治，主任医师给开了 7 服中药（方略），服后疼痛亦未减轻，因该中药服后胃不舒服，脚部疼痛又不能缓解，只吃了 2 天就停服。12 月 6 日，疼痛有所缓解，可以穿鞋了，能够正常行走。12 月 7 日去医院复查，血尿酸 291umol/L，尿 pH6.5，生理指标恢复正常。这次疾病的好转，我认为基本上是通过大量饮水、排尿、低嘌呤饮食（基本上每天吃馒头，小米粥，青菜）治好的。病程从 11 月 25 日发作，到 12 月 6 日病愈，将近两周时间。是否与医院主任医师开的中药有关呢？

12 月 30 日，我去社区医院复查，尿酸 517umol/L，又超标，医生的解释是在血液中的尿酸降低后，痛风得到缓解，存在于关节处的结晶盐会返回到血液中，促使血液中的尿酸再次升高，这就是痛风容易反复发作的原因。医院给的治疗方法如前，不赘述。12 月 31 日，我去了另一家三甲中医院，医生嘱三条：大量饮水，低嘌呤饮食，运动和减肥。

本人 174cm，75 公斤，是有些超重，医生建议减到 65 公斤，基本可以痊愈。未开药。但减肥不是短期就能减掉的，回家后只能先遵医嘱，大量饮水。结果又出现了新的问题——咳嗽。频繁地咳嗽，吐清稀的痰液。基本上是隔两三分钟就咳一次，吐一次。舌水滑，有齿痕，苔白腻，很显然我这是水喝得太多，水饮停留在胸膈犯肺引起的咳嗽。

屋漏偏逢连夜雨啊，在咳嗽没有好转的情况下，1 月 2 日痛风再次发作，已经不能正常行走，走路一瘸一拐的。开始服用上次开的 7 服药中剩余的那几服药，服用两天，无任何缓解。因咳嗽剧烈，吃通宣理肺、止咳橘红丸无任何缓解。我仔细分析了一下自己的症状，应服用小青龙汤为是，但小青龙汤有麻黄、细辛，购药比较困难。退而求其次，选用治疗湿痰的二陈丸，但药店没有货，于是服藿香正气胶囊 2 天，咳嗽好转大半（藿香正气包含了二陈汤的全部药物）。

1 月 4 日晚，自购甘草附子汤 6 服，处方如下：桂枝 12 克，白术 6 克，炮附子 9 克（先煎半小时），炙甘草 6 克。一日两次。服用一天后疼痛缓解大半，服用 2 天，疼痛消失。真可谓“一剂知，二剂已”。虽然疼痛消失，但是关节肿大并没有消失，穿鞋仍有紧绷感。继续服用，到 1 月 10 日六剂服完，脚肿消失，可正常行走。服此药期间，未服苯溴马隆，只服用了碳酸氢钠。

甘草附子汤在《金匮要略》和《伤寒论》都有记载，原文：“风湿相搏，骨节烦疼，掣痛不得屈伸，近之则痛剧，汗出短气，小便不利，恶风不欲去衣，或身微肿者，甘草附子汤主之。”该方深受倪海厦先生推崇，认为该方治疗痛风是“一剂知，两剂已”。

倪师认为：痛风是风寒湿同时发生，痛风发起来是红肿热痛，这是阳不入阴，看起来是热证，其实不是，而是因为风寒湿痹阻在中间，患处虽烫，但患者并没有发热，这就是阳不入阴，如果用寒凉的药，比如黄芩、黄连、石膏，一点用都没有，反而更痛。

是否用这个方，我之前也心存疑虑，甘草附子汤就四味药，能有效吗？因为这个甘草附子汤出自《金匮要略》的《痉湿暍病脉证治篇》，貌似《中风历节病脉证治篇》中的桂枝芍药知母汤更恰当，原文曰：“诸肢节疼痛，身体尪痹，脚肿如脱，头眩短气，温温欲吐，桂枝芍药知母汤主之。”

在我第一次痛风发作的时候，有朋友推荐我试一试甘草附子汤，当时我认为我痛风是由于饮酒引起的，酒是湿热之物，再以甘草附子汤以热治热，这能行吗？所以未予重视。在复发的时候，我又查阅了大量资料，当我看到门纯德老先生的一则甘草附子汤的医案时，顿时有了定见。

门老医案的具体内容网上可以搜索到，在此不作转述。门老说甘草附子汤比桂枝附子汤、桂芍知母汤、白术附子汤的疗效好，并特别指出此方绝不可加减，否则就是画蛇添足，如果认为疼就再加些杜仲、牛膝反而无效。有了门老的验案，我果断服用了此方，结果一服痛减，两服疼痛消失，夜晚可以安睡。深感经方之神奇效验。

我们来分析一下，西医认为痛风患病的男女病例是 20 ∶ 1，为什么会有这么大的差异呢？我个人认为，尿酸在血液中，无法代谢出去，日积月累形成结晶盐，引发痛风。而女性有月经的这个通道，可以减少体内的尿酸。现代研究证明，绝经后的女性患痛风的概率基本上与男性相同。

那么男性当中容易发病的又是哪些人呢？为什么吃同样的饭菜，别人不犯痛风，而我犯痛风呢？我发现男性患痛风的人基本上以 40 岁以上的人为主，而 30 岁以下的人很少发病，因为年轻人代谢旺盛。尽管在饮食上不是很注意，甚至恣食肥甘厚味，也很少发病。而中年男性，身体代谢已经减缓，必须通过低嘌呤饮食，增加运动量的方式来增加身体代谢。

从中医的角度来讲，我认为容易发病的有两类人。第一类人就是脾阳虚的人，这类人因脾阳不足，导致水湿内停，患者不觉得口渴，因而也不愿意喝水。如果喝水太多，无力运化，就会造成水饮内停，水邪犯肺，导致咳嗽不止。这正与痛风患者需要大量饮水形成了矛盾，这就是我要把我咳嗽的状况也写到这个痛风医案中的原因。

那为何我用五苓散代谢不了身体的水饮呢？因为运用五苓散的患者需要有口渴的症状，《伤寒论》云："伤寒，汗出而渴者，五苓散主之。不渴者，茯苓甘草汤主之。"从理论上来讲，如果我当时用茯苓甘草汤应该会有效，当然，现在已经无从验证了。

门老之所以提出甘草附子汤不可以加减，画蛇添足反而无效，我猜想是因为甘草附子汤的靶向偏向于足太阴脾经，如果加上杜仲、牛膝，其药效则偏重于肾经。方中桂枝可以温通经脉，温阳化气，附子通行十二经，又可以散寒止痛，白术健脾燥湿，炙甘草益气和中又可以缓解附子毒性，与桂枝相配辛甘化阳，四药合用，可以温经祛湿止痛。

另外，对于阳虚湿重的人，一次受寒，一次感冒就可以造成痛风的发作，寒主收引，寒主凝滞，寒主痛，而湿性黏腻，湿性趋下，寒湿相互搏结，客观上就极有可能引起痛风发作。所以，这类患者在冬季要注意防寒保暖，避免内外合邪而发病。

第二类易发病患者就是湿热体质或者是阴虚体质的人，这类人在临床也比较多见。古人用当归拈痛汤治愈较多，现代一些名老中医喜用加味苍柏散，网上有很多医案可以查阅，在此不过多阐述。

最后强调一下，甘草附子汤只能治疗寒湿风痹引起的疼痛，对于关节肿大甚至变形的治疗效果还有待进一步观察。世上本有长生术，劝君多向古方求。现代的很多疾病，我们古代的先贤们都已经解决了，只是我们现代人不知道而已。

懒兔子按：

这篇文章我感觉像篇论文，基本可以发表了——不但有痛风的中医沿革，还有中西医治疗思路和方法的解说与对比，最后又对中医治疗及易感人群做了总结……

这样的文章，不分享给大家太可惜了。我如果写痛风，都做不到这样详细。

在公众号里，医案文章一直都广受欢迎，就是因为书写者都是患者本人或者亲友，他们经历过病痛，有用药的切实感受，也有在病痛中的摸索和总结。所以有的时候看到一则好的医案，比背诵多少条经文都要实用：实践出真知啊！

那么说回到痛风。中医里一向都是根据症状来辨证论治的，并不听病名。脚趾红肿热痛，确实不一定是热证，还得从身体整体情况进行分析。痛风在中医里属“历节”“痹痛”范畴，一般来说有五种证型：湿热痹阻，风寒湿痹，痰瘀阻滞，脾肾阳虚，肝肾阴虚。

从本文医案来看，作者的痛风应属风寒湿痹型，因此用了温通经脉的甘草附子汤很快治愈。但如果是其他证型，则用此药无效，甚至病情加重。

至于其他证型该用哪类药物，真没有定方，都要看患者情况随证取用。罗大伦老师说的乌鸡白凤丸可以治疗的那种痛风，属于肝肾阴虚型，因此乌鸡白凤丸也不是治疗痛风的通用方。

此文中提到的桂枝芍药知母汤，是治疗痛风的常用方，它的主要功能是祛风除湿、通阳散寒、佐以清热。用于寒热夹杂之证，这个可供各位参考。

TIPS

组方：桂枝 12 克，芍药 9 克，甘草 6 克，麻黄 12 克，生姜 15 克，白术 15 克，知母 12 克，防风 12 克，附子 10 克（炮）。上九味，以水 700 毫升，煮取 210 毫升，每次温服 70 毫升，日三服。（剂量仅供参考，请在医生指导下用药）

但不管属于哪种证型，关节痹痛都离不开湿浊淤堵，所以中医不会建议用大量喝水排尿的方法来进行治疗。因为这样只能加重身体的湿气，虽然可能会因一时小便增多，排出部分湿浊，而缓解疼痛，但停留在身体里新的水饮会导致病情很快复发，甚至更加严重。

此医案非常精彩，值得我们反复研读。

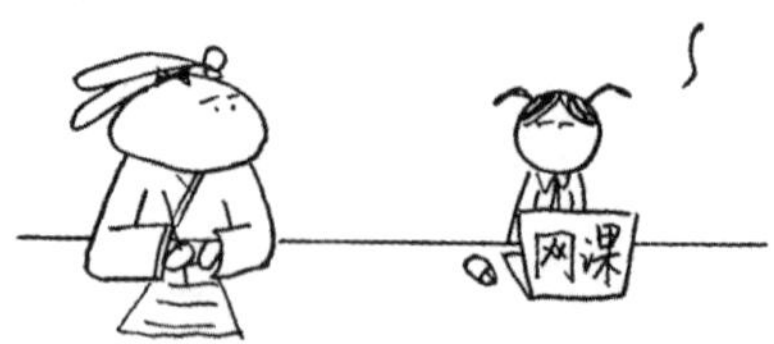

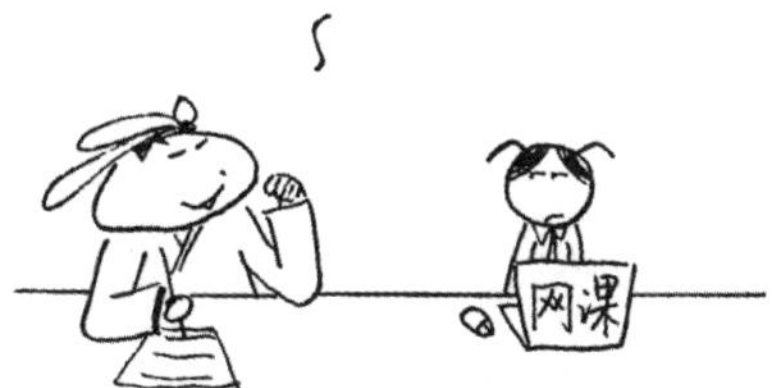
只有努力，才能成就梦想！
网课

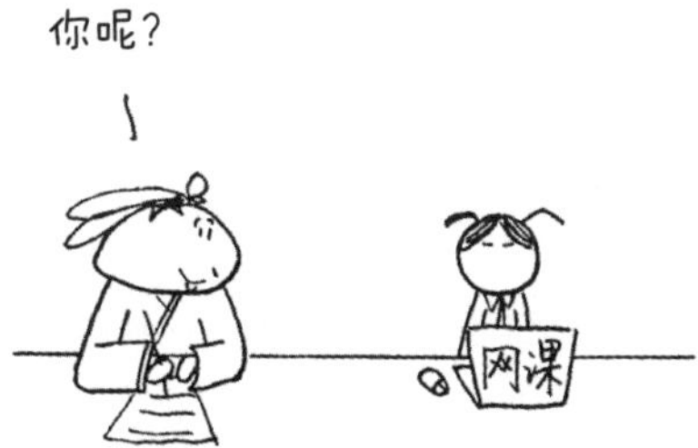
你呢？
网课

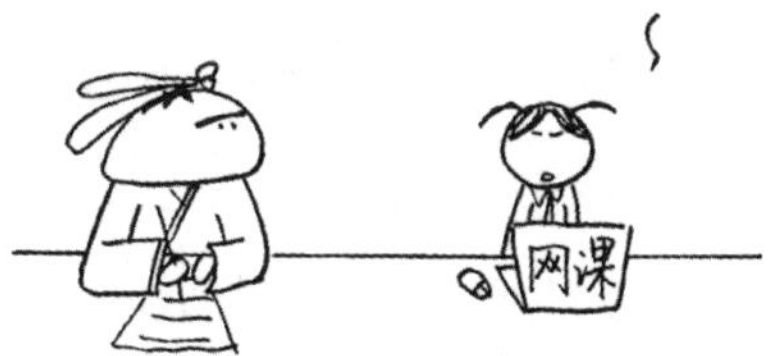
人生就是大起大落落落落落……
网课

26. 一个方子治好妈妈的风湿热关节痛

兔子，分享一个风湿热医案。

前几日，母上大人手腕复痛，无力，几天后早起变为肩膀关节缝痛，傍晚又见锁骨下方疼痛且可见肿包，按之软，可移。症状为：（1）右臂走窜痛；（2）偏头痛；（3）大便不成形；（4）脚气复发，痒且肿。舌苔黄腻，脉数。

判断手腕至肩膀、锁骨走窜痛应为风邪作祟，且此时为 6 月暑月，老妈是北方人，难以适应江苏的暑湿气候，因此出现了脚气复发等一系列的湿热症状，此时的治疗思路应为清热利湿，疏风止痛。

老妈为气郁体质，前段时间又因家事不快，所以本想在之前用的疏肝理气解郁的汤药里，加点以羌活为主的祛风除湿类药物。但翻看《方剂学》时，看到以羌活为君药的“当归拈痛汤”，顿时眼前一亮，简直就是为老妈量身定制的方剂。

组方：羌活 15 克，防风 9 克，升麻 3 克，葛根 6 克，白术 3 克，苍术 9 克，当归 9 克，人参 6 克，甘草 15 克，苦参 6 克，黄芩 3 克，知母 9 克，茵陈 15 克，猪苓 9 克，泽泻 9 克，另加柴胡 6 克。

主治湿热相搏，外受风邪证。遍身肢节烦痛，或肩背沉重，或脚气肿痛，脚膝生疮，舌苔白腻或微黄，脉濡数。

症状全中，且方中除羌活、茵陈、黄芩等药可清热除湿，祛风止痛外，还有当归活血养血，人参、甘草、白术，补养脾气、健脾燥湿，使方子祛邪且可扶正，适合体虚的老人。

急症为先，原方加一味柴胡，抓药 3 服，当晚喝了浓浓的一碗，再用药渣泡脚，即出薄汗，疼痛缓解，脚气患处无痒感。次日早晨疼痛全消，后两服巩固。

学习中医后，在家庭治疗中让我感触很深的有两点：

一是，现今社会很多像我妈妈一样的老人，忍着诸多不适，不远千里为儿奔波，这是无奈之举。我们能做的只有多关注、多陪伴，及时改善老人因地域气候差异导致的不适感，并疏解老人情志。虽说而立之年的我们肩负上有老、下有小、中间忙事业的中流砥柱之责，但是父母才是我们人生的脾胃中轴，为我们稳固后方。他们顺利运转，我们才能旋转升降，坚挺前行。

二是，中医治病，对症下药真的快准狠，但详细问诊，准确辨证才是基础和重中之重。为什么这么说呢？因为我的老妈很愿意为我付出，但是很不愿意给我“添麻烦”，有痛忍着，有病扛着。她相信中医，但是之前对我的问诊一直敷衍了事，甚至直接拒绝，就是怕“麻烦我”。所以常因缺乏辨证依据，而无的放矢，不敢随意用药。总结下来，要想治好病，患者不能讳疾忌医，医者更要不厌其烦，而且四诊合参更要结合地域时令节气，才能更准确。

懒兔子按：

这也算是别人家的女儿了。家里有个懂中医的，真是惠及老老小小啊！

以后二毛若是有这中医水平，我也可以明目张胆地出去玩耍，而不用管孙子了。

作者在文中提到的当归拈痛汤，出自《医学启源》，是治疗由于风湿热引起肢节疼痛的专方。

TIPS

组方：羌活 15 克，防风 9 克，升麻 3 克，葛根 6 克，白术 3 克，苍术 9 克，当归 9 克，人参 6 克，甘草 15 克，苦参 6 克，黄芩 3 克，知母 9 克，茵陈 15 克，猪苓 9 克，泽泻 9 克。水煎服。（剂量仅供参考，请在医生指导下用药）

功效为利湿清热，疏风止痛。

主治湿热相搏，外受风邪证。症见遍身肢节烦痛，或肩背沉重，或脚气肿痛，脚膝生疮，舌苔白腻或微黄，脉濡数。

简而言之，就是风、湿、热三邪并见引起的肢体问题。“风”的特征为走窜，“湿”的特征为沉重，“热”的特征为肿痛。

这个方子其实特别好，尤其是在夏季，湿热严重，很多人都会出现相似问题，备存此方一定有大用。

兔子，下周我想请假，
但我不敢跟我们领导开口……

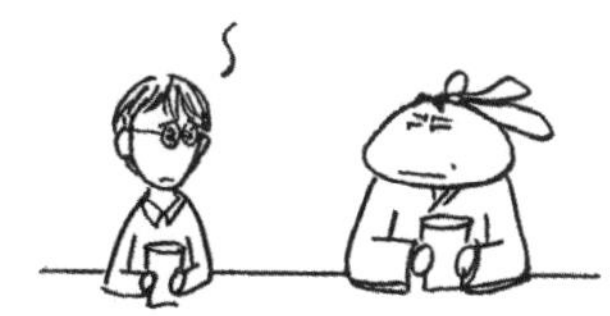

我真特别看不惯你们双鱼座
这磨磨叽叽的尿样。

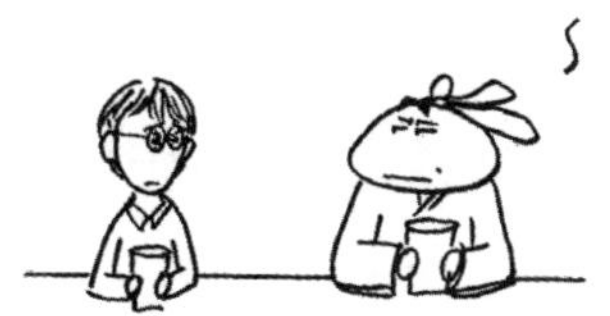

你就应该强硬点！

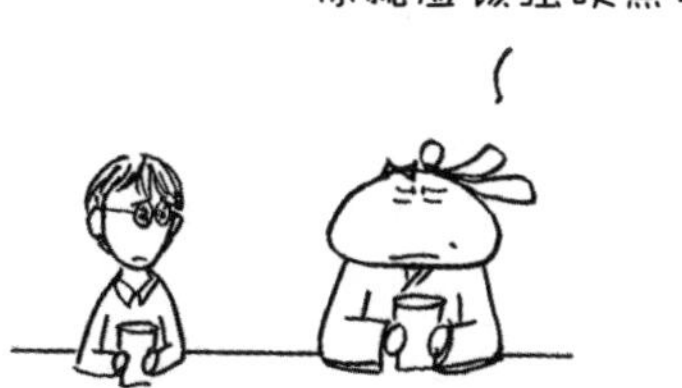

到时候，你直接冲入领导办公室。

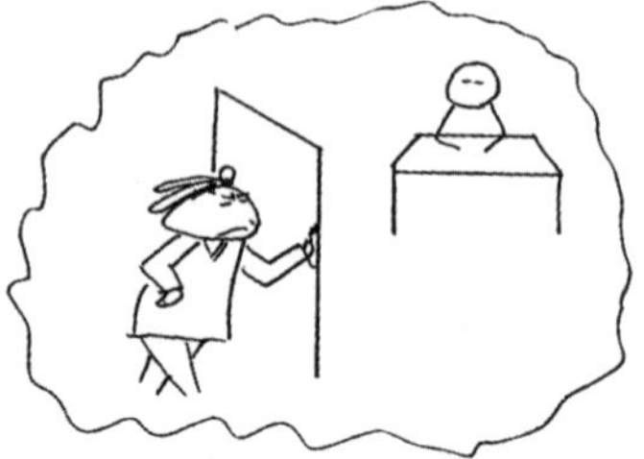

然后……“啪”的一声跪下。

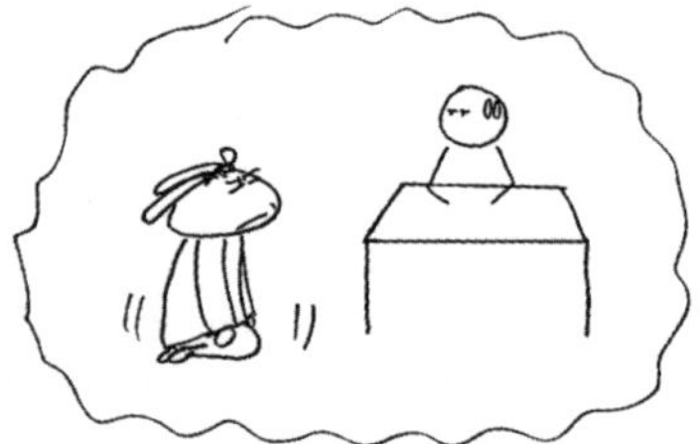

强硬地说：“我要请假！”

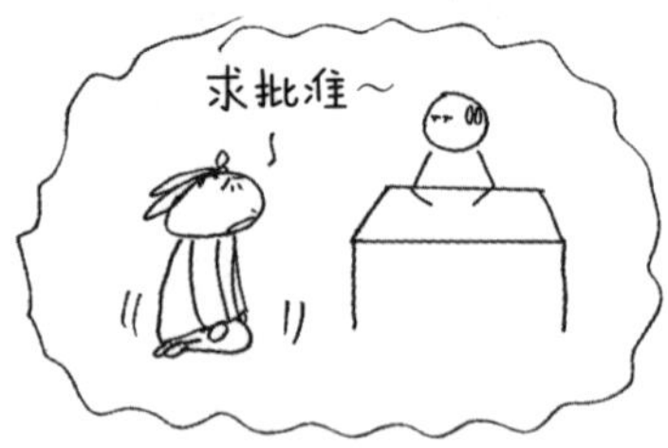

哇，你们天蝎座
真的好酷哦！

一般一般，全国第三。

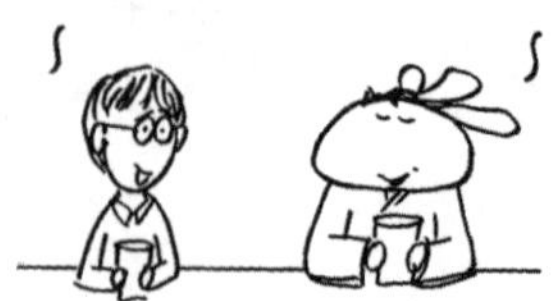

27. 简单治愈女儿的过敏性结膜炎

兔子好，见字如面。

3 月下旬的一天，女儿跟我说眼睛有点不舒服。我看了看也没红，家里还有点氧氟沙星滴眼液，就给她滴了一次，为了怕发展严重，又让她喝了一包小柴胡。

第二天放学，我问她眼睛好些了没，她说并没有，眼睛痒得厉害，嗓子也开始疼了。写作业的时候，不停地揉眼睛。于是我又给她滴了眼药水，喝了小柴胡，因为嗓子疼，还喝了双黄连口服液。

第三天，仍没见好，眼睛还是痒，不红，嗓子疼得稍轻。于是带她去医院检查，医生检查了眼睛，问了有没有过敏性鼻炎。她确实有鼻炎但不严重，也不常犯。最终医生的结论是过敏性结膜炎。这个结论按西医来说，我觉得是对的。医生开了眼药水，但是跟我说这个病很爱犯，要查过敏原，尽量远离。

回到家，我想既然很爱犯，说明眼药水只是暂时控制，不是真正治愈，那就不用滴了。至于过敏原这类话，我听了就没往心里去。毕竟“他强由他强，清风拂山冈。他横任他横，明月照大江。他自狠来他自恶，我自一口真气足”，武功如此，治病也如此。生活在大城市里，躲避过敏原不太现实，还是要从自身里找原因，只要自身正气足，过敏原就不会捣乱。

所以，走中医的思路吧。我又仔细地看了她的舌头，有黄苔，不厚，舌体总体上感觉偏红，偏干。其他症状包括：眼睛痒，嗓子干疼，嘴唇比较红、干，脾气有点大，烦躁。再想想春天正是肝气生发的季节。这是典型的阴虚症状，之前竟然没太在意，本想偷个懒，希望滴眼药水就能好，看来是不行了。

眼睛痒是肝肾阴虚，家里没有杞菊地黄丸，只有明目地黄丸，想来也是可以的，按量给她吃了。然后又找了罗大伦老师的治疗小儿阴虚的方子煮水：山药 9 克，莲子肉 9 克，薏苡仁 9 克，麦冬 6 克，沙参 6 克，生地 6 克。

这些药家里都常备着，分开放塑料瓶里装着，只是没有生地，有石斛。我想因为明目地黄丸里有地黄，所以不用生地也可以。另外，大人治疗阴虚常用石斛，女儿也不是小娃娃了，所以我就加了点石斛。至于量也没那么严格，每样抓了一小把，山药放得比较多。

就这样，晚上给女儿吃了一次明目地黄丸，喝了治疗阴虚的汤水，第二天早上又吃了一次明目地黄丸，就去上学了。

下午放学回来，女儿跟我说，眼睛完全不痒了，嗓子不疼了，还有点干，另外有点咳，看着她好了大半，我的懒病又犯了，找了包玄麦甘桔颗粒给她喝，结果喝完一包后就完全好了。

懒兔子按：

妈妈都是神医。

遇到这些常见小病，妈妈真的比医生强。医生看了别不服气，事实就是这样。

想想看，如果是按照医生的说法，查了过敏原，然后每天为了躲避过敏原小心翼翼地生活，还不一定有效，那怎么办？人生那么长，城市那么大，空气那么污浊，活还是不活？

中医治病是看本质的。正如作者说的，当正气足的时候，什么过敏原不过敏原，不存在的。

本质是阴虚，那就以滋阴生津为主，自然能治愈。至于眼睛痒、嗓子干痛，不过都是阴虚的症状罢了，不需要特别治疗。

罗大伦老师的滋阴小方，我也很推荐，很多读者来信都说用过效果很好。其实此方也不是只能小儿用，大人、老人，只要是阴虚的，皆可以用。

作者最后用的玄麦甘桔颗粒，功效为清热滋阴，祛痰利咽。用于阴虚火旺，虚火上浮，口鼻干燥，咽喉肿痛等症状。这里用来善后，挺好。

总之，妈妈学点儿中医，是孩子最大的福利。当然如果爸爸也肯学，那就再好不过了。

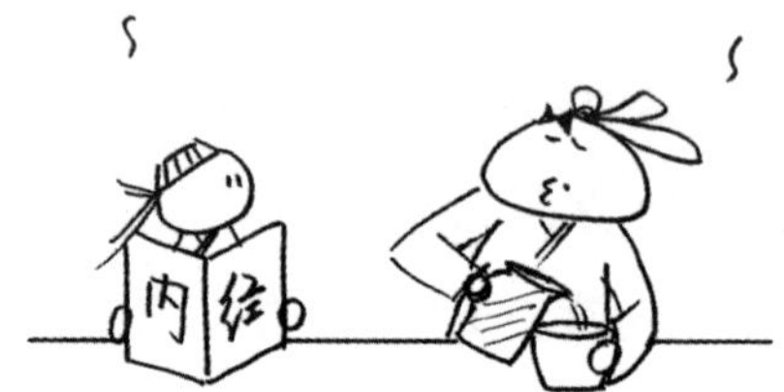
师傅，学中医这件事上，
男女最大的区别是什么？
区别是：男人辛苦地挣钱，
然后把钱送给医院。
内
经

女人是尽量不去医院，
相当于挣了钱。
内
经

28. 小方法搞定扁桃体发炎

懒兔子：

你好！有一个可以治疗扁桃体发炎的快捷方法，已亲身试验了好多次。希望可以分享给大家，尤其是打算手术切割扁桃体的小朋友。

治疗发炎的扁桃体：沾一点儿盐在发炎的扁桃体上。是不是很简单？

个人实操过程：

（1）准备一点儿食用盐（大概 2 粒黄豆大小即可）、一根筷子、一杯清水；

（2）用筷子粗的一头沾点儿水，然后沾点儿盐，盐能粘在筷子上即可；

（3）嘴巴张开，发出“啊，啊，啊——”的声音，这样能保持嘴张得比较大，便于放筷子进去；

（4）用沾了盐的筷子在扁桃体上快速点一下，把盐点在扁桃体上（速度要快、准，因为筷子伸到嗓子眼里会引起干呕）；

（5）一般早、晚各一次，第二天就会有好转的效果。

我为什么会知道这个方法？因为有一次我嗓子疼，以为是上火，就多喝水，还放了蜂蜜。结果越来越严重，最后还发热了，大晚上的去医院看急诊，医生说扁桃体发炎，已经化脓，导致发热。

当晚挂点滴，开了一堆药，折腾了一个星期才好。过了不久，扁桃体又发炎了，吞咽时嗓子有轻微的异物感和疼痛，感觉还不严重，但也不敢忽视，就想先上网查查，有啥自己治疗的方法或预防措施。

结果看到了用盐消炎的这个方法，安全。我立刻用了一次，第二天就明显感觉嗓子不太疼了。用了第二次之后，就全好了。快到我自己都不敢相信——就这样好了？没打针，没吃药。

由于近几年体质变差，后续经常引发扁桃体发炎，多次用这个方法治疗，屡试不爽，也推荐给了周边的同事和朋友。奈何他们都身体太好，还没用上。也遇到过同事家的小朋友，经常扁桃体发炎，已经按照医生的建议，把扁桃体割掉了一部分。每次听到这种事情，都遗憾自己没能早点儿告诉他们，没准儿就不用手术了。

懒兔子按：

割扁桃体我个人也是非常反对的，扁桃体又不是长着玩儿的，它对人体有防御外邪的作用，算是一道门户。门户的围墙有问题了，第一选择是修补啊！怎么能看着围墙坏了，就索性搞拆迁，把门户给撤了呢！

盐可以消炎这个说法，我很早就听说过，因为盐也是一种中药，它的功效为涌吐、清火、凉血、解毒、软坚、杀虫、止痒。

可以用于治疗食停上脘，心腹胀痛，脑中痰癖，二便不通，齿龈出血，喉痛，牙痛，目翳，疮疡，毒虫蜇伤。

所以用盐点在发炎的扁桃体上，相当于直接给患处清热、凉血、解毒，当然见效快速。同样，如果点在口腔溃疡上，效果也是一样的。

很好的小方法，安全，操作又简单，值得推荐。

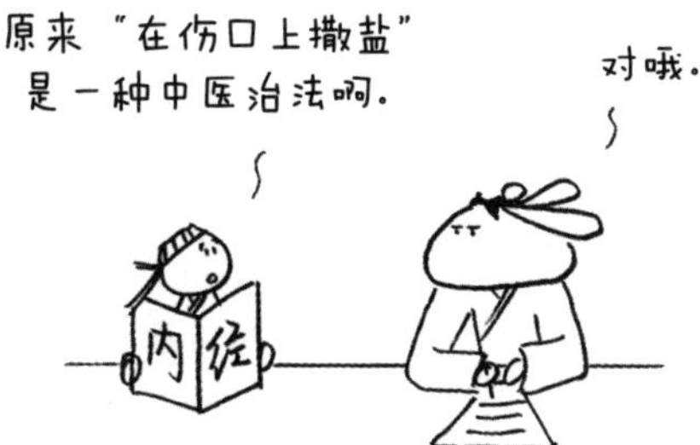
原来"在伤口上撒盐"
是一种中医治法啊。
对哦。
内经

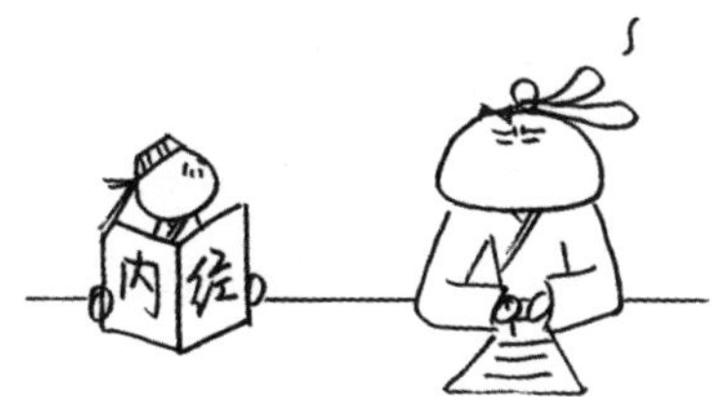
这么说，我们都误会
祖先们的意思了。
内经

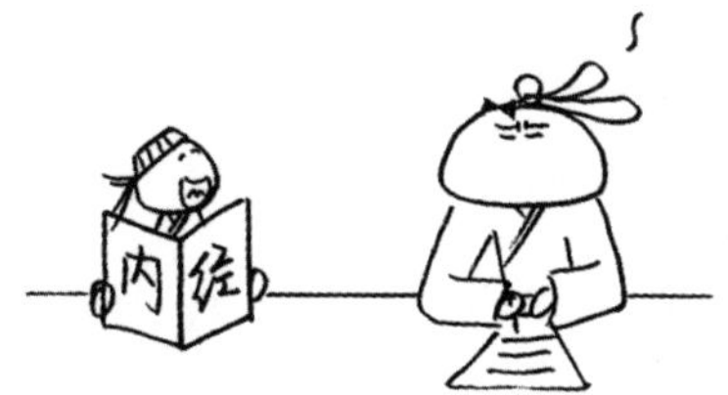
我们现在总说：
"不要在伤口上撒盐"……
内经

29. 脱发的朋友们看过来，你们的希望来了

脱发、秃头是个世界难题。发为血之余，血虚，湿热，肝肾精亏，皆可引起脱发。我生子后几年，掉发、脱发导致头皮隐约可见，各种生发养血的方法试过不少，但都以失败而告终。

天无绝人之路，在读到赵炳南先生的《中医皮肤病学》一书中，有一方“生发酒”，给予我灵感。想着死马当成活马医吧，反正是外用，不内服，很简单，我决定做个尝试。

组方：斑蝥两个，百部酒 100 毫升。

由于斑蝥有大毒，我不敢用。于是我又查阅了《中药学》，看了北京中医药大学张冰教授的讲义，说可将侧柏叶浸入酒精中，加入百部和制首乌。百部杀虫，用来治头屑、头痒，制首乌润发、固发、乌发。

综合了查找的资料，经过自我辨证，拟方如下：侧柏叶（侧柏叶要用扁叶子的，且野生新鲜的）、百部（祛头屑、头皮痒）、制首乌。浸入 500 毫升 75% 酒精中。七天后去渣留液。洗头前抹在头皮上，用保鲜袋、发帽包好。过半小时后洗头。

坚持几回后，功夫不负有心人。自己也不相信的奇迹发生了，脱发终止。值得一提的是，又长出许多短头发，现在新长出的有 10 厘米长了，终于又拥有了一头乌黑浓密的头发。

《孙真人食忌》：“侧柏叶配伍桂枝、生地，制首乌。治头发不生，

须落发焦，枯燥不荣。”

我是中性发质，如果是油性发质脱发，又是另一方。可翻阅古今有关书籍，辨证论治，切不可照搬。

懒兔子按：

尽管我知道这个方子对于很多脱发一定有效，但是……估计很少会有人用。又要买中药材，又要泡酒，又要洗发前抹好用发帽包半小时……

要不是脱发太严重，影响出门的，才懒得弄呢。比如我。

有没有什么生发灵，喷一下就能立刻长出浓密的乌发的?

如果真的有这样的生发灵，一定也是“生发零”。

因为这世界上所有失去都难再拥有。尤其是头发。

由于原文中没有讲到剂量，我查了一些资料，建议用量如下，供各位参考：侧柏叶 30 克，百部 30 克，制首乌 50 克。

好了，方子就在这里，你们看要不要试试。如果是油性发质，建议用这个方子生发的同时，用温胆汤泡脚，除除痰湿。头发之所以会油腻，也是身体湿热的表现，否则头发又不是芝麻，怎么会出油呢!

说到芝麻，其实如果能坚持吃一年黑芝麻，每天一大勺，一样对生发有效。可是很多人唯一能坚持的就是嚷嚷，其他的，什么也坚持不下来。

比如我。

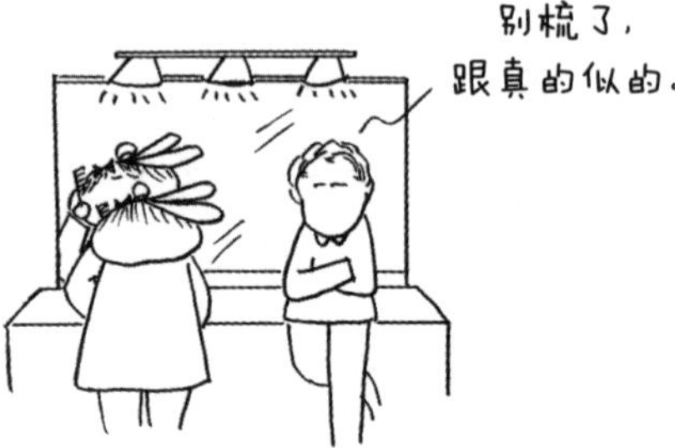
别梳了，
跟真的似的。

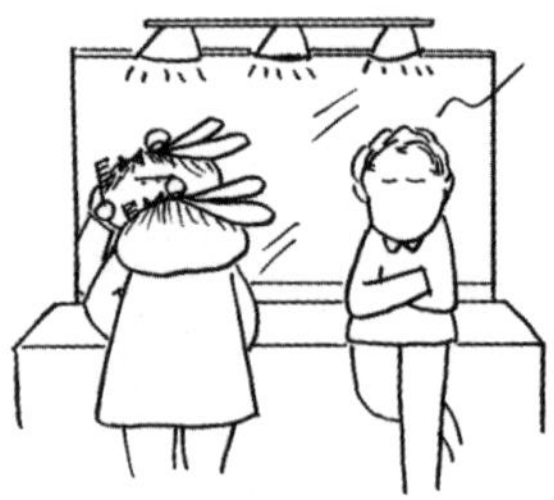
就你这一头稀毛，
出门一阵风，就一丝不挂了。

30. 歪打正着治痔疮

兔子，您好：

见字如面。

人说“十人九痔”，我是从初中时就患过，估计与当年住校生大多吃不到蔬菜和水果有关。后来高中、大学是否有此隐疾，已记不清。再后来上班，因应酬多酒，喜食辛辣，这病也是好好歹歹，总是不请自来。其间也请老中医开过方子，可没能除根，后拿槐米当过茶饮，用过罗大伦博士的地龙粉胶囊，都未见奇效，只能作罢。

有朋友建议我去手术，可看网上晒的各种手术照片时，心生怯意。当然，我内心还有一个不足为外人道的小心思：总感觉它已伴随三十几年，好像是一个诤友，时不时地提醒自己需要有所节制，未必全是坏事。

但是，2019 年元旦前单位组织体检时，我被吓了一蹦跳。重度贫血！有多重？血红蛋白 57g/L。我马上给医生朋友打电话，他命令我立刻复查，并建议我做骨髓穿刺，我当时头一下子就大了。我想了想还是先去找中医把把脉，看看吧。

在忐忑中度过元旦小长假，经朋友介绍去了市中医院，找了一位血液方面的专家，他看了体检报告，惊问：“你平时没什么感觉，没晕倒？”他马上就安排我住院，当天下午就把点滴扎上了，主治医生曾多次提议输血治疗，但专家认为我体感并不明显，应该可以靠自身来恢复。在经过胃镜、肠镜各种检查后，诊断结论是小肠出血造成的缺铁性贫血。心头一块石头终于落地！

后来，就是 24 天的漫长住院治疗，指标逐渐恢复正常。在彻底断了白酒、辣椒等辛辣刺激食物的情况下，没想到痔疮又犯了，当然也就从来没好过，只不过这次来势更凶，每天早晨大便时都是鲜血淋漓，加上年前的贫血症心理阴影面积大，3 月 13 日去复诊，中医主任建议马上做痔疮手术！

可我想想，心有不甘。想起两年前曾为减肥买过的荷叶灰，当时吃了减肥效果未见但好像有止血效果，遂找出来每天早晚各一奶粉勺，温水冲服，加按压左手合谷穴，并每天站无极桩二十分钟，两天后流血明显减少。在专门查了《医本正经》中有关痔疮的相关内容后，增加了刮无名指清肺，同时加服怀山药粉一勺，第四天血止。

此正是，本为减肥荷叶灰，歪打正着治痔疮。供此医案，咨兔子以医理，并能为天下有此隐疾者提供借鉴，愿皆早日脱苦。

懒兔子按：

这个医案有点儿意思，前面大篇幅地写了贫血的治疗，最后落脚在痔疮上。我之所以没删减，是因为我也想说说贫血。

血红蛋白的检查，是西医常用来测量是否贫血的重要指标。一般人的血红蛋白，男人是 130 ～ 175g/L；女人是 115 ～ 150g/L。所以作者的 57g/L，确实有点儿低，都被怀疑是骨髓造血功能衰竭了，因此被要求做骨髓穿刺。

中医里没有“贫血”这个词，只有血虚。血虚是可以看出来的，不但舌淡白，而且脸色也不会太好，多为白或者黄。另外，血虚会有很多症状，比如头晕、头痛，精神不济，健忘，心悸，失眠，站起来眼前发黑等。如果血真的少得厉害，是无法像正常人一样生活的。

而医案作者，检查指标已经低到惊人了，他的体感却没太大变化——因此可见，西医检查指标里的贫血，和中医的血虚还是有很大差别的，不能简单等同。

西医的贫血如何治疗我不懂，中医里血由脾胃化生。所以如果**想治疗血虚，必从脾胃入手，健脾补血**。只有脾胃强健了，血液才能生化有源。

那再说说荷叶灰治疗痔疮出血。荷叶灰这个东西很有意思，是由明代医学家戴思恭所创，在其名著《证治要诀》中提到荷叶灰的制法，具体为：用败荷叶烧存性，研末，米汤调下，每日 3 次，每次 15 克。烧存性是中药炮制方法之一，就是把药烧至外部焦黑，里面焦黄为度，使药物表面部分炭化，里层部分还能散发出原有的气味，即存性。

《证治要诀》原文如下：“荷叶服之，令人瘦劣。今假病，欲容体瘦以示人者，一味服荷叶灰。”

意思就是，吃荷叶可以减肥，而吃荷叶灰不但能让人瘦弱且看起来很病态。如果想装病装得像，服用荷叶灰就好了。据说在明朝的时候，几位大臣害怕朱元璋的严刑峻法，欲装病而请辞官，于是找到戴思恭想办法。戴先生开出的方子就是荷叶灰。

荷叶灰之所以可以减肥，是因为它可以健脾、除痰湿。真正好的荷叶灰是焦黄色的，入脾，除痰湿的能力特别强，确实可以减肥。但目前市面上卖的很多荷叶灰都是假的，都是黑色的荷叶炭，止血功能很强，健脾除湿功效很弱。所以文中作者说，吃了荷叶灰，减肥没啥效果，痔疮止血倒是很见效。

荷叶：性味苦，平。有清热解暑，升发清阳，凉血止血的功效。用于暑热烦渴，暑湿泄泻，脾虚泄泻，血热吐衄，便血崩漏。荷叶炭收涩化瘀止血。适用于多种出血症及产后血晕。

这样看来，作者是买到了荷叶炭没错了。

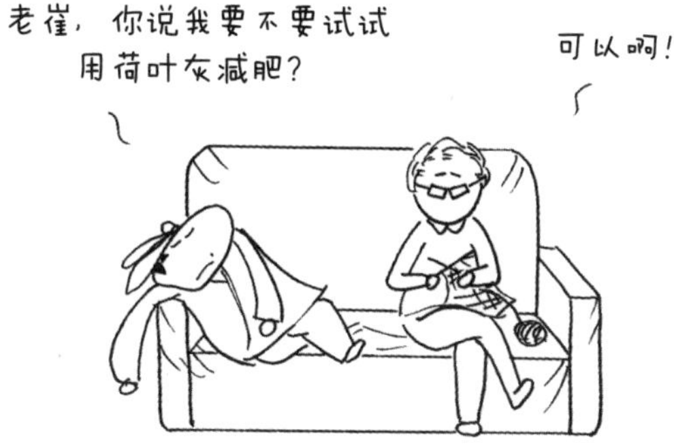
老崔，你说我要不要试试
用荷叶灰减肥？
可以啊！

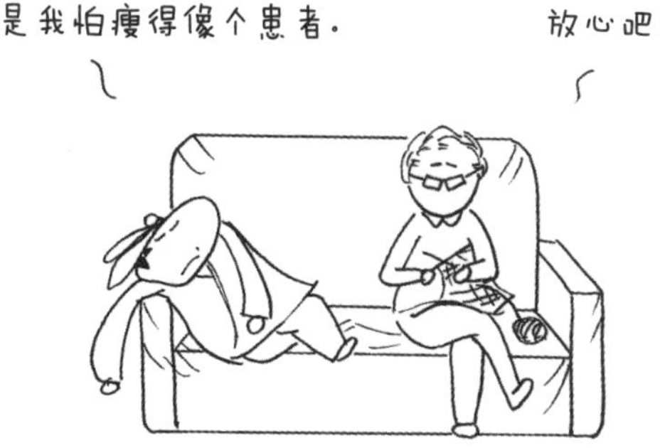
就是我怕瘦得像个患者。
放心吧！

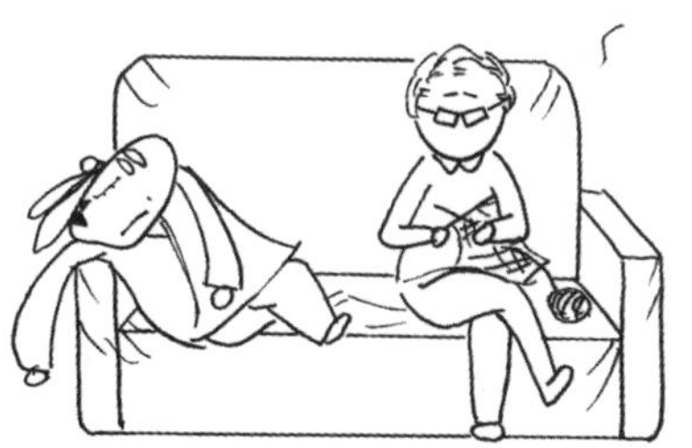
你吃不吃荷叶灰，
都像是个有病的人。

第三章

男、女科

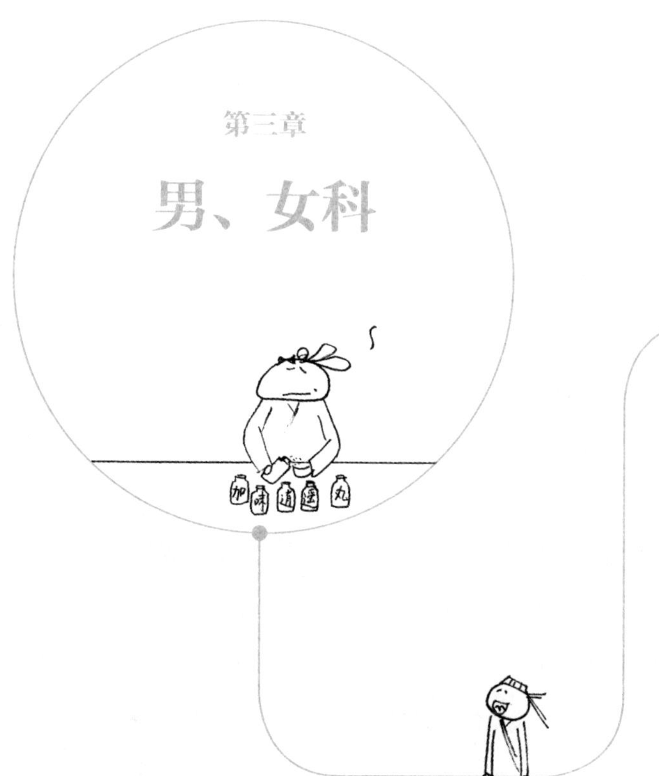

1. 治疗更年期经血不止问题

兔子，你好。

看你的公众号也有一年多了。这一年，对我而言，有点儿惊恐。其实也就是大姨妈那点事儿。说来话长。

我今年48周岁，32岁那年就查出有一个子宫肌瘤，大约11mm×25mm那么大，当时吓一跳，以为命不久矣，有个外地同学是个妇科医生，她一笑："没事，养着玩吧。别总生气憋它就行。"

此后果然十多年不见变化。不料一到45周岁，大姨妈立刻要态度了，有三个月不来串门。朋友推荐了一个中医，我吃了二十来服药，大姨妈果然又来了，恢复正常大半年。但46岁生日刚过，它开始不走了。

起初量也不大，做了B超检查，那个肌瘤长到了46mm×55mm。我先找三甲医院的妇科医生，他建议我刮宫治疗功血（更年期经血不止，称为功血），微创手术剥瘤。我又找了同一所三甲医院的中医，中医说功血喝汤药或许能治，但是对肌瘤基本没啥效果。

刮宫我也害怕啊，于是就喝那个中医的汤药，一个多月下来，大姨妈很顽固。我慌了，血象化验已经中度贫血。询问同学，她感慨："中医是好，可你能找到好中医吗？找到好中医，好药材你能保证吗？"于是我决定刮宫并做手术。

可是刮宫术后，血一止住，我立马又不敢再做剥瘤手术了。回去继续找中医，这回不找医院的，找民间的。有一个我们这里的名医，挂号就得 20 天后。狠狠心挂号，到日子了，他又去了外地出诊。一拖又过了一个月，这期间我开始学习罗大伦老师的舌诊，先给自己开点中成药吧。

舌苔白腻，齿痕严重，舌下静脉黑粗，于是买点补中益气丸和桂枝茯苓丸吃。令人崩溃的是，大姨妈又来了，过了两周，还是不走。又过了两周，那个民间中医回来了，当时我已经大出血。那个中医给我把脉后，居然建议我先住院，待西医给我止血后他再给我调理。搞得我对中医彻底失去信任。

我只能二度住院，输血，再刮宫。这次医生给的建议是子宫全切！三度咨询同学，她给的建议：子宫内膜消融术。做了之后，大姨妈就可以彻底拜拜了。于是我立刻奔赴外地，找了这个同学亲自主刀，做了内膜消融术。出院后，她建议我长期吃桂枝茯苓丸，说这个药镇痛效果好。至于肌瘤，等年纪大了，雌激素一少，就萎缩了。

接下来这一年，我开始慢慢地学习中医知识，自己给自己治病。因为手术后我特别怕冷，整个夏天都觉得膝盖以下冰凉，常感乏力，易疲倦，懒得说话，懒得做任何事。连脑子都懒得用。舌象还是原来那样，于是继续吃补中益气丸和桂枝茯苓丸。

半年后，做 B 超，神奇的事发生了，肌瘤真的小了，为 4mm × 11mm。但是又有了腺肌瘤，医生诊断腺肌症。然后就不能受一点风寒，一凉就腹痛，上吐下泻。我又加服艾附暖宫丸，稍稍缓解。又过了半年，在一次剧烈的腹痛之后，阔别一年的大姨妈突然又光临了！

再次和同学联系，她无奈了，说你的修复能力也太好了。先观察观察再说吧，只要量不大就没事。我明白她已是无能为力，接下来就是观察，大姨妈倒是正常来了两个月，每次都折磨得我痛苦不堪。估计一看我无计可施，它又赖着不走了。

我决定再去找中医，自己的中医水平实在有限。这次找了同事的同学的老婆，一个跟着婆婆行医十来年的同龄人。经过问诊，看舌象，把脉。她在我自己定义的宫寒，气虚，血虚，瘀血的基础上又加了两条：肝郁，肾阳虚。然后给我开了温经汤与升陷汤合剂，并嘱咐我桂枝茯苓丸一定长期吃，不拘何时，当零食吃。

她的方子先开了七服。吃了五服时，我发现脚暖和了，身体不冷了。记得罗大伦老师说：如果一个中医给你开的药，你吃了以后能让你的手脚暖和起来，那就接着吃。于是，我就每七天找她一次，她根据我的情况加减药量。十服下去，小腹也不痛了。但是大姨妈只在吃药头一个月中，中断了一两天，之后仍然一直有。

两个月后，我担心大出血，医生自信说："不会。因为你的脉象证明气已经补得差不多了，左脉还显示血没补上来。气足就不会大出血。"这样又吃了一个多月汤药，共计三个多月，突然有一天，大姨妈真的就走了。现在我的大姨妈变得很有礼貌、很规矩。该来的时候就来，该走的时候就走。

我写自己治病求医的经过，就是为了让那些和我一样困在这病中找不到方向的人，要相信中医，有耐心，有信心。不要追求立竿见影的效果，积极乐观地对待疾病。最重要的是自己一定要学点中医知识，小病自己治，大病也能找到真正靠谱的中医。

最后，我还想和广大的女同胞再强调一下：少吃或不吃那些寒凉的食物，还是五谷杂粮最养人。

附医生开的药方：

肉桂 10 克，吴茱萸 8 克，川芎 6 克，当归身 20 克，生白芍 12 克，牡丹皮 4 克，麦冬 15 克，知母 6 克，炙甘草 15 克，黄芪 60 克，柴胡 15 克，升麻 15 克，熟地 10 克，清半夏 10 克，怀牛膝 12 克，白参 12 克（另煎），茜草炭 20 克。

懒兔子按：

看完，真的很想说，现在靠谱的中医确实很难找。那个挂号都需要等 20 多天的当地名中医，看到患者血崩，给出的建议居然是先去医院找西医止血，再来用中医调理……

张仲景先生就不谈了，即使是近代的中医，听了估计也要被气得活过来。

治疗经血不止和血崩，中医有很多办法啊。论及病机，主要有三种：**一是气虚难以摄血；二是血热妄行不止；三是肝气郁结血崩。**

从医案作者自己的描述来看，她更偏于第一种，因为她怕冷，舌苔白腻有齿痕，舌下静脉粗大，气虚阳虚兼有瘀血证。因此她的月经才会来了不走，淋漓不尽。

此时，她如果在直接用补中益气丸的同时，加服三七粉、独参汤（人参用 30 克或党参用 100 克），调补脾胃，益气升阳，大补元气，活血化瘀。说不定服用后，不但可以把血止住，继续服用一段时间，还能让月经逐步恢复正常。

可惜她后来选择了现代医学的刮宫术止血，这种方法明显治标不治本，很快就又再犯。手术对身体的损害很大，又会对气血造成新的伤害，因此作者后期出现了身体疲乏无力、精神衰退、四肢冰凉等症状。

子宫内膜消融术我还是第一次听说，这个也算是靶向治疗的典型代表了——因为子宫内膜脱落后会产生月经，所以为了不让月经来，就把子宫内膜消融掉……就像那个医生后来说的，身体有自我修复功能，你好好地把一个没坏的器官强行销毁了，它就会很倔强地再长出一个新的来。只要它可以。

好在最后作者遇到了一个还算靠谱的中医，开方思路除了调补脾胃，补气升阳外，在她的方子中还包含了傅青主先生治疗肝气郁结血崩的基础方——平肝开郁止血汤。应该是作者在经历了一年多大姨妈的折磨后，气虚加气郁了。

用药时间虽然历时几个月，但是中药从根本上调整了作者的体质和气血，因此功效长久，估计大姨妈再不会调皮了。

这个医案挺好的，虽然没什么方子可以被大家拿去直接用，但是治疗经历和治疗思路都值得被借鉴。以后再遇到此类情况，还是先用中医的办法治吧。否则自己受罪不说，最后还是得中医来善后。

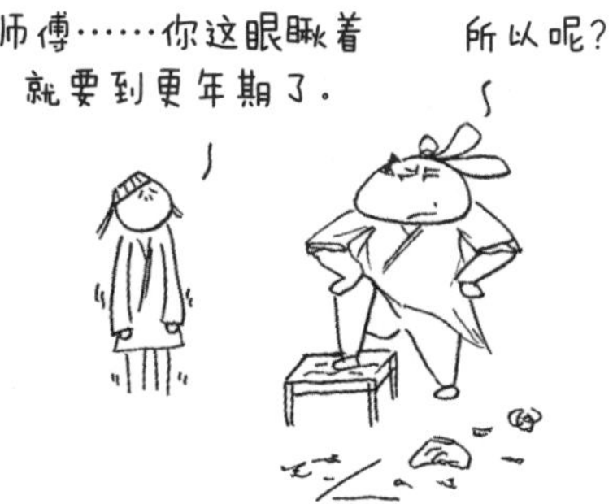
师傅……你这眼瞅着
就要到更年期了。
所以呢？

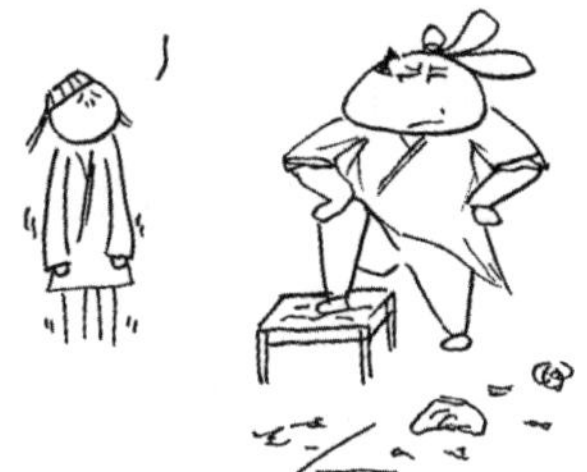
所以，你看要不要开点药……

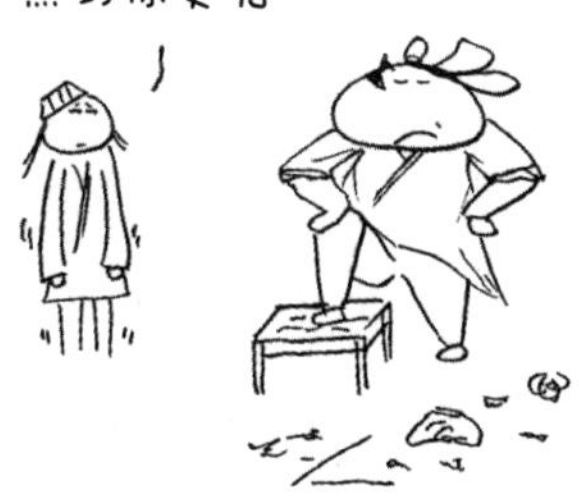
给我吃，让我活着
熬到你更完……

2. 治疗自己的血漏问题

亲爱的兔子：

今天想要和大家分享的是妇科血漏的医案。

话说有一段时间，我发现自己月经不干净，似乎是褐色的带下，像血水，滴滴答答，没完没了。一开始没管，想着过几天可能就好了。可是一个月了，还是老样子。上网一查，吓到半死，以为是宫颈癌。

那几天，半夜里欲哭无泪。弟媳妇是县医院妇科护士，马上联系见医生。医生见了我后要求第一时间做宫颈癌筛查，没有开任何药，医生说等结果出来再看。

那五天的等待，是生命中最长的等待，老公安慰我说："啥也不要想了，咱拿着剩余的钱出国玩吧，你就说去哪儿，想开点。"我内心有一万匹羊驼在草原上奔腾，这也太会安慰人了。

失眠，脑袋里有一万部电视剧同时放映。因为本人自学中医，直接上手啃的就是《伤寒论》，对照条文后，发现对不上号。再后来买了本《傅青主女科》查条文，这时，"清肝止淋汤"五个大字映入我的眼帘。对啊，这应该是赤带，反正就不是白带，书上写吃四服就好了。抓药，煎煮，喝，三服下去。咦！有效果，带下少了许多，而且颜色也不红了，知识改变命运啊！

那几天，天是蓝的，树叶都透着阳光，世界一片美好。老公还在催旅游的事情，问钱到底存了多少，他好安排行程。这时检验结果出来了，排除宫颈癌！知道结果的一瞬间，空气都是甜的。

可是没过四天，旧病复发，恐慌再次袭来，我开始咨询网上的中医网友，其中有一个朋友说，你所描述的应该属于血漏，不像是赤带。血漏？！再次翻开《傅青主女科》，一个药物最少、最省钱的方子映入我的眼帘：黄芪 30 克，当归 30 克，桑叶 30 克，三七 10 克。这药我抓了三服，不超过 30 元。

接下来，见证奇迹的时刻到了。晚上我只喝了一服，第二天，所有症状消失，内裤分外干净，我不能高兴太早，万一复发呢。我喝了三服，结果发现"我的天哪，就是这么神奇！真的好了！"之后我再不允许老公提旅游的事情。同时，在许多场合都对女性朋友讲这药方的神奇之处。

随着对中医的深入了解，我知道自己体格偏胖，易疲劳，喜欢宅在家里，肤色偏黄无光泽，舌质淡胖边有齿痕。我的体质偏气血虚、脾虚。所以，一开始用清肝止淋汤没用，是因为它主要针对肝热引起的出血，而我血漏的原因是气虚不摄血，因此后面的方剂效如桴鼓。

懒兔子按：

中医里有个病症叫"崩漏"，是指女性不在月经期，突然阴道出血。崩的话，血流量很大，流血不止，甚至可能因为失血过多而有生命危险。漏则是指少量出血，同样止不住，能延续很多天，甚至几个月。

文中作者用的方剂：**黄芪 30 克，当归 30 克，桑叶 30 克，三七 10 克**，是《傅青主女科》里记载的一个年老**血崩方**。之所以被冠以"年老”二字，大概是因为那时候只有老年妇女才会体虚血崩吧。

这个只有四味药的方子，被称为气血两补的“神剂”。黄芪补气升阳，当归活血补血，三七是止血的圣药，而桑叶重用不但可以滋补肾阴，还有收敛的妙用。

对于气血虚造成的崩漏，此方皆有效。但是傅青主先生在书中也强调了，此方对于止血有奇功，但不根治，如果想要不再复发，还是得从根本上调理体质。像文中作者这样的情况，建议用归脾汤善后。

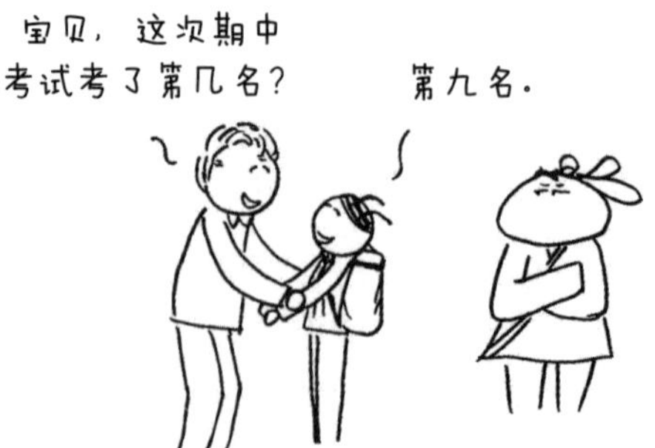

好棒！
晚上外婆给你做好吃的。

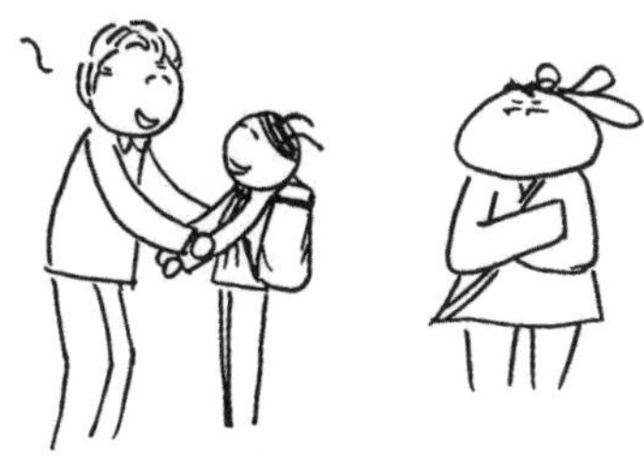

棒什么棒？
班上总共十八个人。

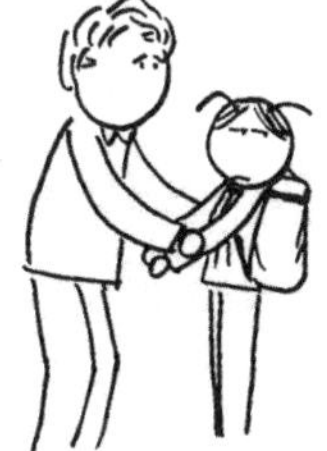

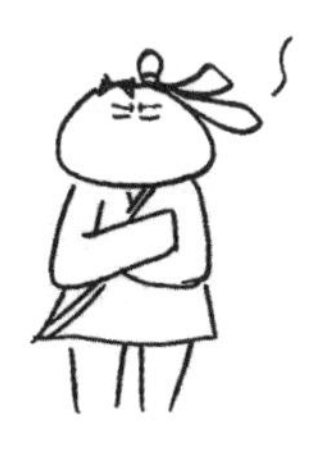

还有两个中文不好。

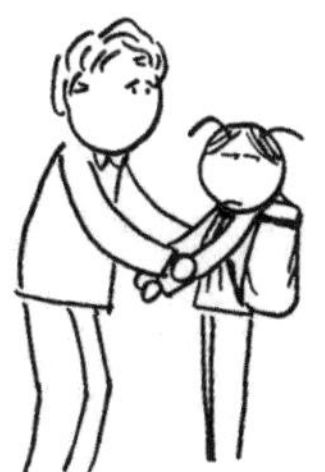

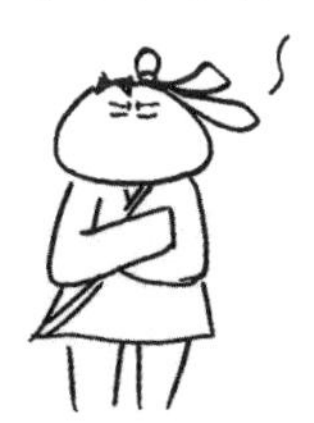

3. 用助仙丹治好女儿月经数月一行

兔子老师好：

跟着兔子老师学中医已经有两年多了，用中医思路治疗感冒、肠胃不适基本能够搞定。但更复杂一些的问题，还是觉得无从下手。

女儿 20 岁，从月经初潮起就一直月经不调，好的时候两三个月来一次，不好的时候半年来一次，其间也喝中药调理过，没有明显效果。

今年刚好有时间长期在家休息，方便调理，我看她舌苔厚腻，舌胖大，脸上长痘，饮食喜肉，判断为湿气重，血瘀。但因心里没底，再者她嫌我是赤脚医生不敢喝我弄的中药，就用温胆汤、血府逐瘀汤轮流泡脚。可是泡了一段时间，似乎也没什么效果。

之后又带她去找我们这里有名的中医，吃了近一个月的中药还是无效，我们都有些着急了，就想到医院找妇科专家去诊断下。去了医院就被要求做 B 超，检查结果都正常，可子宫膜厚度为 4mm。专家说 4mm 还没有来月经的迹象不太正常，于是建议我们检查雌激素水平。

我问医生，如果检查出雌激素高或低是否就要用激素进行治疗？是否有副作用？医生说肯定要用激素治疗，也肯定会有副作用。我又问是否有别的办法，比如中药治疗，那个专家只冷笑着摇了一下头。

我和女儿一致认为不能用激素，于是没有进行下一步检查就回家了。

到家后，我还是决定自己找治疗方法，我反复看各名医治疗月经不调的医案，感觉有好多方剂适合女儿，但我没有十足的把握给女儿用。一是她不相信我的医术，名中医都调理不好，更何况我这只菜鸟；二是喝了那么久的中药，她已经不愿意再喝了。

有一天，我突然看到了一则傅青主的助仙丹医案：

组方：白茯苓五钱，陈皮五钱，白术三钱，土炒白芍三钱，酒炒山药三钱，炒菟丝子二钱，酒炒杜仲一钱，甘草一钱。

作用与功效：健脾益肾，滋补精血。

主治适应证：脾肾两虚致月经数月一行。

方解：方中白术、山药、甘草补脾土以资化源，菟丝子、白芍、杜仲益肾而无滋腻之弊，茯苓、陈皮理气化痰。诸药共奏健脾益肾，解郁清痰，生精益血之功。

我觉得这个方剂太妙了，一定要想办法给女儿一试。因为表姐是医生，于是我把这个方剂发过去和她讨论，她也认为可以。借表姐的意见说服了女儿，又因女儿还有肝气不舒、血瘀之证，就在原方的基础上加了香附、龟板、生鸡内金。抓了 5 服。

1 服 1 天。服用第 3 天，月经就来了！然后停药。月经期间用四物汤加味 3 服，经行 7 日而净。经后续服前方十余服，次月月经迟来一周。连续两个月来月经，那个愉悦的心情只有自己能体会啦！

当时我就想把这个验方写出来让更多的人受益，但想到时间太短，停药后不知道效果如何。于是又等了两个月，结果女儿的月经每个月都准时报到了！我觉得这个方剂治疗月经数月一行疗效确切，希望能通过老师让更多的人知晓受益。

懒兔子按：

这个医案我觉得应该是很多人都需要的。

因为现在有很多人都有月经数月一行的问题，这个医案很好，记录得很全面，可以供大家参考。

文中的助仙丹是傅青主先生记载在《傅青主女科》一书中的方子，专治“经水数月一行”。

傅先生说：“有些女人天生与众不同，就是一个季度才来一次月经。如果是这样的话，只要规律，即使一个季度一次，也不必担心，不是病，不需要用药治疗。”

但如果本来月经正常，突然出于一些原因后变得没有规律。或者即使是几个月不来，也没有规律可循，那就需要治疗了。

他给出的方子就叫**助仙丹**。

TIPS

组方：茯苓 15 克，陈皮 15 克，炒白术 9 克，炒白芍 9 克，炒山药 9 克，炒菟丝子 6 克，炒杜仲（炒黑）3 克，甘草 3 克。

原方中要求用河水来煎煮，意思是加强体内经血的流动性。现在当然没办法用河水了，就直接用日常自来水即可。

原书中还写：“四剂而仍如其旧，不可再服。”就是说，如果吃了四服药月经还没来，就别再吃了。我不懂其中的含义，事实上这个方子用药很普通，正如傅先生自己写的：“此方平补之中，实有妙理。健脾益肾而不滞，解郁清痰而不泄，不损天然之气血。”

因此我个人觉得完全可以多用几服，以观疗效。供各位参考。

事实上文中作者给女儿就是用了十几服，并未有任何不良反应，反而是彻底地把她的月经调整好了。

这个医案很棒，希望对大家有帮助。如果自己没把握，可以去找当地中医咨询后再用药。

为什么傅青主是个男人，
却这么懂女人？

因为……

女人都是"男"解之谜啊！

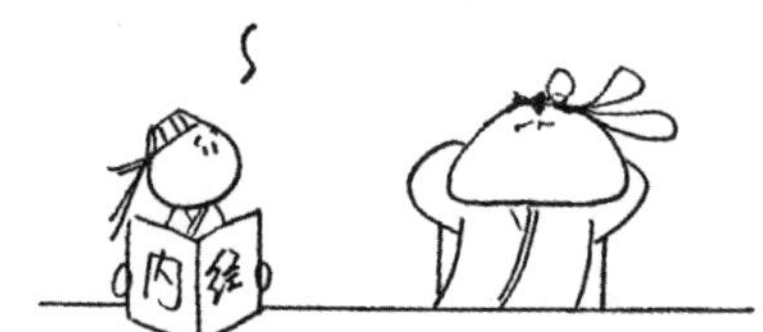

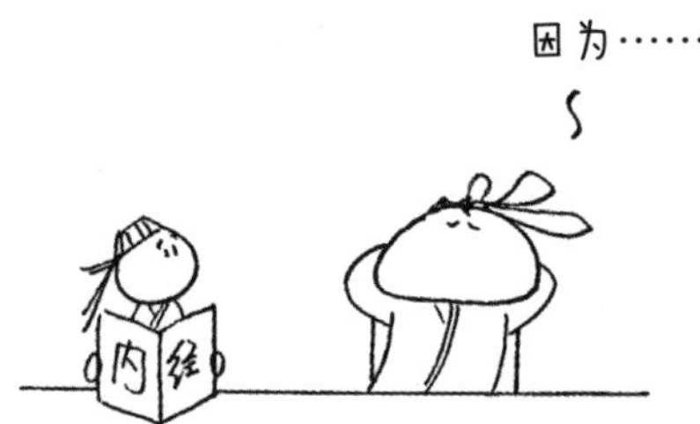

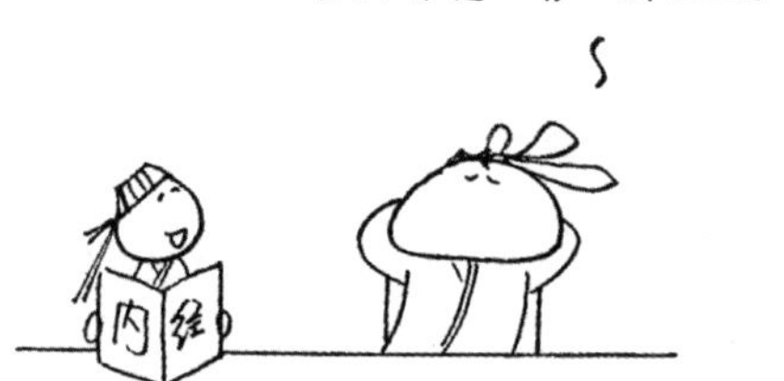

4. 妇科得生丸治疗气郁痛经

兔子：

为了表达对你最诚挚的热爱，我把处女医案奉献给你……不过这可真的是我初次一剂而愈的骄傲胜利啊!

过程如下。

本月例假快来的前几天，又一次无法控制地与老公吵架，流泪失眠。当时心里就暗想，完了，这次例假一定凶多吉少。果不其然，失眠过后的第二日早晨，先是下腹剧痛着醒过来，然后去厕所发现大姨妈如约而至。

活血化瘀！这是我脑子里的第一反应。于是开始，红糖、姜茶、热敷、姜精油、加衣服……总之是各种加热！按照过往受寒引起痛经的经验，我自认为应该没有问题了。

上午到公司，觉得稍微好了一些，疼痛似乎减轻了点，但没有完全消退。一上午忙碌没顾上照顾这位“亲戚”。可到了午休之后，疼痛又卷土重来，而且不仅是小腹疼，连后腰到大腿外侧、腋下也开始疼痛，全身的疼痛像一根绳子把身体缠住、勒紧，这酸爽!

这可怎么办？我前思后想，忍住疼痛梳理思路。我平日注意保暖，也未进食寒凉，此次痛经应该不是受寒引起的。那只有一种可能，就是之前的生气导致的肝郁气滞，气滞又引起了瘀血。于是我在网上找到了一味药——“妇科得生丸”。看了下组成：益母草（活血化瘀），当归（补血活血），白芍（柔肝止痛），羌活（祛风散寒止痛），柴胡（疏肝理气），木香（行气宣滞）。对症！

搜了下，周边居然只有一家比较远的药店有卖。于是我立马下楼，骑了一辆共享单车就飞驰而去。在此感恩“新四大发明”，真心便捷了我们的生活！

顺利买到药，只花了7.5元！便宜啊！翻过背面看了一眼生产日期，居然是2015年产的！看来这药的确不为大众所知，幸亏保质期比较长。

骑单车回到公司后，我忐忑地用温水送服了一粒，静待效果。奇迹就这样发生了，大约半小时之后，折磨我的疼痛居然全部消失了，精神也大振。下午的工作效率变得甚至比正常日子还要好些！我在心里不停地默默感恩，感恩祖国的医药，感恩祖先，感恩……

兔子，这个医案发给你，希望借由你的平台，能介绍这个比逍遥丸知名度低太多，但是真的非常有效的中成药“妇科得生丸”，能够帮助到那些被工作生活压力和烦恼折磨的女同胞。也希望药厂不要把这么好的药停产！

最后，感慨一下，根据我个人的经验，气郁引发的痛经，真的比受寒引发的还要痛很多很多。所以……你懂的，相信大家都懂。

懒兔子按：

女人真的不能生气，因为生气，不但会气得胸部疼痛，还会姨妈痛。这个是真事！但不知道男人气得睾丸疼痛是不是也是真事了，如果是真的，那就太公平了。

作者推荐的这个“**妇科得生丸**”，讲真，我也是第一次听说，所以立刻上网搜索了一下。

TIPS

组方：益母草、当归、白芍、柴胡、木香、羌活。

功能主治：解郁调经。用于肝气不舒，胸满胁痛，经期提前或错后，行经腹痛。

方中益母草活血调经；当归补血活血，调经止痛；白芍养血调经，柔肝止痛；柴胡疏肝解郁，升举阳气；木香行气止痛，健脾消食；羌活祛风除湿，止痛。

从组方来看，思路就是疏肝解郁，活血调经，因此对于气郁造成的痛经自然非常有效。因为肝的疏泄功能对月经有很大的影响，如果肝郁不疏，就会导致月经来潮不顺，有淤堵的地方，当然会不通则痛了。

因此，如果是气郁体质，或者工作、学习压力比较大的朋友，有月经不调的问题，不管是痛经还是月经提前或推后，都可以试试这个药，应该都会有疗效。

也希望该药的生产厂家能看到我们的推荐，可以继续生产这个好药，不要轻易停产啊！

你们女人好烦哦，
来个姨妈还会肚子痛。

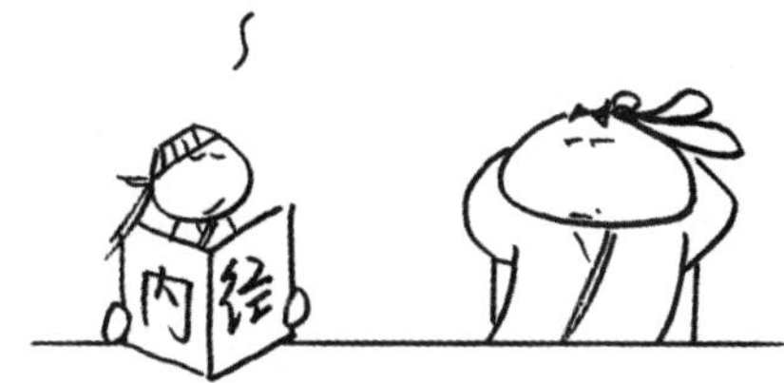

搞得好像你们男人不烦似的。

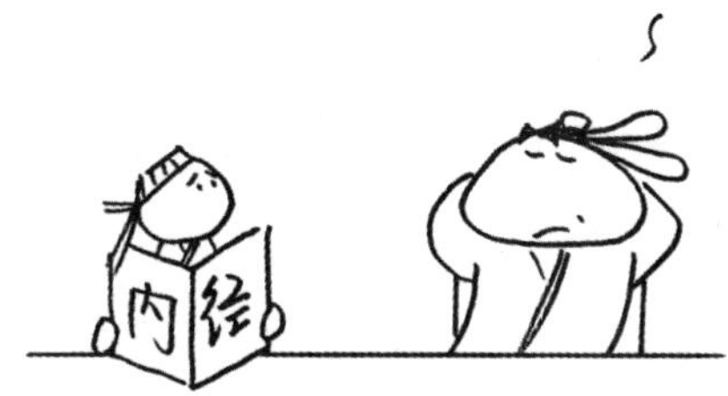

前列腺还会发炎……

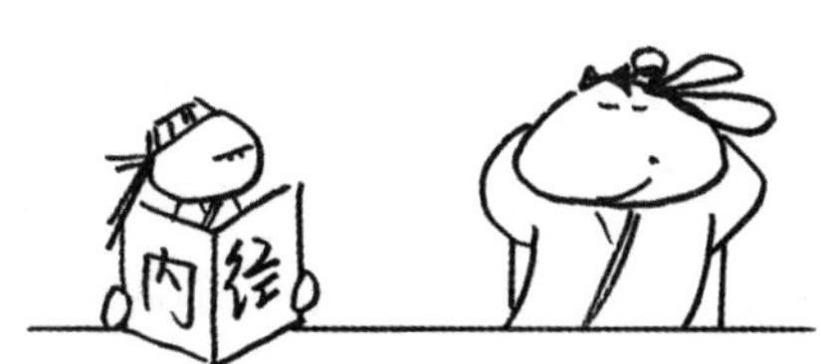

5. 胎停流产自行调理体质后，顺利生下宝宝

懒兔子老师，您好！

我在 2018 年 6 月第一次怀孕，结果不到 8 周就胎停，导致稽留流产，住了 4 天医院。

出院以后回到家里休息，结果没几天时间，右脚脚后跟开始发凉，慢慢地左脚也开始了，后来两个脚后跟都开始疼，不走路都疼。

在 11 月前后，我给我小舅（他是中医）打电话说了我的身体状况，当时感觉身体毛病比较多，不舒服，但是并没有哪个方面特别严重，总之就是不舒服、怕风，等等。

我小舅给开了 7 服药，当时吃药的时候每天早上醒来都要去厕所拉肚子，拉得比较严重，拉过以后就舒服了。等到过年的时候，回到家里又找其他中医开了药方，当时在例假期喝了药，结果例假变少了，大概在第四天的时候例假直接没了，以前从来没发生过，后面就没有再找中医开药了。

再之后，自己浏览微博，看到之前关注的一个中医博主（她有写过关于胎停的一些东西），介绍了当归羊肉汤，比较适合阳虚体质，在反复看了适应证后，我觉得我比较符合，于是周末就出去买了当归和羊肉回来煮汤。

下午 2 点多喝了一碗药汤，结果在 4 点的时候想大便，就去上了

厕所，没有拉肚子，大便也是成形的，而且当时上厕所之前肚子没有疼，平常有便意都会肚子先疼。

大概下午 5 点和老公出去买菜，走路的时候头晕晕的有点重，晚上睡觉之前又喝了一碗药汤，第二天也喝了两碗，但是头没有再晕晕沉沉，人也比较舒服。等到周一上班，下午的时候感觉脚后跟痒，好像伤口愈合的那种感觉，当时好惊喜，后面基本每个周末我都会煮当归羊肉汤喝，人也精神了很多。

那次流产后，我老公觉得我人精神不好，体质不好，缺乏运动，所以周末都会带我去公园跑步。每次我都累个半死，每次回来都困得要睡觉（那段时间只要周末出门逛街，坐地铁回家的时候一定会困得在地铁里睡一觉）。可是喝了当归羊肉汤以后，有一次运动回来我很精神没有睡觉，他还问我怎么不休息，我说可能是喝了药的缘故。

之后，我又在微信上跟我舅说了一下自己的情况，他建议我吃桂附地黄丸，大概吃了 3 天时间，我早上的五更泻也改善了很多，前后总共吃了两瓶桂附地黄丸。

停药后没过多久，我就顺利怀孕了，如今宝宝都半岁啦！

总结：根据以上情况，我认为我是典型的阳虚加血虚体质，而且主要症状是困乏，嗜睡。第一次怀孕后查出来亚甲减，促甲状腺激素一旦达到 9 左右，人也会表现出嗜睡的症状。

血虚导致我在南方这种闷热的环境下不能正常出汗，所以整个人很难受，没喝药之前以为自己是不适应这里的天气，喝了当归羊肉汤之后，才发现是自己不能正常出汗导致人不舒服，经过调理之后也敢吹空调了，身体那么多小毛病，就被这两种药治好了八九成。

遇见中医确实是缘分呀，让我省去了跑医院的麻烦，而且前后没花多少钱就顺利生了宝宝。

懒兔子按：

中医里有春夏养阳，秋冬养阴的说法，所以很多地方都有三伏天吃羊肉的习俗。尤其是里寒的人，夏天多吃羊肉，冬天就会好过很多。

本文医案的作者，一看就是阳虚体质，第一次胎停流产应该就和阳虚有关。肾阳之气不足，气血不足以滋养婴儿，因此胎停。随之而来的各种怕冷发凉症状，也都符合阳虚的反映。

按照日期来推算，她应该就是在开春以后开始吃的当归羊肉汤，之后体质大有改善，可见药物对症。

当归羊肉汤出自《金匮要略》。羊肉温中补虚，当归补血，缓急止痛，生姜温中健胃。用于治疗脾胃虚寒，里急腹痛、胁痛，或气血不足、中阳不振之证。最适宜病后虚寒，面黄憔悴者食用。

TIPS

当归羊肉汤：羊肉 500 克，生姜 25 克，当归 15 克，胡椒面 2 克，葱 5 克，料酒 20 毫升，盐 3 克。

制法：当归、生姜用清水洗净，切成大片；羊肉去骨，剔去筋膜，入沸水氽去血水，捞出切成肉条；砂锅中掺入清水适量，将切好的羊肉、当归、生姜放入锅内，旺火烧沸后，撇去浮沫，改用小火炖至羊肉熟透即成。

用法：喝汤吃肉。这也算是很好的食疗方了。

但是此方终究补益的是中焦，对于下焦的寒湿，还是稍欠火力。因此作者后来改用桂附地黄丸后，肾阳终于大有提升，连长期的五更泻也好了大半。

中焦和下焦的湿寒都被去除，身体阳气旺盛，气血充足，因此后面顺利怀孕后，胎儿发育得也很健康，正所谓“母强子健”。

现在很多人一听备孕，就说吃叶酸。但是从中医的角度来说，想要胎儿发育良好，不是光靠提升某一两种微量元素就可以的，而是要整体地调理备孕者的体质，包括爸爸。

父母体质好了，胎儿的先天之精才能优良、充盈，妈妈才比较容易孕育胎儿并顺利生产。这就像盖房子，要整体规划才行，所有的建材都要达标，而不是单单只提高其中某一种建材质量。

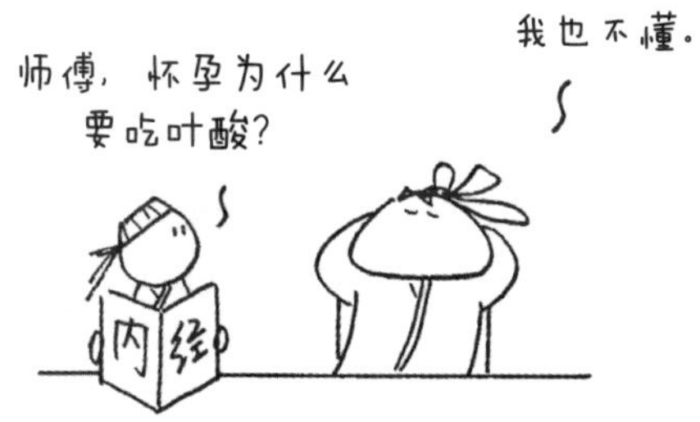

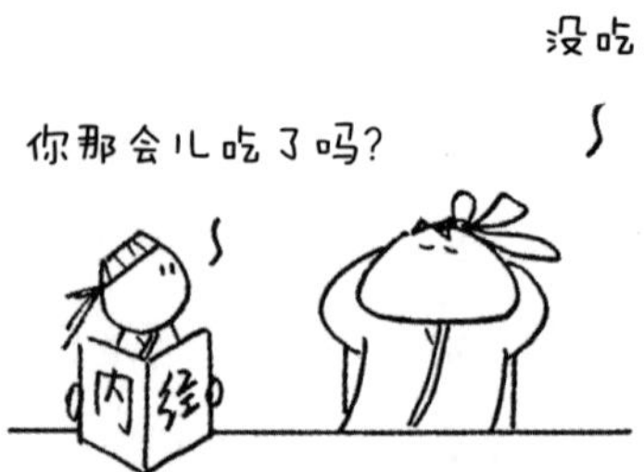
没吃。
你那会儿吃了吗?
内经

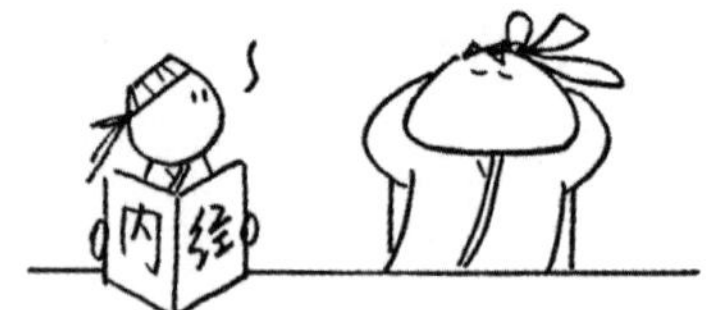
那你那时候
为怀孕都做什么准备了?
内经

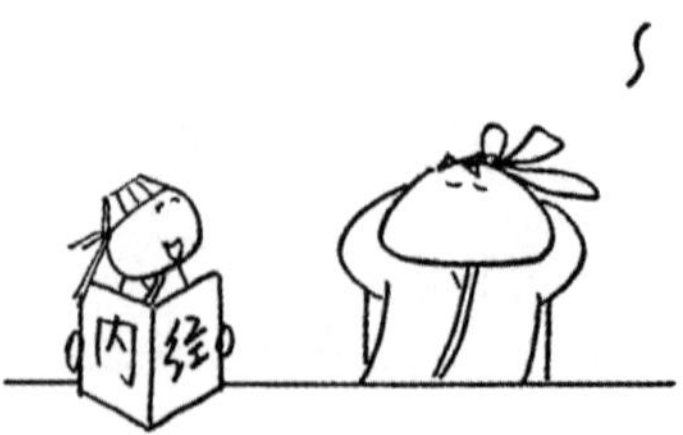
找个男的结婚。
内经

6. 防风通圣丸治好了我的卵巢早衰

兔兔老师：

今天这个医案，你看了以后千万不要打我哦……防风通圣丸，公众号里的大明星啊，它真的是太神奇了——它把我的卵巢早衰治好了，你信吗？

这话要是搁在 8 月之前，我一点儿都不信。可现在这神奇的事发生后，就由不得我不信了！

这事到现在我还是蒙的。我是个胖子，而且还是那种形似篮球圆滚滚的胖子。你别看我身材不标准，可我生病却挺标准——完全照着书来生病。

每天一脸油，在这完全没有立秋模样的大广东，我对空调的热爱那是到了宁可不吃不喝也不出房间的地步。红红的舌尖还有点黄苔，稍微吃点什么重口的就口臭得不敢张嘴，早起第一件事必然就是拉臭臭，然后昏昏沉沉地去上班。

哦，还有脉。我的脉可强劲了呢。往上一搭就有，按下去还是一样的“咚咚咚”，这个叫……呃……洪数，对吧？瞧，我是多标准的一个阳盛体质哦！

于是，从 8 月初开始，防风通圣丸就成了我的新朋友。我吃它，为的是改善体质。说白了，就是不想做个又懒又肥的人。吃了三周吧，我还真的瘦了。腰围小了 7 厘米，体重掉了 4 公斤。

早前的轻微失眠也一去不复返，现在沾枕头就一觉睡到大天亮。口臭也没了，吃香喝辣照样吐纳芬芳。开心！高兴！接着吃！

然后，大姨妈来了！我蒙了。逗我呢？

一年前我在三家市三甲专科医院，连检了三次，得到的诊断结果都是：卵巢早衰。难道这结果是闹着玩的吗？

因为卵巢早衰是不可逆的，说是再也不能排卵了啊！

不信邪的我，经期一结束立马去了最权威的那家医院复检。结果？结果就是一年前给我下最后诊断的医生，他也蒙了！

“你，这一年中都吃了啥（药）？”

“……防风通圣丸。”

“……”

“……”

是的，兔兔，复检结果：卵巢功能正常。你说这是咋回事？

懒兔子按：

这个医案真的是太好了。因为它再次告诉我们，很多不可逆的疾病，其实都有可逆的机会——当你的体质发生转变时，身体就自我治愈了。

防风通圣丸在公众号里一直很红，因为它是治疗感冒的常用药，对于内外俱实的热证，效果极好。功效为解表通里，清热解毒。

说白了，它可以通利三焦，上下、内外之热俱解。所以只要内有实热证，就可以用它，不必拘泥于病名。

本医案的作者原本就是热性体质，用防风通圣丸很对症，事实上体质改善以后，各脏腑机能都得以改善，她瘦了那么多，就是因为脾胃的运化功能加强了，新陈代谢加快了，把体内的积滞排出了体外。

那防风通圣丸和卵巢有什么关系呢？没啥关系。根本都不是一个系统的，从来不会有任何一个妇科医生会用防风通圣丸来治疗妇科疾病。更别说卵巢了。我们来看下什么是卵巢早衰：

卵巢早衰（POF）是指卵巢功能衰竭所导致的 40 岁之前即闭经的现象。特点是原发或继发闭经伴随血促性腺激素水平升高和雌激素水平降低，并伴有不同程度的一系列低雌激素症状，如：潮热多汗、面部潮红、性欲低下等。

闭经是最重要的症状之一。这就是作者为何在来月经之后，表现得那么诧异的原因。

你现在问我身体具体是怎么调节卵巢，又让它恢复功能的，我真的不知道。身体的大智慧是我这小脑袋瓜无法想象的，只能说当气机血液循环通畅以后，身体就像是干涸的土地被挖了沟渠——所流之处，全部焕发了新的生机。

但这里要注意的是，**防风通圣丸只适于实热证，辨证要点为舌苔黄腻，脉数有力。对于虚寒证，忌用。**所以虚寒性的胖子（平时怕冷，舌头胖大，苔白滑腻，脉无力），千万别用这个药减肥，只会越减越胖。

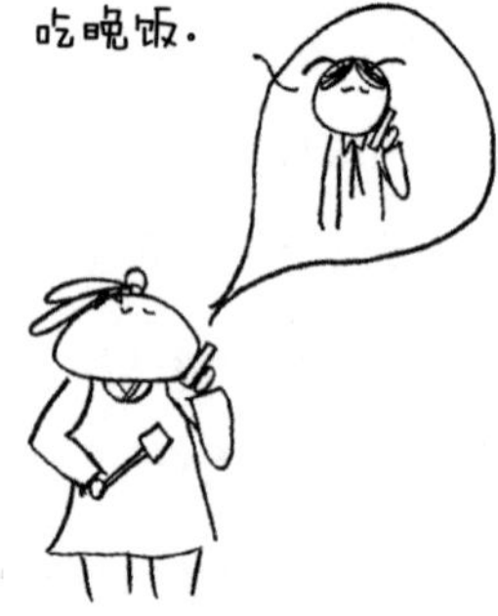
老妈，今晚我在同学家
吃晚饭。

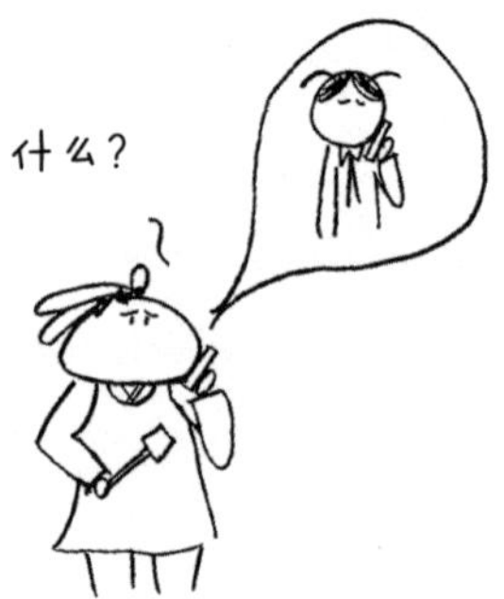
什么？

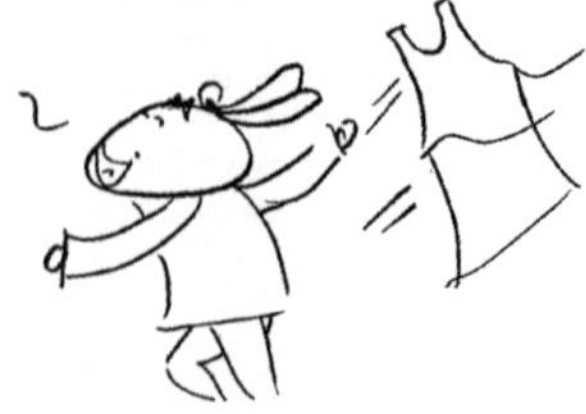
太好了，我今晚自由了！

7. 中医治愈宫颈癌前病变

懒兔子你好：

今天我想分享一下我自己用中医方法治愈宫颈癌前病变的医案，促使我写这个医案的是我的好朋友，我要感谢她，正是因为她我才选择了中医治疗，避免了手术之苦。

今年 4 月体检，突然接到了医院打来的电话，说我的 TCT 结果异常，需要加测一个 HPV 高危病毒。战战兢兢地等了 3 天，终于等来了那个差点儿把我击倒的结果——非典型鳞状上皮细胞，不排除高度病变；HPV-E6\E7 阳性，HPV-18 阳性。

当时的反应就是：完了，我得癌症了，肯定是老公不忠传给我的这个肮脏的病毒，我还有两个年幼的孩子，未来该怎么办？质问老公，他坚决不承认有不忠的行为。算了，我这个生病的人顾不上这些了，有半天的时间处于欲哭无泪、大脑空白的状态。

幸好，老公拜托熟人让我当天下午做了阴道镜检查，肉眼看还好，没有想象的那么严重，病理结果过几天才会出。

做完阴道镜正好赶上周末，可以在家休息两天，家人体贴地把两个娃带出去玩，让我能安心休息。这时，我的好朋友登场了，她是我大学室友，这次是因为姨夫食道癌住院的事情找我。虽然已经分别在两个城市好多年，但是聊起来可以 1 个多小时都舍不得挂电话。最后我告诉她：我可能得癌症了。

结果她听完哈哈笑起来，说自己的体检结果也是这样，只是还没来得及做阴道镜。我问她为何这么轻松，一点都不害怕？她说自己一个朋友直肠癌手术后体检，发现宫颈上高危 HPV 病毒一堆，医生说有宫颈癌的可能。当时光想着先把直肠癌治好，宫颈的事就没顾上，没想到等到身体调养好再去医院复查时，发现那些乱七八糟的高危 HPV 病毒全部转阴了。

所以，好朋友得出结论，身体状态差的时候 HPV 病毒就会出现，等到身体好了抵抗力强了，自然就能杀灭 HPV 病毒。

虽然好朋友很乐观，但我还是陪她去做了阴道镜，果不其然，我们俩的结果都是宫颈癌前病变。医生建议做宫颈 LEEP 刀锥切术。

我当时做手术的心情非常迫切（主要是怕死），去找医生预约手术，医生说得等到月经干净 3—7 天后再去找她，我的 P16 是弱 +，即使再拖三个月做手术也没问题。好朋友比我淡定多了，她推了懒兔子的两个宫颈癌前病变的医案给我，然后说打算先吃中药调理身体再复查（好朋友去年宫外孕大出血，身体还没有完全复原）。

结果大姨妈因为我紧张的情绪，左等不来右等不来，但是终于等来了好朋友推荐的一个好中医。反正也是等，那就吃中药看看吧，医生不是说了，拖三个月做手术也不晚嘛。

就这样，我神奇的中药治疗开始了。第一次开了 4 服药，吃完觉得白带多、味道重、腰疼的症状明显减轻，但是还会有黄鼻涕样白带，早上起来腰疼明显；第二次开了 7 服，感觉更好了，觉得胃里暖暖的，好像有一个小火炉正慢慢地把身体的湿气烘干；第三次开了 7 服药，发现好像连皮肤也变白了呢；第四次开了 7 服药，这次沉不住气想去医院复查，中医说再等等，没那么快；第五次又开了 7 服药，这次中医说，应该可以去复查了；为了巩固疗效，第六次又开了 7 服药。

就这样，我从 5 月 7 日开始服药，6 月 22 日去复查，复查的时候还被接诊医生暴击："肯定没好啊，吃中药根本不管用，别耽误了你的治疗！" 在我的要求下，复查了 TCT 和 HPV 高危病毒。6 月 27 日去拿结果：未见上皮内病变或恶性病变；所有的 HPV 高危病毒全部是阴性！我是好了呀！

我喜滋滋地去找医生看结果，又被暴击："你的宫颈肥大，可能采样刷没有刷到，中药没有那么大的劲儿，这样吧，你去找主任再会诊一下，他是这方面的专家，别是假阴性。"

可是……明明已经好了啊，中医就这么不被信任吗？！为巩固疗效，我的中医医生建议每月吃 10 服药，再吃一年。我很失落地跟好友吐槽，好友说："你可以把你的治疗经历发出来，有缘人看见就好，我也是因为看见别人发的案例，才相信中药可以治，才没有轻易手术的。"

这就是我发布这个案例的缘由，希望能帮助到更多人，希望更多的女性能免受手术之苦，身心健康！

懒兔子按：

这篇医案比较遗憾的是，作者没有详细地描述症状，也没有附上中医对她的诊疗结果及用方。

但是从她用药后的反应来看，她之前应该是白带多，黄稠，有异味，同时伴有腰酸痛。服药后，白带减少了，腰疼缓解，胃里暖得像是在烘干湿气。反推出医生用药的思路大概为健脾强肾，清热利湿。

这些其实不重要，因为每个人的情况都不同，即使西医确诊的病名都是“宫颈癌前病变”，但落实到个人，虚实寒热也有区别，还是要结合四诊辨证论治。

这个医案主要是让大家明白，很多病毒，不管是在肺上，还是在宫颈，抑或是在其他什么脏腑上，都不是病因——而是身体的环境生病了，让这些病毒有了滋生的土壤，有了可以生存的条件。

因此中医治疗，都是在整治身体环境，让身体的湿度、温度、气机恢复正常。当环境正常时，病毒是无法生存的，所以自然就作不成妖，变成了阴性。

我个人也比较推荐，当查出癌前病变时，如果可以，给自己一点儿时间先尝试中医治疗，说不定就可以免除手术之苦。毕竟在身体上动刀，对身体的伤害是久远的，甚至不可逆。

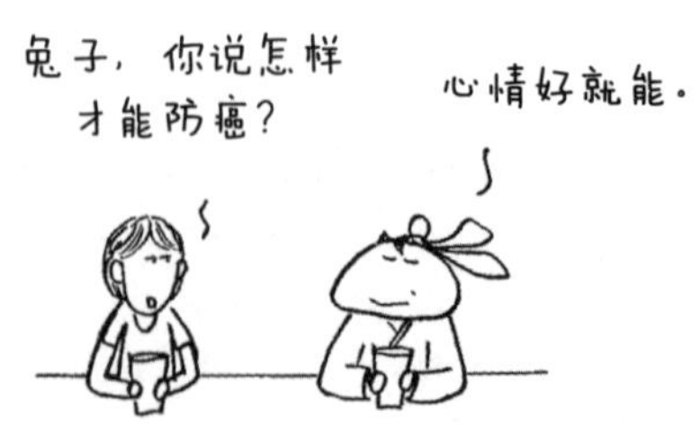

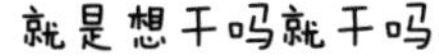

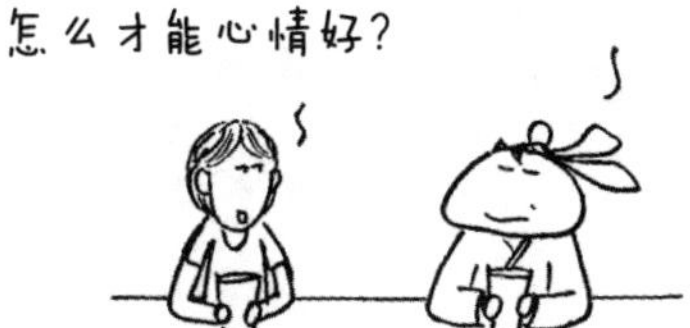

那这世上有人心情好吗?

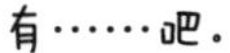

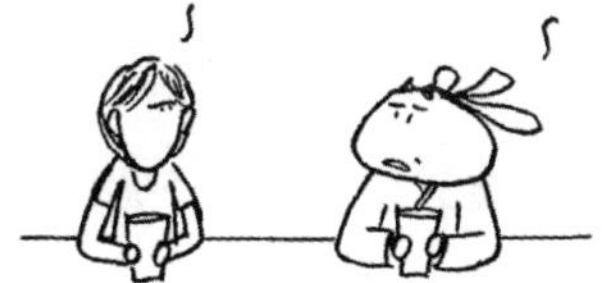

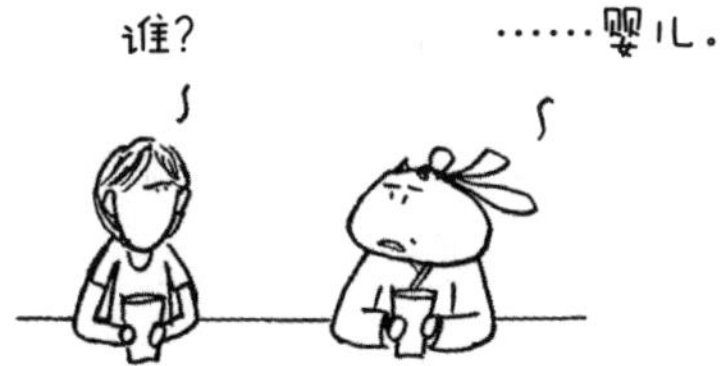

所以，成年人都
没办法心情好了。对不对?

可以……假装。

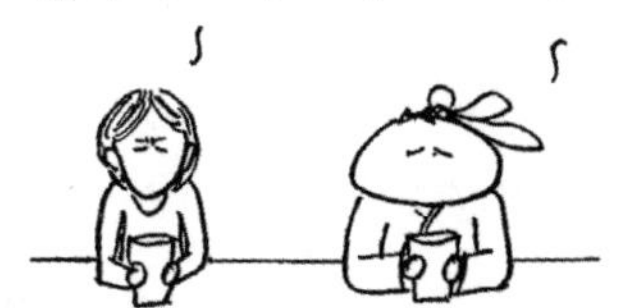

8. 消乳汤治好自己的乳房结节

兔子老师好，分享一个医案。

忘记是从什么时候开始，一年体检有乳腺结节，下一年又没有，再过一年又有。

今年因为各种事情，前段时间感觉胸闷，乳房疼，可摸到至少有手指大小的条状结节，早上醒来常常觉得喉咙以下都是昨晚吃的东西，没下去。再说回本次重点，乳房有结节，还疼。

我本来很懒的，有结节没事，不疼我不会管的，可是最近疼，那就不得不认真对待一下了。所以我还是去咱们公众号里搜索了一下，搜出来《医案：消乳汤神奇消除乳房肿块》《有了消乳汤，妈妈再也不用担心我的乳房结块》。于是我抱着试试看的态度，抓了 3 服。

消乳汤组方：知母 24 克，连翘 12 克，金银花 9 克，穿山甲（捣碎）6 克，瓜蒌 15 克，丹参 12 克，生乳香 12 克，生没药 12 克。水煎服。

《医学衷中参西录》中记载："治结乳肿疼或乳痈新起着，一服即消。若已作脓，服之亦可消肿止疼，俾其速溃。并治一切红肿疮疡。"

头 3 服，没有穿山甲，药房有山甲粉，太贵了，370 多元，我没买。剩下的药 3 服加在一起 70 多元。

5 月 23 日晚熬药开始喝，24 日周日早、中、晚喝三次，后面 2 服早、晚各喝一次。喝完第二服就感觉到结节小了、软了。除了喝药，晚上睡觉前、早上起床前，我都会按揉这些结节，原来有拇指大小，后来变成小指头大小了。

效不更方，于是我又去药房抓了 3 服，但这一次我根据自己的情况，进行了加减。

知母 24 克，连翘 12 克，金银花 9 克，王不留行 6 克，瓜蒌 15 克，丹参 12 克，生乳香 12 克，生没药 12 克，柴胡 9 克，甘草 9 克。水煎服。

因为我翻了《中药学》，发现：穿山甲，药性咸，微寒。归肝、胃经。功效活血消症，通经下乳，消肿排脓，搜风通络。

王不留行，药性苦，平。趋向沉降。归肝、胃经。功效活血通经，下乳消痈，利尿通淋。

在没有穿山甲的情况下，是可以用王不留行代替的。

加柴胡是因为近期碰到一些事情，气不顺，觉得自己需要疏肝理气。加甘草是希望能够补中，因自己的脾胃一直都不太好，怕寒凉的药伤脾胃，希望甘草能够缓解。

消乳汤加味方喝完，结节还是没有完全消，但是已经不疼了，摸着大部分是软的，大小比绿豆还小，药太苦就停了。我决定以后早晚都注意按摩，希望可以把最后的这一点消掉。

懒兔子按：

乳房结节和情绪有很大的关系，我身边有太多情志抑郁的人，乳房结节简直成了标配。

乳房结节，我个人认为只要能清楚地摸到，就应该治疗了。因为这类实质性的病理产物很容易出于各种原因而恶变。

尤其是情志问题，恶变的可能性最高。

中医里消结节的办法有很多，说到底，不外乎行气通络，除痰化瘀。因为结节不是什么了不起的物质，不过就是气、血、痰淤在一起，形成的一个类似于肉质的东西罢了。

所以张锡纯先生的这个消乳汤方，思路很简单，把凝在一起的气破开，活血化瘀，再用化痰散结的药把痰凝排泄出去——所谓“大道至简”。

在实际应用中，这个方子可以作为消结节的基础方，我们再根据患者的具体情况进行加减，正如这位医案作者，她给自己加了疏肝解郁的柴胡，又稍加了些甘草和胃，特别好。事实上，如果能再加青皮20克，那么结节消散得就会更快，因为青皮破瘀的力度很强。

总之，乳腺结节中医是有办法的，那些一看到结节就跟你说要开刀的中医，你基本可以立刻起身走人了。

小明，你知道女人为什么
会有那么多情绪问题吗？

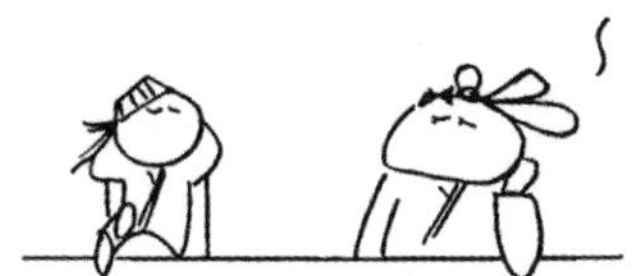

因为我们总要面对一些
不能面对的事情。

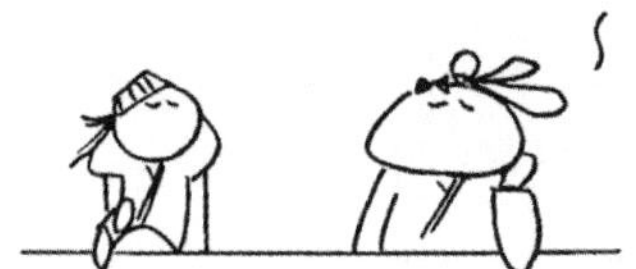

比如说，我刚买的这双20块钱的鞋子，
要比上周买的2000块的鞋舒服得多！

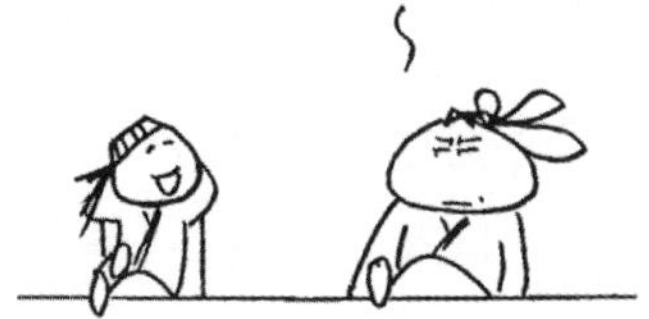

9. 哺乳期妈妈看过来：乳头白点、乳房肿块怎么办

医案一：关于治疗乳头小白点

产后六个多月，有天晚上我感觉奶堵了，里面有一个硬块，很痛，宝宝怎么吸也吸不出，早上一看乳头上有一个孔堵住了，里面有个白点，孔的旁边还有一个小白点，我用牙签怎么也弄不出，紧接着去了中医院乳腺科。医生用针把堵的孔捅开，把旁边的白点挑破，然后把里面堵的奶挤出，包好药（乳头包的黄连药液，乳房上包的他们自制的中药麻油散药贴），含泪忍受着针扎和挤奶的痛苦后，我以为好了。

回到家，第二天孔边的白点又出来了，又去弄，针捅，挤奶。后来又起了两次，自己治疗了两次，还是反复发作。这次去医院换了个很厉害的医生，屋里挂满了锦旗，点上麻药后她用剪刀把小白点彻底剪掉，我躺着感觉自己做了个小手术。起来用药包扎好，说这几天不要喂奶，奶胀的话就用手挤出，每次挤了奶后就用碘酊点一次（可让伤口尽快愈合）。

五天后我可以喂奶了，好了没一周，我的痛苦又开始了，里面又堵奶了，一看又在另一个孔的旁边出现了一个小白点，很痛。我整个人都要崩溃了，又去医院，我痛哭着说要断奶，医生说你现在还没好，不能断，这次医生也挤不出里面的硬块来了，乳头的孔进针都进不去。

没办法，外敷秘制药贴，回家用热水袋一直热敷着患处，又开了喝的中药，下午三四点终于化开了大部分硬块，接着去医院通奶。

小白点还是会反复，第二天我在网上查找办法，搜到一篇文章，是关于乳头白点治疗的（重点来了）：

乳头上的孔里有白色的奶堵住了，用红霉素眼膏涂于患处软化一会儿，然后用医用棉签从里往外画圈擦，药膏没了可再往上涂，继续擦 10—15 分钟，里面的白点就可擦出来。还有一种小白点就是像我反复出现的这种，是长在孔的旁边，没有在孔上的。用丝瓜络烧成灰，然后倒上芝麻油搅拌，把整个乳头都敷上，用纱布包扎好，每次喂奶的时候取下，用清水冲洗。

然后让宝宝使劲吃奶，多吸，吃完后再继续敷上包好，吃的时候再取下冲洗，就这样反复，三次后，宝宝吃完奶我一看我的那个小白点破了，白点处也没那么白了，再继续敷，两次后，白点没了，里面奶也不堵了，之前不出水的孔也出水了，这么简单就搞定了，也不用遭那么大的罪，几块钱就治好了。

希望同样有这种情况的宝妈能看到，尽早摆脱痛苦。中医真的是博大精深！

医案二：外敷法治疗乳房肿块

我生完孩子后，乳房出现肿块，于是就让婆婆弄了包菜叶，把包菜叶展开放进保鲜袋铺平，用擀面杖隔着保鲜袋将包菜叶擀碎，擀到包菜叶有汁液流出，然后把包菜叶取出，剪掉一小孔，盖在乳房上，把乳头露出，敷了 5 ～ 6 片包菜叶。又弄了一些大葱末，纱布包好，蒸锅水开后放入大葱蒸 5 分钟，趁热放到乳房肿块的位置，大葱又敷了有 10—20 分钟，然后把孩子抱过来让她吸。

孩子很配合，吸着吸着就感觉乳房在一点点地变软，后来越来越软，一点也不胀了，两边乳腺都彻底通了，那一刻好开心啊，没想到这两种方法一起用效果这么好，太惊奇了。连月嫂都惊奇，她说我这种情况很多催乳师都不愿意再给推，都让赶紧上医院的。我听她这么一说，瞬间想起一个同事 3 个月之前生完孩子因乳房肿块请了催乳师，催乳师给她按摩，推得她疼得两只手使劲抓着床边的铁护栏，当时用力太大，出了月子两只手的手指头都还疼了好久。

懒兔子按：

看第一个医案的时候，我感觉自己的胸都疼了。

这个医案没什么好说的，治疗经过作者写得很详细，给有同样情况的朋友做个参考。

简单讲下丝瓜络吧。丝瓜络有祛风通络、活血下乳的功效，常用于治疗乳汁不通、乳痈肿胀。直接用 5 ～ 12 克，水煎服即可。外敷一般会烧灰存性，与麻油拌在一起，是因为麻油本身有消肿、止痛的功效。

第二个医案，主要是讲用包菜叶外敷乳房消肿。这个我之前从没听过，于是上网查了一下，发现确实有很多关于包菜叶通乳的案例，且效果都很好。但是做法与医案略有不同，转载如下：

“将包心菜一颗，洗净，完整剥离每片菜叶后，沿腋下、胸大肌，将整个乳房用菜叶全部覆盖，再用乳罩略略加压，使包心菜菜叶与肌肤充分接触，持续 24 小时后取下，这种方法能有效地减轻乳胀，避免新妈妈因养护不当遭遇乳腺炎的困扰。”

另外作者还加用了大葱。大葱有发表通阳的功效，常用于治疗乳汁不通。大葱和包菜叶合用，通乳消肿的效果加倍。

喂过奶的人都知道，乳房肿痛是噩梦。希望这两则医案可以帮到一些有这方面困扰的朋友。

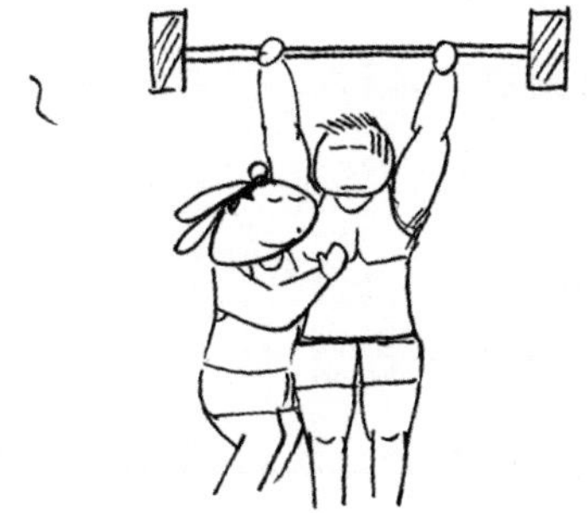

10. 用扎针的方法快速击退乳腺炎高热

兔子姐姐：

我看到你公众号里登了一则针刺放血的医案，我突然想起我的一个医案来了。

事情是这样的：今年 1 月我在美国生了二胎，快要出月子的时候老公的假用完了，他回国的第二天月嫂才来，所以回国的当天我需要一个人带孩子。也恰恰是那一天下午，我结了奶块，又硬又痛，还高热。

因为我生老大的时候得过乳腺炎，当时用了 3 天抗生素热都退不下来，所以心有余悸。人又身处美国，对看病什么的一窍不通，那时候美国的新冠肺炎刚刚开始暴发，很怕跑到医院去被当成疑似病例隔离……还要一个人带宝宝，一夜起 3 次，真是想撞墙的心都有了。

出国之前，我买了你公众号里推荐的如意金黄散，后来听说过海关的时候会被没收，所以最后也没带。但幸运的是我带了一盒针灸针。

2017 年全年，我们全家轮流反复感冒，差不多一月一次的频率。当时我在朋友的推荐下参加了上海中医药大学为期 3 个月的面向社会的针灸推拿培训班，家里人，包括我上幼儿园的大女儿在内，都愿意当我的小白鼠，成功不成功的医案都有。以上是背景情况。

我在出国之前偶然看过一篇推文，讲的就是关于用针刺的方法治疗乳腺炎，说只要刺内关穴，体温就会在 24 小时内慢慢下降直到恢复正常，所以当那天我在美国孤身一人，求救无援时，我就想死马当活马医吧。

晚上 8 点多我开始针刺，许久不练手，我甚至觉得穴位扎得不够准。睡到半夜 12 点多起来，发现原来 39℃以上的体温降到了 38℃；早上 7 点多再测，37℃，到了下午，恢复正常。

这效果好得我自己都惊呆了。当时和我一样在美国生娃的另一位妈妈也得了乳腺炎，发热到 40℃以上，医生给她开了抗生素，一周才退热，这期间还要停止哺乳，真的苦不堪言。

她看我效果这么好，提出让我也给她扎针，可是我没有行医执照，不太敢给除了家人以外的人扎针，所以最后也没有帮到忙。可见自己学习一些针灸的知识是好处多多的！

懒兔子按：

这个医案真的非常好，因为现在得乳腺炎症的妈妈实在太多了，尤其是喂奶期间。

我当时在哺乳期，就一直受乳腺炎的折磨，发热的次数多到我都记不清了。最重要的是，乳房硬得像石头，剧痛。我当时去医院推拿过乳腺两次，差点儿直接疼死在病床上。

那种疼，我无法形容，被推过的人都知道。

后来实在不敢去了，就用了朋友送我的一款日本的电击仪器，简单地说，就是一块软的电路板，贴在乳房上，然后通电电击，把里面的硬块击碎。

你们想象一下就可以知道那种痛苦了——我一个人关在房间里，

躺在床上，闭上眼睛，默默地用手把开关打开，然后电流就直接击中我的胸部，紧接着就传来了我痛苦的惨叫声：啊——

划破了夜空。

不堪回首的往事啊。都是没有早点儿学中医的结果！

学了中医，不管是用中药汤剂，还是用中药外敷，还是用扎针，都可以快速治疗乳腺炎症，肿块。文中作者讲到的**如意金黄散**就是很好的外敷中药，不但消炎消肿，还能止痛。

而扎针，作者也讲得十分清楚了，直接扎内关一个穴位即可，至于原理，就是“心胸内关谋”而已。

内关穴是厥阴经的穴位，在我们手横腕三指之下，非常好找。凡是心胸疾病，比如胸闷、胸部疼痛、心脏病等，都可以从内关穴入手进行治疗的。

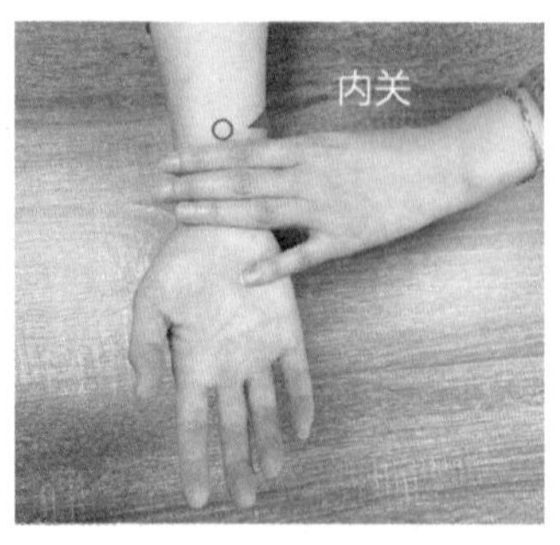

黄帝内针的理法，就是用内关穴进行心胸部位疾病治疗的，但是可以不用针，用指法即可，对于乳腺炎症，又可以具体分为以下几种情况。

（1）当肿块在乳头直线上下方时，除了内关穴以外，加揉阳明经上的对应点（在手臂外侧）。如下图：

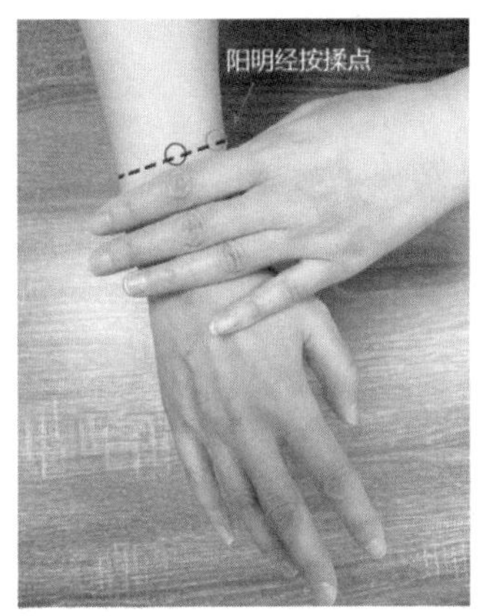

（2）当肿块在乳头内侧，也就是任脉和乳头之间的区域，除了按揉内关穴以外，加揉少阴经上的对应点。如下图：

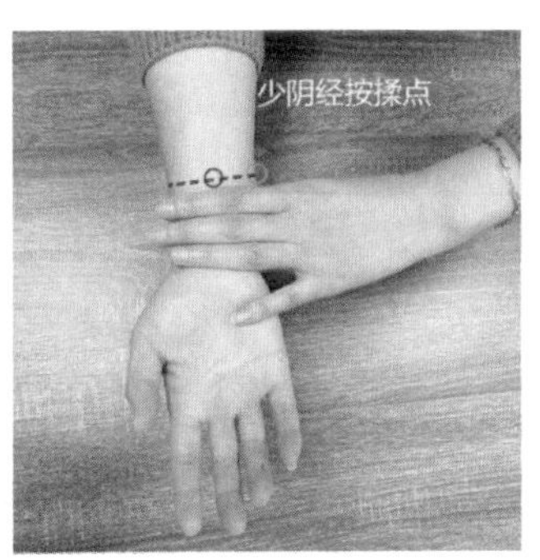

（3）当肿块在乳头外侧，也就是乳头和腋下之间的区域，单按揉内关穴即可。

当然，不管是按揉还是用汤剂，都不是一两次就能彻底好的，一般都要以 7 天为一个疗程。但是救急的话，按揉、扎针都是极好的办法，希望有此病痛的朋友都能学会自救。

至少不要跟我一样，遭受电击酷刑了。

你知道吗？那时候我电击自己时，
总有邻居来敲门。

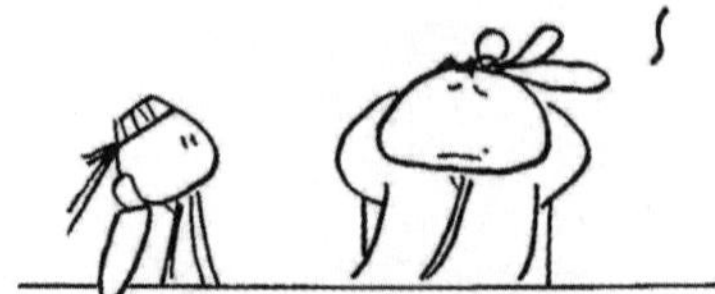

问我们家发生什么事了。

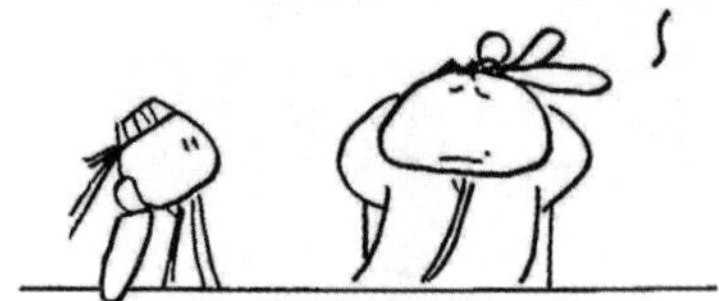

老崔就淡淡地说："胸"杀案……

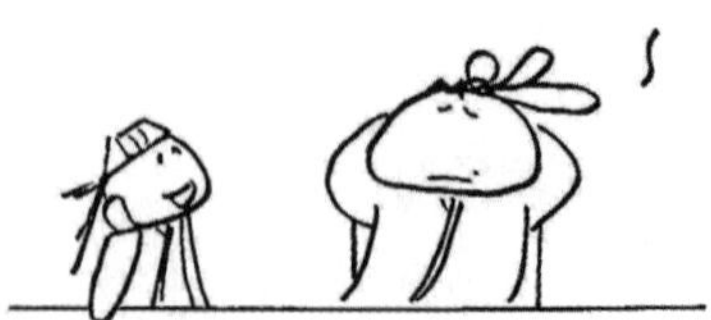

11. 孕妇用食疗的办法自治感冒

亲爱的兔子，你好！

那是一天中午，家人炖了鸡汤，我豪饮了三大碗，后感觉油腻，于是吃了一个橘子，凉凉地下去很是舒服。直到下午洗澡洗头后，开始觉得身体发冷，以为是水温凉了点，想着去床上捂会儿就好，可是任我盖得多严实还是发冷。

心想那就喝碗红糖姜汤吧，一碗下去却并没有太大作用。等到晚饭的时候，刚吃两口就去卫生间吐得一塌糊涂，不过吐过了明显感觉舒服多了，应该是吃得太过油腻，吃了橘子又凉了肠胃，心里想着这下吐了总归好了吧。

第二天早上起来，竟然头晕身痛，毫无力气，身体忽冷忽热，哦！天！孕妇感冒了。看这症状，应该是小柴胡颗粒最对症，可是现在这个特殊时期让我不得不小心谨慎，还是想个更安全的办法吧。

既然闭了汗那就发汗吧，兔子不是说让外邪找到出路吗。于是喝姜汤，收效甚微。换一个，那就姜片花椒水泡脚，平时只要 20 分钟就开始冒汗的，那天我足足泡了 40 分钟才有少量细密黏腻的汗。赶紧去被窝捂起来，等起来的时候感觉症状有所减轻，可头还是晕晕沉沉的，还会有些怕冷。

此时已经是下午了，心想这样下去不行，必须在感冒初期遏制住，否则可能真的要吃药了。于是让家人去药店买了 10 克淡豆豉，和葱白葱须熬了一碗汤，热热地喝了下去。黏糊糊的汗终于是出来了，还不到吃晚饭的时候人就精神了，头脑清晰了，也不忽冷忽热了。

一波三折，战斗了一天的感冒算是好了，可是呼吸的时候怎么感觉气管连着肺开始作痛？百思不得其解，那就睡一觉再看吧。谁知睡下不到一小时就被呼吸难受折磨醒了。起来喝了点水，躺在床上再难入眠，想着可能是白天为了发汗，用了好些温热的东西，身体上火了，发汗又损伤了阴液。想到这里，马上起床到客厅削了两个梨子吃掉。没想到一觉睡到天亮，起床首先感受了一下呼吸，嘿！顺畅了，不痛了。

感叹中医对症治疗的效果，感谢兔子，也感谢自己。好多孕妇生病都只能硬扛，希望兔子能够多多帮助这一类特殊人群。

懒兔子按：

孕妇感冒有多痛苦，我当然知道了。想当年我怀二毛三个月的时候，也经历过一次病毒性感冒，连着热了一周，去了三家三甲医院，人家一看是孕妇，什么药也不给开，就让回家死扛，我一度以为自己要被热死了。

热到后来就开始嗓子疼，疼到不能咽口水，就一直躺在床上哭。最后还是社区卫生院好心的医生给我开了雾化，才把我治好的。当时我也不知道雾化是否对胎儿有损，反正我想着我得自己先活下来。

因此生二毛的时候，二毛爸爸紧张地在外面挠墙，一听里面说生了，赶紧扒门上问医生孩子没有六个手指吧？也不知道他从哪里听说，孕妇发热，胎儿畸形就会有六个手指。

二毛一切平安，就是头发自然卷。我们全家祖宗三代也没有自来卷的，所以我妈说，我的发热是给二毛在肚子里烫了个头。

孕妇生病，有个很大的问题，就是用药的禁忌。有些药明确规定孕妇是不能用的，比如下气的药、活血化瘀的药。但是有些药模棱两可，写着孕妇慎用，这个就很麻烦了——到底是用还是不用呢?

中医里有个说法，叫“病在病受”，意思就是如果真的对症，即使有毒的药对人体也是没有伤害的，它杀死的是身体里的毒邪。所以张锡纯先生就敢用赭石治疗孕妇的呕吐（恶阻）。赭石是重坠之物，是会引发堕胎的，绝对是孕妇忌用的药品，可是张先生就坚定地认为病在病受，就敢给孕妇用，而且丝毫没有损伤孕妇和胎儿——可见对症时，药物只对病邪起作用。

但是现在这种艺高人胆大的名医已经很少见了。孕妇生病，哪怕是感冒，也很少有医生敢用药。这也不能完全怪医生，实在是现在医患纠纷太惨烈，万一用药后孕妇出现问题或者影响到胎儿，那责任可太大了，是医生无法承担的后果。

所以孕妇学点儿中医吧，关键时刻自己对自己负责，也少了去医院就诊的麻烦。就像本文作者一样，她在第一时间意识到感冒后，就立刻积极开展治疗，而且她选择的都是食疗方法，安全无副作用，即使无效对人体也无害。

TIPS

葱白淡豆豉汤：葱白带须 5 根，淡豆豉 20 颗。先将淡豆豉煮 20 分钟，然后放入葱白再煮 5—10 分钟即可。煮好分出两碗，4 小时服用一次。如果没有发汗，可再用一服。

淡豆豉和葱白都是药食同源的中药，淡豆豉辛凉，解表除烦，宣发郁热。无论风寒风热的感冒，均可以使用。如果是风寒，就搭配解表散寒的葱白；如果风热，就搭配疏散风热的薄荷，都有很好的驱邪退热的功效。

另外特别值得一提的是，作者用梨治疗咽喉疼痛。咽喉痛有可能是实热，也有可能是虚热。但无论虚实，都可以用清热滋阴的梨来治疗。如果咽喉疼痛太厉害，可以用板蓝根 10 克，玄参 10 克煮水当茶饮。这两味药也都比较安全，可以清热解毒、滋阴润肺。梨算是这两味药的简化版，食疗版。

师傅，梨子能治病，
西瓜能治病……

所有水果都能治病吗？
差不多吧！

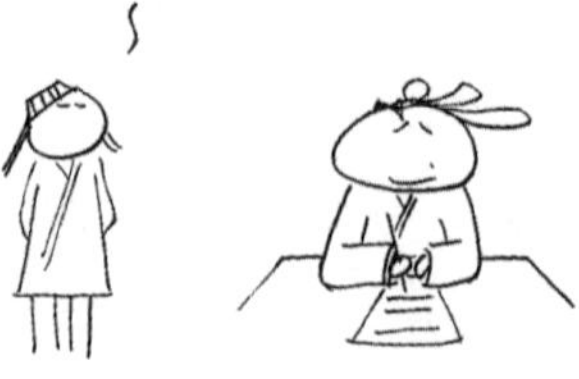

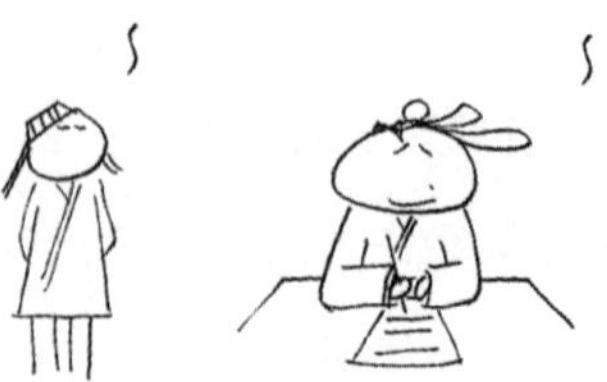

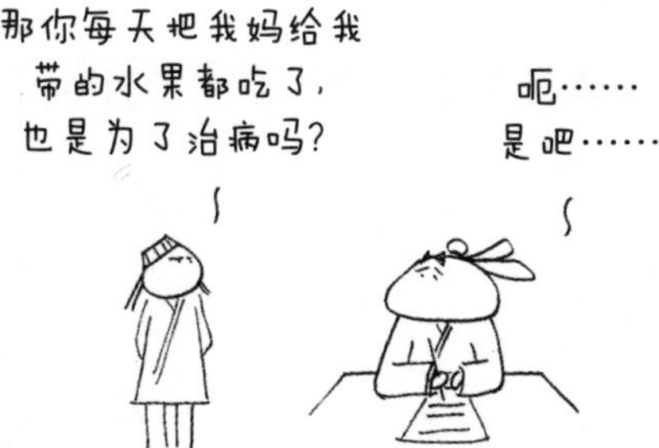
那你每天把我妈给我
带的水果都吃了，
也是为了治病吗？
呃……
是吧……

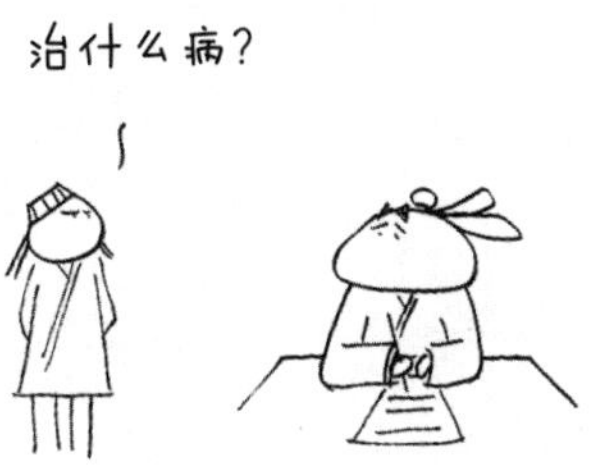
治什么病？

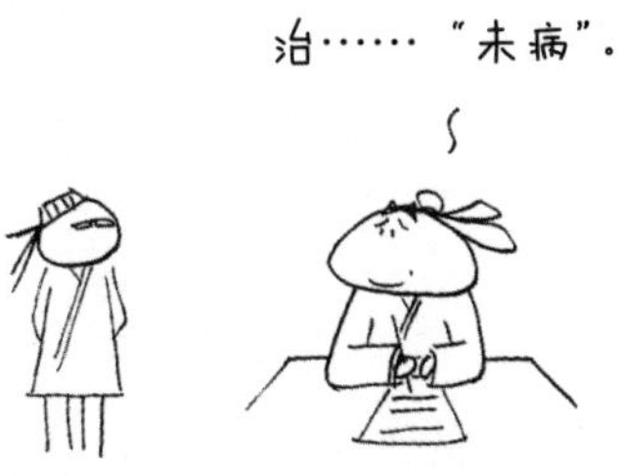
治……“未病”。

12. 自学中医的月嫂治好了宝妈的高血压

亲爱的兔子你好！

我学中医也有几年了，收获颇多，一直有医案想跟你分享，懒癌发作，拖！今天就分享一个最近几天的医案吧！

我是一个月嫂，我的宝妈在医院生宝宝后，突然发现血压高，低压最高的时候 98mmHg，高压 157mmHg。然后医生就给开了降压药，一日一次的缓释片，但血压降不下来，医生只能嘱咐一日两次，还是不行。最后加到一日三次，才勉强稳住。

我看了宝妈的舌象，舌胖大，舌苔白腻厚，说话有气无力，翻身都不利索，很多时候觉得有气上不来的感觉。但人家住在有名的武汉协和医院妇产科，医生都是大咖，我这个人微言轻的中医爱好者只能默默遵医嘱，给她吃药。出院的时候医生特别叮嘱药不能减，要按时吃，不行满月后再去医院看。

回家后宝妈还是老样子，起床有时候没劲儿还需要扶，说话也是有气无力的，几天后社区医院来检查，血压还是不正常，我们一日三餐药是没少一点的。宝妈心情不好了，痔疮又疼，大女儿要辅导作业她都坐不住，我说我看看你的舌头，老样子。

看她每天坐卧不安，很焦虑，我实在忍不住了，我说从你的舌象看，我觉得你体内垃圾太多，有水湿有痰湿，脾胃不好（每餐吃得也少），要不买点二陈丸去下垃圾，再吃点参苓白术丸健脾，试试看？宝妈说好，就网上下单，因为同一家店没有二陈丸，我说那就加味保和丸也可以，两天后到货。

宝妈一边吃我推荐的中药一边各种疑问，我可以吃吗？没问题吧？吃了三次后，我说看看你的舌头，她说她自己看了，舌苔好看多了。又吃了两次，突然有一天晚上，宝爸说你可不可以不吃降压药试试，看血压怎么样。

重点来了：从此早、中、晚血压都在高压135mmHg，低压85mmHg以下，接着三天都是如此，宝妈的食欲也好了点，说话劲大了点，都能辅导女儿写作业了。

这真是一个意外收获，本来我只是看她气虚特别严重，痰湿水湿又重，想让她祛痰湿健脾胃的，哪里知道有意外惊喜——血压控制住了！

不知道是你还是罗大伦博士说过，当你面对疾病无处下手的时候，就从改变体质入手，这个方向真是太对了！

懒兔子按：

我的确说过这话：坐月子的时候特别不适合辅导孩子做作业。

真的。这个在我心里是最惨的事儿了，一边奶二娃，一边看大娃的功课，人生就没点儿啥事儿可干吗，非得把自己逼上这么一条坎坷路？

好吧，可能是我太脆弱了。以前的妈妈们可能都是这么过来的。

回到医案，说说这个了不起的月嫂。讲真的，如果月嫂都能会点儿中医，那产妇就真的太有福气了，什么产后瘀血啊，恶露不尽啊，抑郁症啊，估计能少一大半。

这样懂中医的月嫂应该被评为真正的金牌月嫂，得高工资，因为她有高于旁人的价值啊。但如果，人人都有点儿中医常识，产妇自己就知道该如何调理，那多好！

这个月嫂说得对，产妇的种种症状都是脾气虚弱，痰湿中阻的表现。高血压，是因为气虚无力推动血流，身体自保，本能地增加压力来促进血液流动，保证身体供血。

可是现代医学一看高血压就降，降不下来，还拼命加大药量降。本来身体增加压力是为了供血，现在人为不让增压，那血供不上去，人自然就体虚气乏，全身无力了。

这个产妇的病症根本在哪里？在虚弱的脾胃不能运化。

二陈丸是常用的祛痰剂，功效为燥湿化痰，理气和中。主治痰湿证，症见咳嗽痰多，色白易咯，恶心呕吐，胸膈痞闷，肢体困重，头眩心悸，舌苔白腻。

后来因为缺货而改用加味保和丸，也很对症。因为加味保和丸的组方里就包含了二陈丸，而且在此基础上更加了消积导滞和健补脾胃的药。应该说，用在此处，更优于二陈丸。

参苓白术丸的功效为益气健脾，渗湿止泻，主治脾虚夹湿证。症见气短乏力，形体消瘦，胸脘痞闷，饮食不化，肠鸣泄泻，面色萎黄，舌质淡苔白腻。

如果是由湿气困脾造成的脾气虚弱，气短乏力，这个药最适合不过了，在除湿的同时还有健脾益气的功效。

月嫂给这位宝妈用的两个药都很对症，因此效果立竿见影。当脾胃的小轮正常运转后，气血都可保证充足，身体自然不需要利用增压来促进血液流动，当然高血压也没了。

真的为这个了不起的月嫂点赞。不管什么行业懂点儿中医，都有用啊。

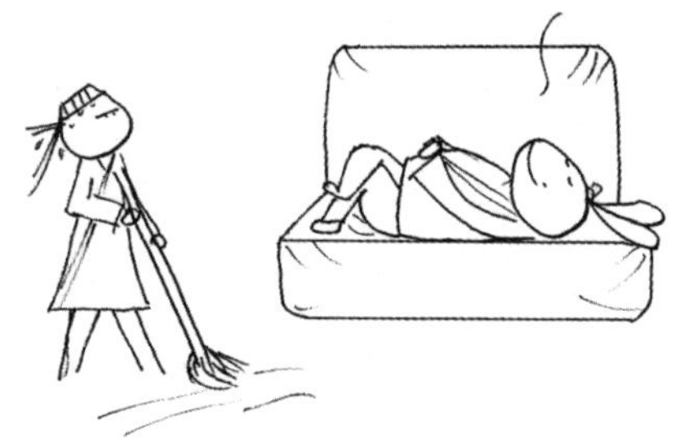

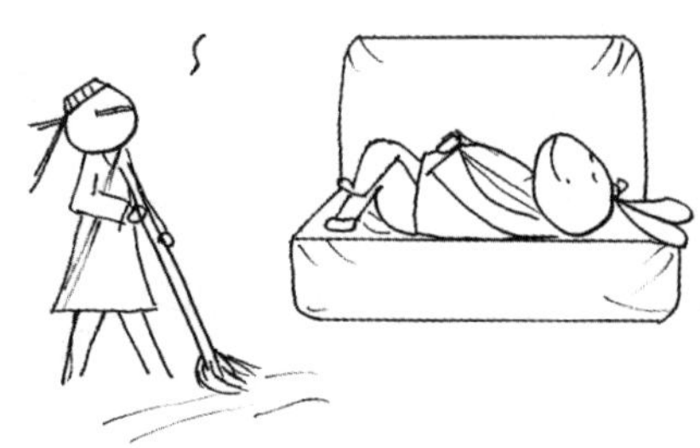

13. 中医助多囊患者好“孕”来

懒兔子你好!

我是一名 36 周岁的新晋宝妈。宝宝现在两个月了，很健康。我虽是剖腹产但身体恢复状况很好，奶水也好。而这一切在一年前对我来说还只是一个美好的愿望。

我 2011 年结婚，婚后不久就查出多囊卵巢综合征，不能自主排卵、自然怀孕。现在多囊患者很多，西医助孕的办法一般是激素促排卵和手术，我六年间共使用药物促排卵十多次，行腹腔镜下卵巢打孔术 1 次，怀孕 3 次，然而都于孕早期流产了。

可能是身体和心理上的负担太重，心情郁结，导致两年前两侧输卵管也堵塞了。当时医生说没更好的办法，只有做试管婴儿。试管的过程很艰辛，打针无数不说，取卵 19 颗后我还遭遇了 OHSS（卵巢过度刺激综合征），腹水，无尿，医院给下了病重通知书，2018 年的元旦我是在住院中痛苦地度过的。

出院以后，我意识到多年来实在是太想怀孕而忽视了自己的健康，这样下去只能是恶性循环，必须先把自己的身体调养好，才能考虑怀孕的事。于是我决定用中药好好调理身体后再移植胚胎。

那时我关注你的公众号已经有一段时间了，你也写过关于多囊的文章，但那时的我早已经进入西医治疗的无限循环中，不可自拔，而且几年之间也找过口碑不错的中医，喝过中药，但是也没能怀个好孕（几次药物促排卵、卵巢打孔术都是吃着中药的同时在中医院做的），所以我根本不认为单靠中医中药能让我当妈妈，找中医的目的仅仅是为了和缓一下节奏，调养一下被自己迫害得非常糟糕的身体。

也是机缘巧合，我住的小区里开有一家中医馆，每个月有个河南的袁医生过来巡诊两天，口碑很不错。他过来巡诊时很多外地的患者都来找他看，我为了图方便就去找他看了。出乎我意料的是袁医生是个年轻人，应该比我还小几岁。他问诊很细致，早中晚身体情况，睡眠及二便情况等都问得很细，把脉也很“全套”，什么寸关尺，脉浮沉、强弱，一点一点地把，看舌头看了好几次，且所有的问诊情况全部现场口述，由另一个医生记录在电脑里保存，以便复诊时比对。

袁医生对我身体情况的看法是：气虚血虚，需要补气血，但身体内部的淤堵加湿气如同两块巨石，挡在路中，造成补什么都补不进去的情况，所以月经严重推迟，身体也越来越虚，越来越堵。我听了这个描述越发觉得自己无药可救了，又虚又堵又湿，啥都占全了，要怎么办？

袁医生却说我的情况其实并不难处理，比别人的卵巢早衰要好治，只要边挖两块巨石边慢慢往里补，是可以改善的，坚持复诊服药半年，一定会有改善。我问他怎么才算有改善，他说只要正常来月经三次，就可以去移植胚胎了。

我买了个煎药的罐子，开始天天在家煎药。袁医生开的方子有点猛，我服药后会恶心一小时左右，但抱着投医不疑的态度我还是坚持下来了。袁医生每月来巡诊，其他时间由医馆的另一位杨医生坐诊，并随时和袁医生微信交流，根据我复诊的情况调整方子。两个月之后，我来了一次月经，心情大好，心想改善还真快，再来两次，就能去移植了！

结果第二次月经已经超期一周多还没来，杨医生把了脉，说右脉很有力，应该快来了。然而一周之后还是没来，我也开始出现烦躁、胸胀、腰酸的症状。微信问袁医生，他语音了一句“你不会怀孕了吧？”我想都没想就说“怎么可能！”心里有点不高兴，就没再开药。过了几天，袁医生要来巡诊了，我想了想还是再去找他把个脉吧。为了有证据反驳他说我怀孕，去之前我先用早孕试纸测了一下，我天，结果居然是阳性的！

我满腹狐疑地去就诊，告诉了袁医生测试结果，还问他我是不是得了癌症（某些恶性癌症也会使早孕试纸呈阳性）。袁医生让我不要胡思乱想了，赶紧去妇产医院检查吧。检查的结果不用说了，我真的怀孕了。就这样，我猝不及防、稀里糊涂地治好了多囊，顺带治好了输卵管堵塞，当了妈妈。

值得一提的是，产后 42 天复查，B 超结果提示：双侧附件无异常。我也没有再多问医生一句多囊还有没有，就像懒兔子说的，只要身体舒服没有症状，又管它囊不囊的呢？

回头想想，袁医生用的什么药？三个月太短，我都还没起心思要记药方呢！但可以明确的是，这些方子都是围绕两个基本药方加减的，一个是“当归芍药汤”，另一个是“桂枝茯苓丸”，常加入的几味药是：通草、鸡血藤、仙灵脾、生姜。最后想跟广大多囊病友们说的是：想怀孕切不可急功近利，越急越难怀，在调整心态的同时，坚持中医治疗，一定会成功当上妈妈的。

懒兔子按：

这个医案看完，估计很多人会来我的公众号后台留言，求作者的联系方式，求作者公布袁医生的联系方式……

你们的心情我当然可以理解，但即使袁医生治好了作者，也不代表他能治好所有的不孕患者。我们还是着重从他治病的思路来看这个病案，不要陷入我一定要找到这个医生，才能怀孕这么个执念中。

文中作者提到的当归芍药散，是经典的妇科良方，出自《金匮要略》，"妇人怀娠，腹中疞（通"绞"）痛，当归芍药散主之""妇人腹中诸疾痛，当归芍药散主之"。

TIPS

组方：当归三两（9克），芍药一斤（30克），茯苓四两（12克），白术四两（12克），泽泻半斤（24克），川芎半斤（10克）。（剂量仅供参考，请在医生指导下用药）

此方具有养血调肝，健脾利湿的功效。主治妇人妊娠或经期，肝脾两虚，腹中拘急，绵绵作痛，头晕心悸，或下肢浮肿，小便不利，舌质淡、苔白腻者。

"芍药柔肝补血，当归养血和血，川芎行血中滞气，三药入血分，共以调和气血；茯苓、白术、泽泻均有利水渗湿之功，为气分药，三药同治水气不利。方中血水同治，重在调血，兼顾治水。"

因此这个方子就可以解决袁医生讲的其中一块大石头——作者身体里湿阻的问题，同时又有补血行血的功效。

而桂枝茯苓丸我写过很多次，是治疗妇人症瘕的，有活血祛瘀的效果。用在这里，是搬除另一块大石头——瘀血的。

另外一些药应该是医生根据作者自身体质进行加减的，不分析了，也没有通用性。

总之，这个医案是个思路，并不是放之四海而皆准的专治不孕不育的神药。好怕大家有这样的想法，看到医案就照搬药方，那就太背离中医辨证论治的基本原则了。

最后还想告诉大家的是：即使你被西医下了定论，只能试管婴儿，也不一定中医就没有办法。中医绝对不是西医的辅助治疗，它有自己的体系和思路，会考虑从体质上进行根本改善。至于怀不怀得上，那就只能身体自己说了算了。

可能还要看命吧!

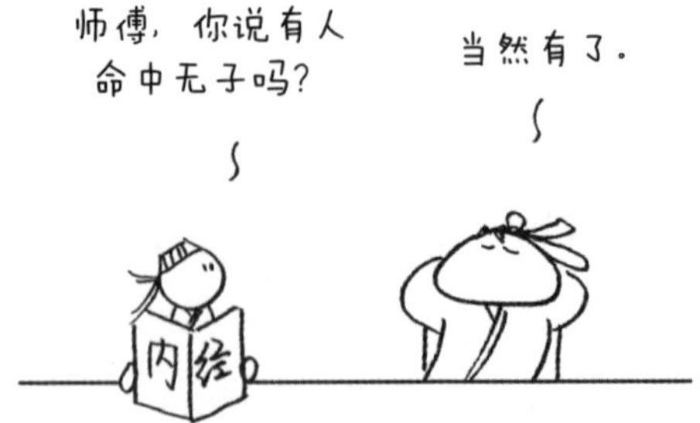

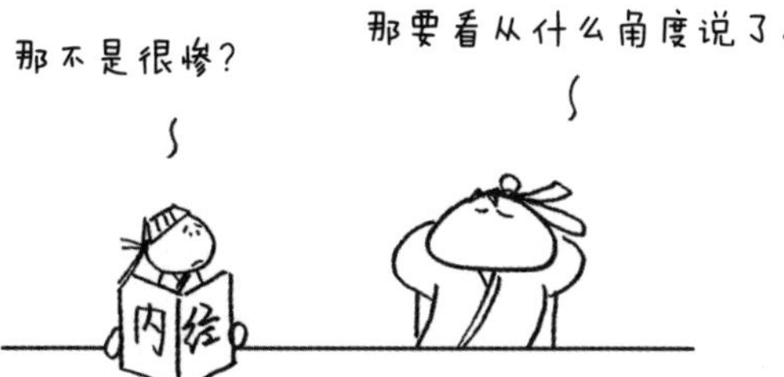
那不是很惨？
那要看从什么角度说了。
内经

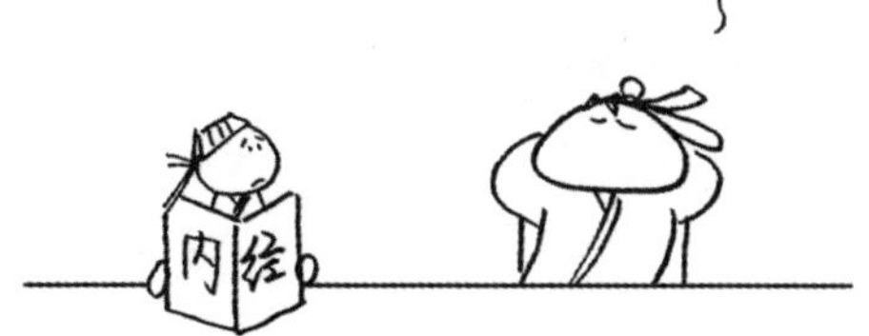
无子＝大把自由的时间＋节省下来的无数金钱
＋不用辅导作业而避免的重大疾病
＋不用老了还要带孙子……
内经

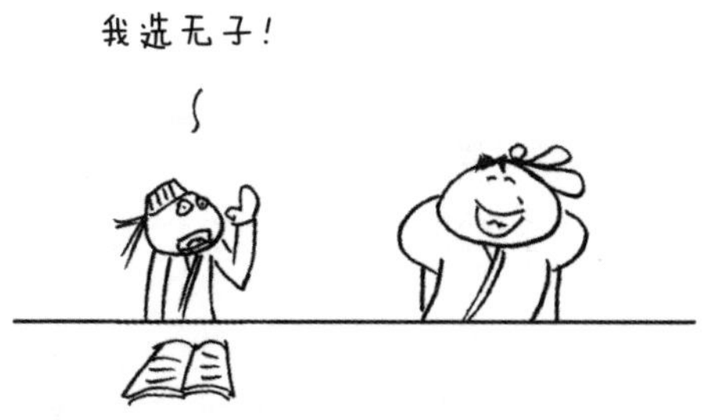
我选无子！

14. 记两次“可怕”的狐惑病

亲爱的兔子：

其实我也不知道那到底是不是“狐惑病”，总共有两次，待我缓缓道来。

第一次是在去年的清明节过后，4 月中旬。大姨妈快干净的两天，阴部不适，说不出的感觉，阴道流出脓性物质，外阴开始有点肿、痛，夜里发热，到第二天已经到 39℃了。以前从来没遇到这种事，面对这种来路不明的东西，我吓得不轻，赶紧去了医院。

医生检查的时候，阴部内外已经红肿得很厉害，且由于出脓，没办法检查阴道。面对这样的病症，医生也说不出所以然来，开了吃的、洗的、塞的药后，把我打发走了。

遵医嘱，认真吃、洗、塞了两天，没一点用。这时，阴部内侧暴发了密密麻麻的“溃疡”，外部也有好多。每当小便时，我都是抱着一种赴死的决心战战兢兢地坐上马桶，然后咬紧牙关，握紧双拳，等待凌迟般的酷刑，尿出来的哪是尿啊，分明就是一把把锋利无比的小刀！

每次小便的时候，都想死了算了。过后就坐在马桶上哭，想着应该怎么写遗言……

医生开的药看来是无望了，我开始查公众号里的文章，各种关键词的搜索，当搜索“溃疡”时，看到了《经方甘草泻心汤里隐藏的圆运动——各种溃疡病别再发愁了》的文章，第一次听说了“狐惑病”（看到这个病名时，我还在想是不是清明节扫墓的时候在山上遇到了什么不干净的东西）。其实我也不知道自己得的到底是不是这个病，本着看看老天会不会可怜我的心态，我抄下组方，拖着病体去药房抓了三服药。

在人生的认知中，我第一次真切地体验到了什么叫“药到病除”！第一服喝下去，睡了午觉后，整个人就清爽了很多，而且明显感觉到阴部没有那么不适和疼痛。晚上又喝了一次，第二天起来，红肿已经消退很多，而且溃疡也在愈合。到第三天就已经差不多全好了。

我居然治好了自己！我高兴得跳了起来，天真地想：有了中医，妈妈再也不用担心我的身体！

第二次发病，时间上差不多，也是清明节过后不久，4 月 11 日开始发现阴道流脓现象，这个症状和去年一样，所以第二天我就屁颠屁颠地又去药房抓了几服甘草泻心汤。然而，两服药下去，过了两天到 13 日，没任何好转，而且脓状物越来越多。

14 日下午开始发热，晚上高热，因一直流脓没有溃疡，我就想或许不是狐惑病，而是其他一些湿热下注的症状，于是增加二妙丸组方泡脚，早、晚各一次。

到 15 日早上起来，发现外阴有要长溃疡的迹象，而且有个别已经形成了溃疡状，继续喝甘草泻心汤，还是没用，溃疡面开始增大，又来了一次大暴发。这次和去年不同的是，去年是在阴部内侧，这次是外阴部。这次没有小便的痛苦，但是坐立不安，行走困难，走路的时候由于患处会和衣物摩擦，又一次体验到千万把锋利的小刀来回拉锯的痛苦，又一次哭了，又一次想着要怎么交代后事……

15 日一直发热，一夜无眠。

16 日，可能是喝了甘草泻心汤的原因，症状虽然没有好转，溃疡还在增加，但是好像暴发的速度没那么快了。

熬到 17 日，其实自己明白还是用药方向不对，但是无言问苍天啊，我只能再一次拖着病体去了医院，这次换成了远一点的中医院，想着看中医会好一些。

到了挂号处，半天没找到中医科，人家问我哪里不舒服，我简单说了一下，就叫我挂妇科，我说要看中医，人家回答我：妇科也有中医看，也会开中药的。好吧。

医生看了患处老半天，阴道已经红肿且充血严重，估计是惨不忍睹，没见过这种病吧，她们还把科室主任叫了过来。遗憾的是，主任也说不出所以然来，就叫我住院观察，说要做各种检查、化验，再确诊。

我一听要住院，急了，家里就我和儿子两人，住院的话儿子放学回家饭都没得吃，死活不肯住。于是，取了样各种化验，还做了好几个培菌，有一个还得两天后才拿得到结果。医生告诉我很严重，现在确诊不下来，得拿到所有结果后再决定治疗方向，如果还是不行，得去省医院……

问诊的时候，我对医生说了去年发病和治疗的过程，并且把甘草泻心汤的组方拿给她看，我问她晓得“狐惑病”不？她说没听过。我说西医里就是“白塞氏病”，她也一脸蒙，这时我心里已经快崩溃了，啥都不知道，怎么能把我治好？

得知我是在网上学中医的，医生把我好一顿说，说她也是学中医的，不能相信网上的那些东西，指着组方跟我说什么药是热性的，根本不能用。

结果照样是吃的、洗的、抹的、塞的药开了一堆：奥硝唑分散片，盐酸多西环素片，利夫康洗剂，硝呋太乐阴道片，曲安奈德益康唑乳膏。回家后遵医嘱，认真吃、洗、抹、塞。

其间一直早、晚用二妙丸组方泡脚。

也许是用的药有效，18日，症状开始略有好转，继续用药和泡脚，好得差不多后，除了利夫康洗剂（我看是治疗湿热下注的），其余的药都停了，后来慢慢就好了。这次恢复的过程和上一次完全不一样，上次三天差不多就好了，这次拖拖拉拉一个星期才好得差不多。

后来用仅有的一丁点中医知识理了一下：之所以两次发病时间一致，是因为春天是肝气生发的季节，我可能是肝气生发功能失常，导致身体内小圆圈不能正常运转，加上身体有湿有热有郁，所以出现了病症。

我只能想到这么多，至于用什么药，提前怎么预防，为什么后一次用甘草泻心汤没用，我是丈二和尚摸不着头脑。如果可以的话，麻烦亲爱的兔子给我点建议，现在开始我就已经害怕明年春天的到来了。

我当时在网上查“狐惑病”的时候，看到有个医案，一妇女，阴部溃疡发作半年之久（不知道那半年她是怎么熬过来的），后来也是用甘草泻心汤治愈的，只不过她的药方里加了生地。

这次病后，我想好好调理一下身体，根据《医学就会》里，感觉自己是各种体质混杂一体，有湿热，有痰湿，有气郁，有血瘀，有气虚……

兔子的所有书籍我都看过，但是忘性太大，往往看到后一页，前一页讲的什么已经不记得了，所以平时看的书、公众号里的文章差不多都是一看就忘。今年我把公众号里每天的文章都重新整理手抄一遍，为的就是想多记住一些东西，想着不要做一个无知的中医小白，争取自己的身体自己做主。

人只有在身体健康的时候，才能真心感觉到生活的美好和生命的珍贵，如果我们能把疾病消灭在萌芽时期，或者生病时能手到病除，无疑是对身体的一种负责，也是对生命美好的一种向往。所以，中医尚未小成，小白仍需努力。

懒兔子按：

个人觉得这篇医案写得很好，生动有趣，画面感强，而且病情变化和用药过程都记录得很详细，很有借鉴意义。

另外，我还想再感慨一下，现在医院里中医生水平真是……居然连狐惑病和甘草泻心汤都不知道。唉，尤其是作为妇科的医生，我觉得非常遗憾。

狐惑病首载于《金匮要略》："狐惑之为病，状如伤寒，默默欲眠，目不得闭，卧起不安，蚀于喉为惑，蚀于阴为狐，不欲饮食，恶闻食臭，其面目乍赤、乍黑、乍白、蚀于上部则声嗄，甘草泻心汤主之。"

简单地说，狐惑病就是一种与肝脾肾湿热内蕴有关的口、眼、肛（或外阴）溃烂，并有神志反应的综合病征，相当于现代医学的白塞氏综合征。

那甘草泻心汤是什么神汤，可以治疗这个病呢？

TIPS

先看下甘草泻心汤的组方：甘草 15 克（炙），黄芩 9 克，干姜 6 克，半夏 9 克，大枣（擘）4 枚，黄连 3 克。水煎服。（剂量仅供参考，请在医生指导下服用）

此方以甘草干姜汤为打底方，重用甘草，就是因为甘草常用于治疗外科溃疡、渗出性的疾病，用现代医学研究的解释就是，甘草有修复黏膜的作用。

然后在甘草干姜汤中加了可以清热燥湿的黄芩和黄连，又加了可以消痞除烦的半夏。

整体来说，此方寒热之药共用，有温中益气和清解肝经之热的功效。

而狐惑病，发出溃疡的地方一般在口、眼、阴部，都是肝经循行的路线。当肝经有热时，就会常在这些地方生出溃疡，因此甘草泻心汤对症。

文中作者总是在清明节前后发病，多半是因为春天肝气不能很好地生发，郁结于下所致。但因为其他症状描述太少，也没有舌脉参考，所以很难辨证除了这些以外，是否会有其他问题，比如湿或者寒。

之所以她去年发病，用了甘草泻心汤三天就治愈，可能是因为当时病情比较单纯，因此效如桴鼓。但今年身体出现了其他问题，比如湿重或者热盛，需要在此方上进行加减，只用原方，药不胜病，所以才会比较慢。从作者一开始生病时，阴道流出大量脓性物质来看，湿热很明显，我个人认为如果此时在甘草泻心汤中加生薏苡仁 40 克，清热排脓，也许效果就会好很多。当然，这个只是我的猜测，只能给各位作参考。

因为狐惑病比较少见，所以出版这个医案让大家了解一下，免得以后万一遇到，会很慌张。

师傅，我也发现很多药，
之前用有效，之后用就没啥效果了。

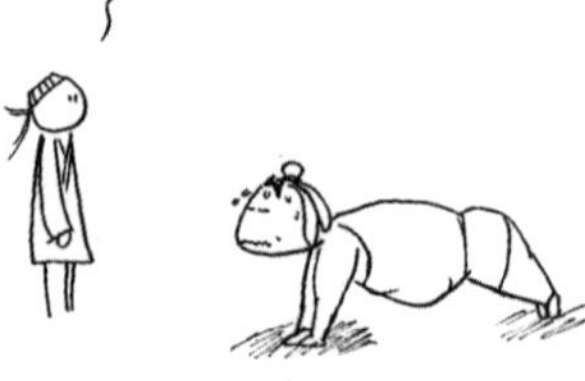

这是为什么呢？

这就和年轻时饿两顿就能瘦，现
在饿两顿，一点都不会瘦一样。

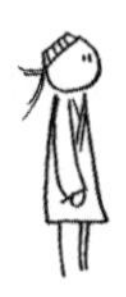

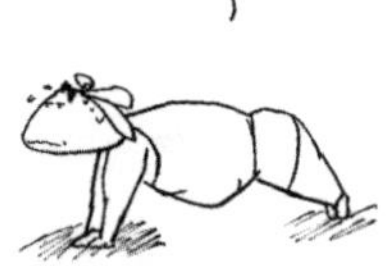

身体状况是一直在变化的，
手段也得跟着变才行啊！

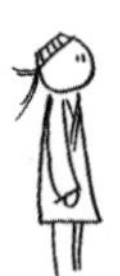

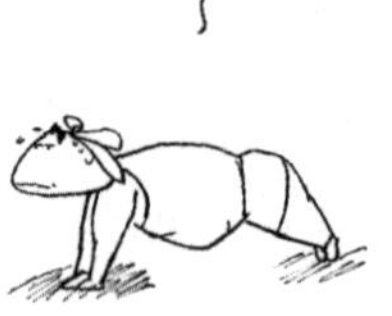

直说因为你变老了不就行了。

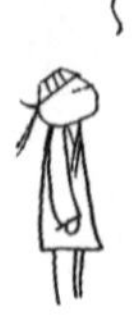

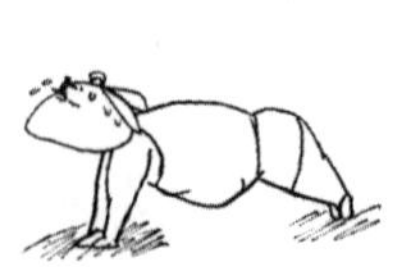

15. 用加味逍遥丸治好了老公的疝气

兔子老师好：

前几天，看到老师公众号发的薏苡仁治好疝气的文章，我想起了几年前我无意中治好了老公疝气的事，就想把这个医案写出来。

那时候，老公一直不满意自己的收入（公务员），在参加了一次同学聚会后，这种心理更厉害了，经常跟我叨叨，谁谁谁上学的时候成绩烂得没法看，还抄过他的作业，现在做生意赚了多少多少钱，开着豪车，今天请这个吃饭，明天请那个洗脚云云，我听得都好烦。

刚好孩子处于叛逆期，也出了些问题，本来我老公就是那种火暴脾气，这下家里开始不得安宁了。他在外面应酬完回家不是跟我吵就是训孩子，我儿子半大小子，正是变声期，结果是老公声音大，孩子比他声音还大，结局是老公气得喘粗气，孩子在房间里哭，什么问题也没解决。

这样的日子，在我们全家一起去看了心理医生之后才稍微有了改善。但是，有一天晚上，老公跟我说他左侧腹股沟那里胀胀地疼，射精的时候牵动得左侧的睾丸也疼。我看了看，左边的睾丸明显比右边的胀大了一些。他说，坏了，我要出大毛病了！我当时还说，先别自己吓唬自己，明天去医院看看。

第二天我陪他去医院做了一系列的检查，结果没什么问题，医生说这是疝气，最好是手术。听到要手术我俩吓坏了，问能不能不手术，医生说，也不是大手术，有好多小孩有疝气，做个手术都好了。不手术只吃药好不了，而且不能劳累，提搬个重物都不行，容易腹膜穿孔，听得我心里一炸一炸的。

我后来在网上查了好多腹股沟疝气的解释和做手术的图片，越看越害怕。我和老公都反对手术，接下来我们辗转了好几家当地的大医院，包括看中医，都没能解决。从此老公成了家里的重点保护对象，因为生气也会加重他的疼痛，所以也不敢惹他。我查找了兔子老师公众号里几篇关于疝气的文章，都对不上号。

有一天，我在吃加味逍遥丸的时候，看功能主治里有肝郁，脐腹胀痛，我就想生气是会伤肝的，会有气滞、气郁、气机不畅，比如女人生气多了会乳腺增生，那男人呢？我看过一些经络的文章，知道老公的痛处是在肝经上，那会不会也是这个问题？

于是我对老公说：要不你也吃一段时间加味逍遥丸吧，你爱生气，吃吃这个药总没坏处，万一有效呢。结果老公吃完第二天就说症状有点减轻了，我就让他坚持吃。后来因为工作忙没有每天都问，当有一天我再问的时候，他说："早好了呀，你不问我都忘了。"

现在想想我当时的思路是对的，之所以犹豫到今天才动笔，是因为自己虽然学了一些中医，但很专业的术语不会表达，也不知道这个医案对别人有没有帮助。但有一点我要说的是：大家千万少生气，避免不了生气就找个发泄的出口，不能憋着，生气真的会生病！不管大病小病都很让人烦恼！

懒兔子按：

中医治病追本溯源，疝气不过是症状。现在大家都很容易犯一个毛病，包括我，就是听西医的病名，然后再用中医的思路去套病。比如说冠心病，在中医里属于瘀血证，那思路一下子就局限在活血化瘀里了，用药也都是活血化瘀的药，有时候疗效不错，有时候疗效又不行，为什么？因为往往病机并不在这里。

所以治病，一定要坚定中医的思维，从症入手，结合舌脉，辨证论治，千万别被西医的病名牵着走。比如治疗疝气，我们就很容易局限在清热利湿，或者是肝肾阳虚这些套路里。但从这个医案可以看出，如果肝郁，肝经有热，一样会导致疝气。

那如何找到真正的病机呢？就是从患者的整体状况入手，全面地审查病情，而不仅仅只盯着“疝气”二字。

家人才是最好的医生，是因为只有家人才最了解彼此，像此案中，妻子非常了解丈夫的情况，一下子就想到了肝郁的问题。如果是医生，你即使跟他说患者脾气急躁，他也不可能切身体会到这个急躁、暴躁的程度。

加味逍遥丸是治疗肝郁、肝热的经典方，很多病症都可以在此方上进行加减。如果用对症，有奇效。好了，此案并不复杂，但思路清奇，给各位做个参考。

唉，我终于明白
“受气包”的含义了。

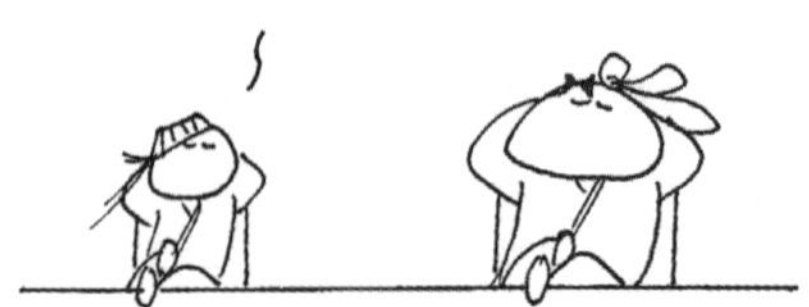

女人受气，乳房上长包。
男人受气，睾丸上长包。

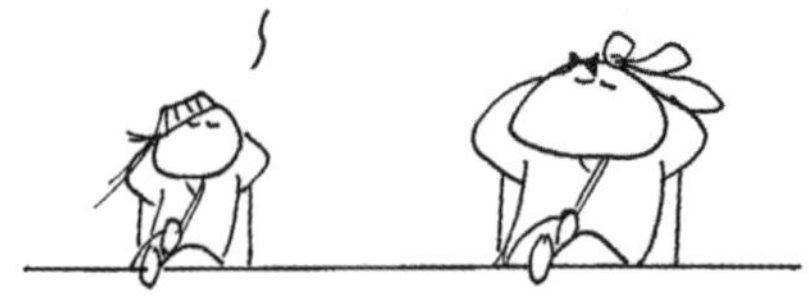

所以只要受气，就会长包。

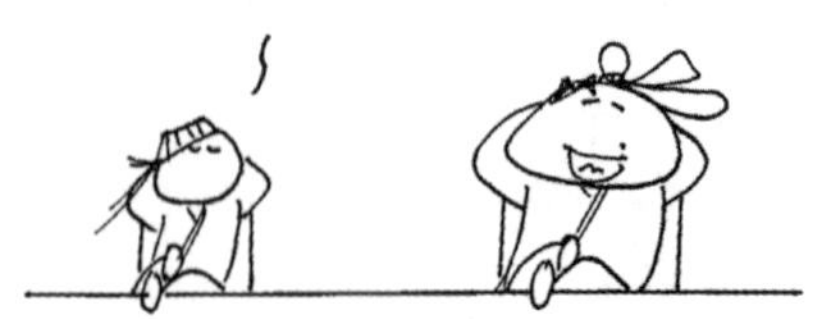

第四章

儿科

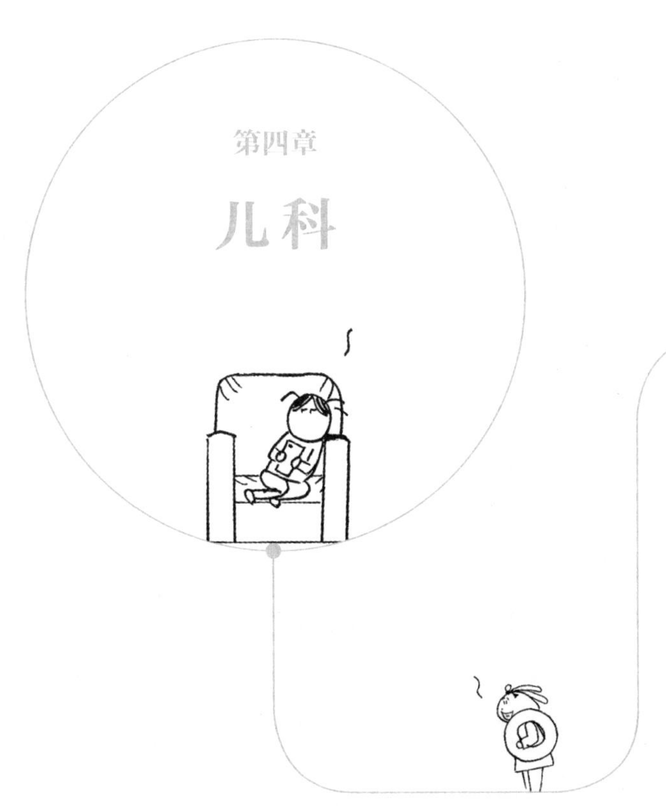

1. 治好宝宝的喝水就吐

兔子你好：

我家小宝从小身体挺好，吃饭也好，可惜三岁多的时候有一次出去玩吃得太杂，又吹了风，半夜就开始吐，还发热，好几天才好。从那以后吃饭就不是很好了，还有个怪毛病，一到季节变换的时候，就会生一种奇怪的病：一直吐，喝水都吐，水吐完了吐黏痰，最后吐苦胆水，发热 38℃左右。一天多以后才能慢慢不吐，短则三四天，长了要一星期才好。发病的时候舌苔发白，略有点厚，此外也看不出其他问题。

我们带她去过两次医院，医生说不吃不喝等四小时，如果喝水还吐就再等，不要刺激肠胃，也没有其他办法。看着小娃娃一直吐，真的很心疼，我学了点中医以后给她吃过双黄连口服液（觉得可能是食物中毒）、小柴胡（想调理肠胃）、藿香正气水（觉得可能是寒湿）、附子理中丸（怕是胃寒）、保和丸（怕是积食），但都没有明显效果，我娃也是给我当小白鼠当得够够的……

后来有一次看到兔子的公众号上提到一种情况叫“水湿内停”“遇水就吐”，感觉跟小宝的情况有点像，当时推荐的是五苓散，正好同事有买，就拿小罐子倒了点放家里了。

前几天天气变换，小宝又犯病了，一整天滴水不进，吐个不停，吃的保和丸也全吐出来了，发热37.8℃，薄白苔。不敢给她喝水，她一直喊渴，简直可怜得不得了。

晚上的时候我突然想起了五苓散，拿出来一看，都有点返潮了，就弄了一点点给她吃。刚吃完没啥反应，过了一小时，突然尿了好大一泡，感觉挺奇怪。这一天都没喝水了，哪儿来的尿呢？尿完睡了一会儿，突然又吐，吐出的痰都结块，冲水不散，吐完总算消停会儿，能睡着了，半夜又吐了两三次。

第二天，我看好像有点效果，又给她吃了一次五苓散，结果上午就尿了两大泡，中午终于踏踏实实地睡着了，下午起来就好了很多，喊饿，能吃面包了。

两年多以来，第一次好转得这么快，我终于找到了对症的药。回想起来，小宝平时眼睛就一直肿肿的，吃五苓散那两天眼皮消肿了，眼睛大大的可漂亮了。说明她平时的脾胃功能不好，不能把水有效转化为津液。以后打算每天给她吃点保和丸养养胃，也不知道五苓散能不能每天吃哦，兔子给点建议啊！

懒兔子按：

很多家长应该都遇到过孩子一直吐一直吐，吃啥吐啥，吐到胃痉挛，吐到黄胆水都出来。之前二毛小时候也发生过一次，一晚上吐了二十几回，我们全家都被她吐崩溃了。

后来我总结经验，发现呕吐不止时，吃双黄连口服液基本都有效，但有技巧，就是要小口一点点地吞咽。10 mL的小瓶双黄连，分十几口，一点点地喝下去。一般来说，喝完第一瓶之后，没过一会儿还会去吐，没关系，等 20 分钟以后继续喝第二小瓶。喝完后，即使呕吐，中间间隔的时间也会延长。等再过半小时，小口喝完第三瓶，这样基本呕吐就会彻底止住。这个方法取自《黄帝内经》:“诸逆冲上，皆属于火”。而双黄连里的药都入心经，有清热泻火的作用，因此可以降逆。

呕止住以后就能喝药了，再根据症状辨证用药。

此案中的小朋友，为何喝五苓散可以止呕？五苓散是《伤寒论》里的一个经典方剂，功效为利水渗湿，温阳化气。主治蓄水证、痰饮、水湿内停证。其中蓄水证的典型症状就是入水即吐，烦渴欲饮，头痛发热，小便不利，苔白。

再看文中孩子的情况，蓄水证无疑了。所以用了五苓散效如桴鼓。

之所以会有蓄水证，是因为患者之前太阳膀胱经表邪未解，邪气循经传腑，导致膀胱气化不利，而出现小便不利的症状。表邪未解，就会头痛发热，小便不畅就会水蓄下焦，津液不能上乘于口，而口干烦躁。饮入之水不得输布，所以入口则吐。

TIPS

五苓散：猪苓 9 克，泽泻 15 克，白术 9 克，茯苓 9 克，桂枝 6 克。水煎服，温服取汗。（剂量仅供参考，请在医生指导下用药）

此方主以淡渗，辅以温通，兼以健脾，表里同治，侧重于治里，邪正兼顾而着眼于驱邪。

此方服用时，最好是热服，这样小便和汗都有，驱邪更快。事实上，这个小朋友用了五苓散后，小便很多，泻出去很多水饮，所以病症很快就消失了。但五苓散主治标证，不能当日常保健用药，孩子日后体质改善，最好用参苓白术丸健脾利湿，或者用八珍粉也是很好的。

老崔，怎么这么晚了
还没做好早饭？
我起晚了，
昨晚没睡好。

打了一夜的雷，吵死了。

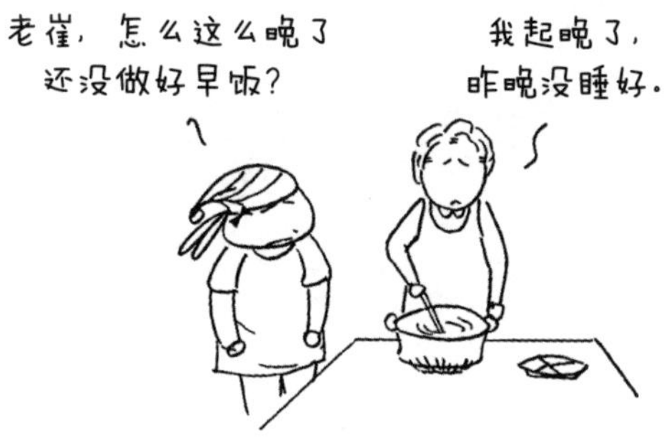

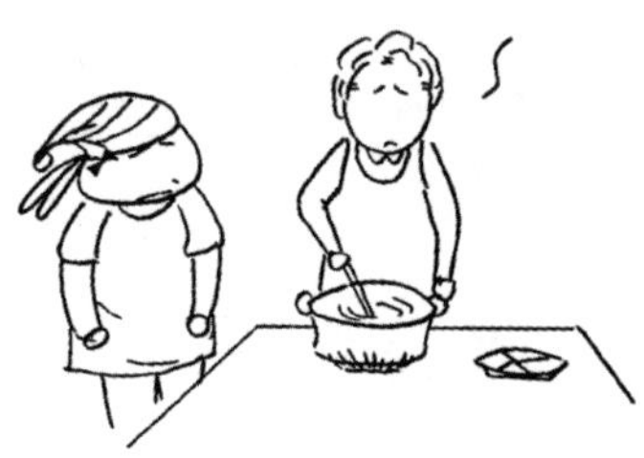

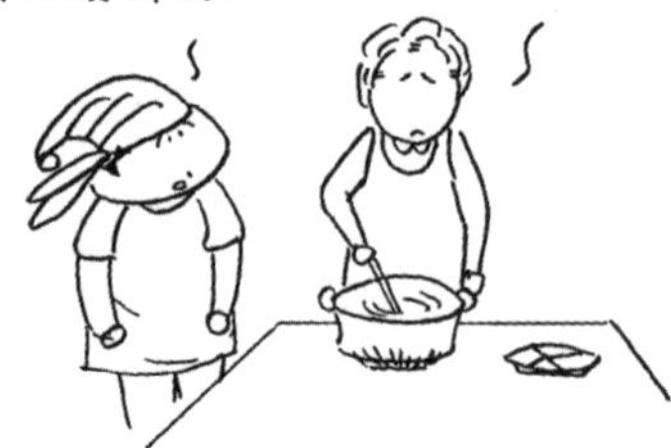
打雷？
我怎么没听到？
你睡得跟猪一样。

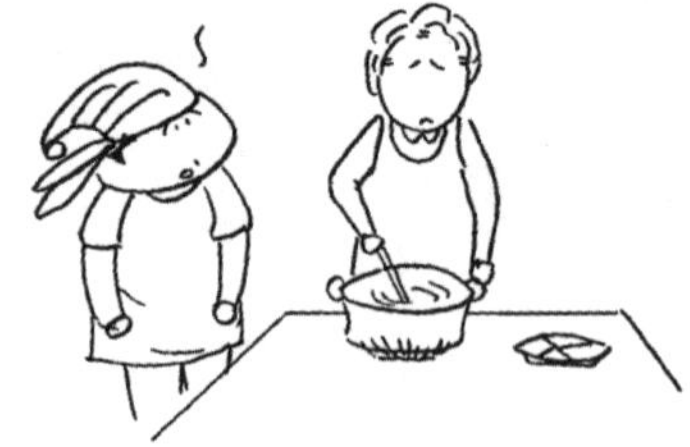
我一直在做梦，
梦见我在成都吃小吃。

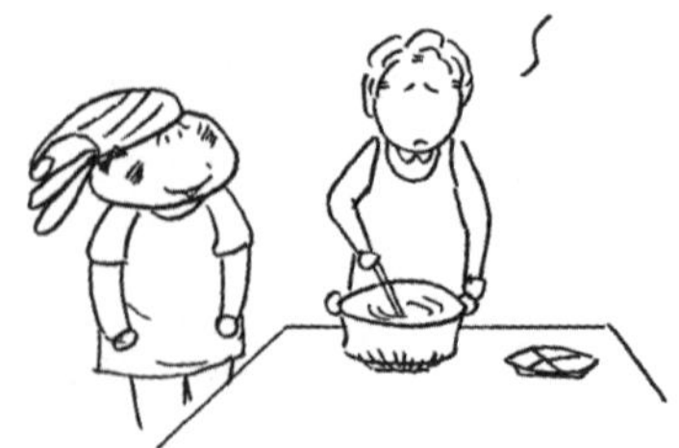
那怪不得你没听见，
原来你在外地。

2. 用金银花和它的藤，煮水洗澡治好了宝宝的湿疹风坨

亲爱的兔兔：

我们家宝宝 7 个月了，没事就喜欢在身上使劲挠，胸口、脑门儿，特别是大腿上，挠得都是血痕。我之前以为他是挠着玩的，后来有一次他挠的时候把衣服脱了，才发现长了一大片风坨（我们那边的方言，也叫风疹、荨麻疹），就像十几个大蚊子包挨在一起那样，特别吓人。

我赶紧查了下，网上说风疹是过敏引起的，一般发作完之后不留痕迹，难怪我都没发现。西医认为不只是牛奶、鱼虾，连灰尘、光照都可能引起过敏，还要去医院查过敏原。我一下子蒙了，这可咋办，难道奶都不能喝，太阳都不能晒了？

我一会儿没注意，宝宝又开始抓，大腿上一大片又起来了。这可怎么办啊？说不定兔子的公众号里有别的方法呢！果然，我一下搜到了《双黄连口服液治疗脚气的医案》，里面说双黄连对湿疹、风疹等皮肤瘙痒都有用。

一想到这么小的宝宝要吃药，我都害怕。要不拿双黄连洗澡？我还在走神呢，窗外摇曳的金银花突然映入了我的眼帘。咦，金银花不就是双黄连里的“双”吗？一查，金银花可以疏风解表，这个“风”应该就是“风坨”的“风”。

我赶紧和爸妈说了一下，匆匆忙忙去上班了。下班回来的时候，爸妈就跟我汇报战绩。他们上午就摘了一大包金银花回来，直接放水里煮开，混在宝宝的洗澡水里。晚上的时候宝宝的风疹已经全消了。大自然真是神奇，这个季节生的病，正好是这个季节开的花来治。

就这样过了半个月，天气更热了，有天晚上没及时换尿片，早上起来发现宝宝屁股上又长了风坨。赶紧打电话让爸爸晨练的时候摘点金银花。结果老爸抓了一大把树藤回来了。他说，金银花已经开完了，我就扯了点藤回来，看看效果怎么样。

晚上回到家，爸妈说藤比花还管用，连胳膊上的湿疹都没有了。看来这个金银花还真是好东西啊！现在回想起来，要是真信了西医过敏原的说法，那不知道宝宝要有多少东西不能吃，多少环境没法待了。

不说了，我家宝宝的便秘又犯了，晚上一直扭来扭去，要抱着才能睡觉。吃蔬菜水果汁、吃益生菌、揉肚子，麻油捅肛门的方法都用了，还是不拉。我要开始查兔子的宝藏医案了。欲知效果如何，请看下回分解。

懒兔子按：

这个医案真是极好，一下子就给大家普及了两种药材。

金银花和它的藤条——忍冬藤。

金银花本是忍冬科植物，之所以叫“金银花”或者“双花”，是因为它开花时，先开白色的花，之后花色会慢慢地转为黄色。金银花是一味特别常用的中药，可以疏风散热，清热解毒。

双黄连口服液里的“双”，就是它没错了。

但一般人很少知道它的藤条同样也是一味常用的中药，叫“忍冬藤”。功效为清热解毒，祛风通络。用在治疗风疹块时，二者皆可以把内热风邪从皮肤表面透散出去，甚至忍冬藤效果更好。所以医案中，孩子用了忍冬藤煮水洗澡后，连胳膊上的湿疹也消失了。

老百姓有很多朴素的智慧，就好比医案中的外公，并不懂金银花和忍冬藤。他就是单纯地想，既然花能治病，藤条应该也差不多。这就是为啥民间流传着很多治病的偏方，都是祖辈口口相传下来的，原理并不懂，就是用着有效。

金银花和忍冬藤药店里都可以买到，每年湿热的夏季，很多宝宝身上都会有痱子和湿疹。不妨买点儿忍冬藤回来煮水洗澡，让宝宝过个舒爽的夏天啊！

另外用于清热解毒时，二者也皆可以用。比如咽喉疼痛，就可以抓点儿金银花或者忍冬藤煮水喝，效果也是一样好。

啊？师傅，
你这是干吗去？

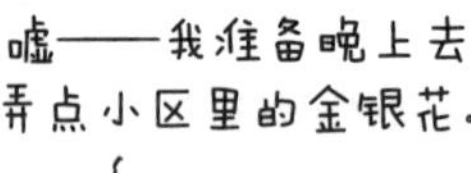

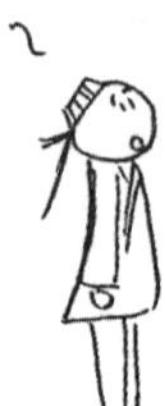

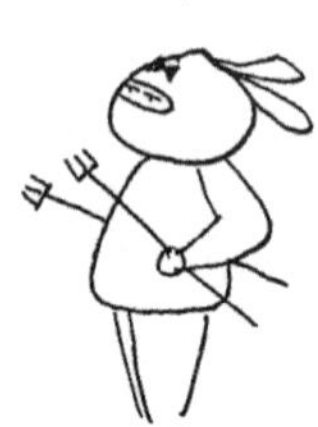

现在这药卖得挺贵的，
我先去弄点儿。

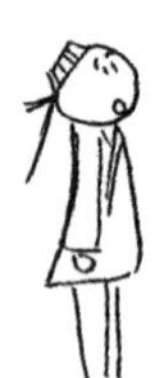

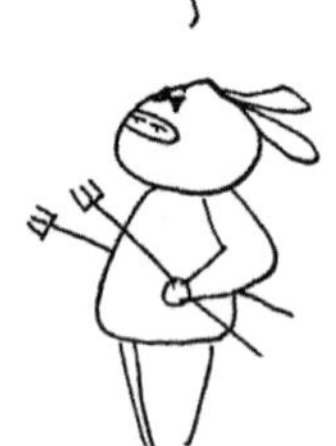

现在中医知识都这么
普及了吗……

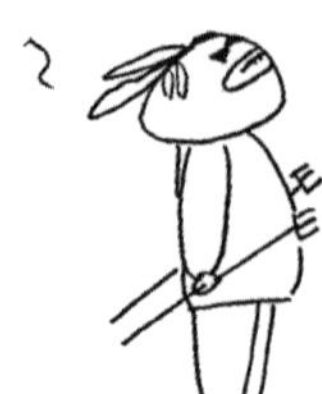

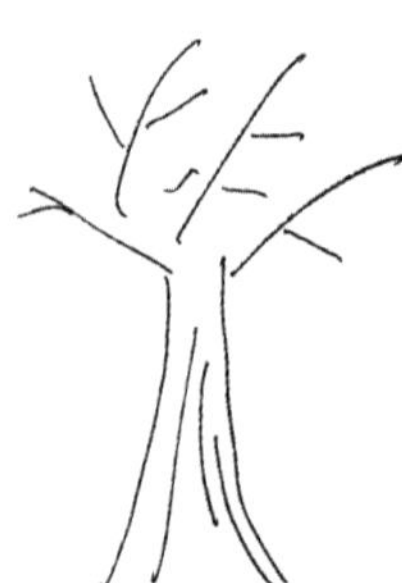

3. 妈妈大战宝宝湿疹五大回合

懒兔子：

您好。

早就想分享一下我的医案，终于有了点时间。地点：天津。人物：5 个月大的萌娃皮克和皮克妈妈（也就是我）。内容：全家大战湿疹 2 个月有余（大体可分成五个阶段）。

第一个阶段：初起。从 3 月开始，皮克的脸上就起了湿疹。刚开始时不是很明显，只是两颊微红，脑袋上起了很多皮屑状的东西。娃儿有时会用手挠脸或是脑袋，但好像还可以忍受。我们去市妇幼做检查，市妇幼给开了一种自制的黄色外敷药布，外加含激素药艾洛松软膏。回来我们遵医嘱涂抹了 2 天左右，果然含激素的药就是奏效快，湿疹很快痊愈。就这样我们平安地过了半月余。

第二个阶段：中度。清明节后，皮克的脸上又开始起湿疹。这次有些重，脸上开始红肿、冒水、结痂，脑袋上皮屑状的东西也越来越多，两只胳膊上也开始出现湿疹。娃儿会在半夜痒得哇哇大哭。因为不想再用含激素类的药膏，我上网查了一些中医外洗的办法。网上说湿疹分成三种类型：脂溢型、渗出型、干燥型。对号入座，我家娃应该属于渗出型。于是我买来金银花煮水，其间还每天用夏枯草煮水外洗。但湿疹总是反反复复，刚刚见效，就又会起很多。

这期间经朋友推荐，我用了好多霜膏：木瓜膏、郁美净、贝亲、艾维诺等，还用了炉甘石洗剂和儿肤康擦剂。为了娃儿，为娘的更是忌口再忌口，还喝起了红豆薏米莲子百合粥。不过娃儿的湿疹很顽固，此起彼伏，娃儿苦不堪言。

第三个阶段：加重。4 月下旬，娃儿的湿疹已经一个多月还不见起色，加重时整个脸都会肿起来。为娘的着急了，因为就是不想用激素类药物，我决定去本地著名的中医一附属医院某医堂门诊，找著名的老中医给娃看病。某医堂挂号费很贵，老医生问诊后，处方竟然只有汤药，15 味的汤药……

5 个月的孩子竟然给汤药，我很是无语。但因为对中医的笃信，我决定一试。可结果很让人崩溃，我们去了几次，服了一周左右的汤药，娃儿的脸不但不见好，还有些加重，我和医生说有没有外敷的药，不让娃儿在半夜大哭，医生的回答竟然是：没有！于是，我果断停止了高大上的某医堂，转战儿童医院。

第四个阶段：幻灭。5 月初，我们去了儿童医院。儿童医院的医生看到娃儿满脸的湿疹，很是淡定。开了一堆又一堆的各种药：内服的小药片，外敷的小药布，还有激素小药膏等，还要求娃儿做过敏原筛查。好贵的筛查，花掉了我千余元，还不能走医保。我问医生激素类药膏是不是不能给婴儿使用，得到的回答是：大部分的婴儿都是这么用的，使用几次，应该没有大问题。

无奈之下，我把所有的药片、药布、药膏给娃全部用上，还遵医嘱，我戒掉了娃儿查出的过敏原中所有奶制品和鸡蛋（我是全母乳喂养，娃儿的全部食物都来自我）。可是这期间，娃儿的湿疹就是反反复复，药物全部治标不治本，我对西药治疗彻底绝望。

第五个阶段：康复。我一直在努力寻找娃儿生病的内在原因。因为是春天，从清明到立夏，小孩子本是稚阳之体，可是起疹子期间一直不见娃儿出汗，我想娃儿体内的湿热一定很重。可就是不知道如何缓解。恰好这期间婆婆请教了远在家乡的一位老中医，他是位经验丰富的民间中医，素以“治病求本，用药求简”著称。老医生听完孩子的情况，只开了两味药：内服“婴儿健脾散”，外敷“宝宝湿疹膏”，其他什么都不用。

我恍然大悟，春天肝强脾弱，湿热外溢，小孩子阳气盛，故首选头面。我立刻上网买来葵花药业的“婴儿健脾散”和汉九宫的“百草亲肤霜”，外加朋友推荐的北京儿研所的“京儿肤乐霜”，多管齐下。几天后，娃儿的湿疹终于痊愈。而且娃儿的脑袋开始出汗，婆婆说是凉汗，湿热终于有了出口！直到今天，娃儿的湿疹都没有犯过。

总结娃儿生病的过程，有太多的感悟，且不说赫赫有名的某医堂医生带给我多少失望和对中医信心的打击，单就说民间中医四两拨千斤的处方，就足以令人深思。

为此，我搜遍了网上关于育儿的各种书籍，令人失望的是商业化的育儿经太多，都打着科学的旗号，却不知很多做法适得其反，值得商榷。有本书值得推荐：《牛妈古法育儿启蒙》，可以启示我们用更多老祖宗传承下来的好方法健康育儿。愿更多的新手妈妈如我一样，在育儿路上，探索更多智慧，护佑娃儿茁壮成长。

懒兔子按：

上篇孩子的湿疹用金银花煮水药浴，疗效显著，是因为那个孩子的湿疹更偏于风疹——时隐时现，而且没有渗水红肿，所以仅用金银花及其藤条煮水外洗，疏风清热，就有很好的疗效。

而这篇的湿疹，以湿更为明显。不但红肿瘙痒，而且冒水结痂。不是时隐时现，而是反复发作，不断加重。金银花主要以透散内热为主，却不能除湿，而这类湿疹，正是以湿为主要病机的。

湿是热的载体，湿不除，热不清。所以像这样的湿疹首先以除湿为主，清热为辅。民间中医很显然一眼就看到了病机所在，因此才让作者给孩子用婴儿健脾散，强健脾胃功能，加强脾的水湿代谢能力，这样湿气没了，热没了载体，自然就会散掉。

TIPS

婴儿健脾散：白扁豆（炒）、山药、白术（炒）、鸡内金（炒）、川贝母、木香（炒）、碳酸氢钠、人工牛黄。

“主要用于小儿脾胃不和、完谷不化，纳差、腹胀腹泻等病症。方中的白扁豆健脾化湿，利尿消肿；山药养胃补脾益气消胀，并可益肺止咳；鸡内金消食化积，促进胃肠蠕动；炒白术补脾补气燥湿利水止泻；川贝母清热化痰润肺止咳，消肿散结；木香调中导滞，行气止痛，健脾消食；人工牛黄清热解毒，祛痰利咽抗惊厥。”

从这个方子可以看出，**婴儿脾胃虚弱后，多半胃肠道里会有积滞。**而肺与大肠相表里，肺主皮毛，肠道内有积热，如果不能正常从二便排出的话，就会寻求皮毛这个出路，最常见的症状就是红疹。由于婴儿不会表达，所以很多家长是无从知道孩子是否有腹胀腹痛等症状的，很难往积滞方面想，自然就不会用健脾消积的药来清除胃肠道的热。

婴儿健脾散，一方面健补脾胃除湿，另一方面消积导滞清胃肠道积热。湿热皆除，湿疹自然就好了，四两拨千斤，机关就在这里。

小宝宝们不会说话，承受了病痛也无法表达，所以就更需要我们为人父母的多知道一些医理，才能更好地解读他们的表现。为孩子学医吧，这是更深沉的爱啊！

小孩儿不会讲话
很难搞哎。
小孩儿会讲话以后
更难搞。

所以还是不要
孩子最好。
不要孩子？

那你到时候就会发现，
你爸妈比孩子难搞一万倍……

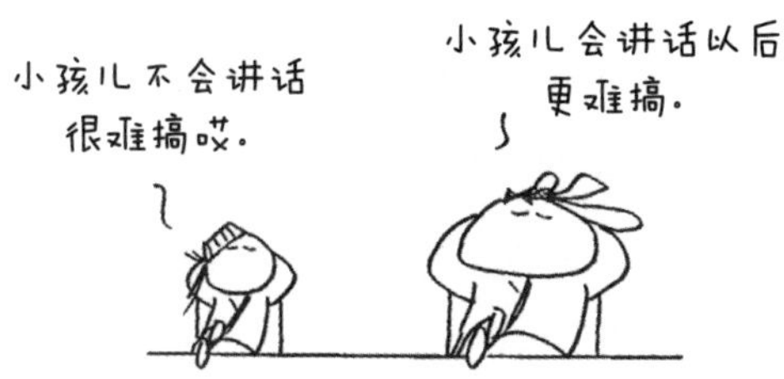

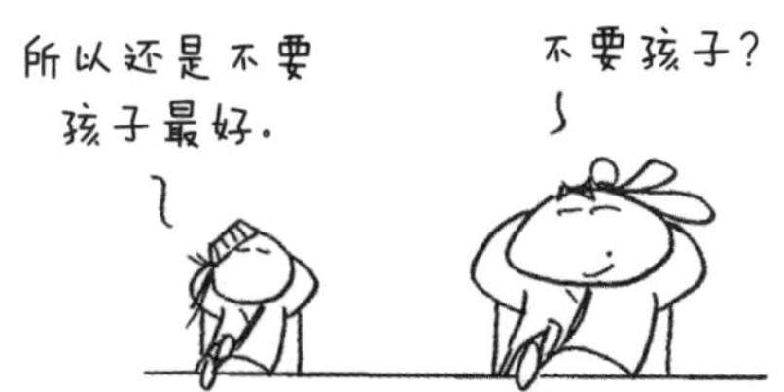

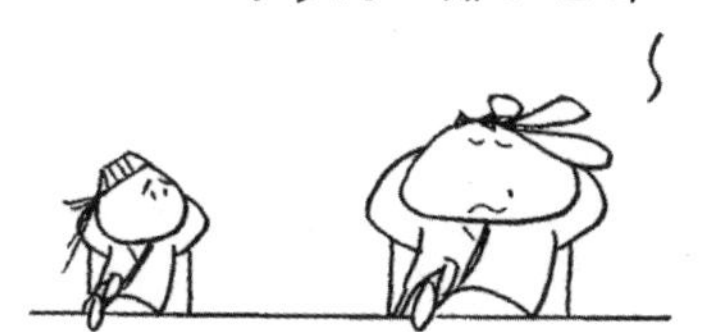

4. 黄连素坐浴治愈婴儿肛周脓肿

兔子您好，分享一则关于黄连素坐浴治愈婴儿肛周脓肿的医案。

2019 年 4 月月底，我家老二，男娃，满月没几天就发现肛门附近有红色鼓包，过了三四天都没有消下去，反而触摸偏硬。鼓包中间凸起，百度及知乎查阅后，初步判定是婴儿肛周脓肿。

从能够查阅到的信息来看，可以选择两种治疗方案：第一，手术切开排脓，但孩子遭罪的同时，脓包也容易反复，治愈时间两个月到半年不等；第二，药物坐浴保守治疗，网上有五花八门的中医药方，真假难辨。

刚刚满月的婴儿，不忍带去医院手术，内心默默选定药物坐浴保守治疗，联系了几个所谓有祖传秘方或靠谱的中医后，首先发现价位不低，基本都超过 1000 元，其次也没有看到很可信的评价，反而更像广告，一时拿不定主意。

犹豫中，时间不觉过去了 2 周多，其间每次洗完屁屁后都有用碘伏擦拭，并涂抹百多邦药膏，眼看着鼓包逐渐变大、变亮，中间有了脓点，内心越发焦急。有天无意中在百度搜到一则帖文，文字不多，内容很简单，分享了用黄连素片碾碎温水坐浴治愈小宝宝肛周脓肿的经历，心想不如一试。

于是，来到小区楼下的药房，点名买黄连素（不带糖衣的），药房的医师递给一小瓶，包装上印刷着“盐酸小檗碱片”，100 片装，价格不到 10 元。

回到家开始尝试坐浴。拿一片黄连素（小黄片）碾碎放入盆中，加温热水（温度稍高一点点），将宝宝裤子及尿布取下后，下半身泡进已经变成黄色的温热药水中。每天泡 2 ～ 3 次，一次时长 10—15 分钟。

小宝宝睡眠比较多，有时泡着就睡着了，黄色的药水将我的手指以及宝宝的几件衣服都染黄了。泡完后擦干，并在脓包四周擦拭碘伏，再涂上百多邦。

连续泡了三天，肉眼明显看到变化，红色的硬块变小，色泽变暗，呈萎缩状。又接着泡了几天，鼓包已经消除了，颜色有变深，只剩中间一个非常小的脓疖子，没有消退的迹象。

这时候，孩子的姥姥建议说，应该想办法拔掉脓疖子，这样会愈合得更快。我想了想觉得不无道理，于是尝试拔了根自己的长头发，用碘伏擦拭几遍消毒后，绕结出一个小圈套住脓疖子的腰段，将疖子拔了出来（反复操作了几次才成功）。拔出来后迅速用碘伏棉签压住创口止血，止血后再用碘伏擦拭，最后涂上百多邦。

疖子的大小和一粒白芝麻差不多，颜色为米黄色。拔掉疖子后，除了日常碘伏消毒、洗澡时温水坐浴外，没有再刻意用药坐浴。

拔掉疖子后的小伤口并没有消失，只是逐渐变得和周边皮肤颜色一样，直到今天写下这篇医案，已经是 2020 年的 9 月 16 日，一年又四个月过去了，我家老二的肛周脓肿，没有再复发过。

对了，宝宝三四个月大的时候，我们带他去北京儿童医院，让医生确认了一下状态，医生表示恢复很好。

以上，希望宝宝们健康快乐。

懒兔子按：

我好像只有小的时候才用过黄连素片，我一直以为它是用黄连提取物做的药品，谁知道……并不是。

黄连素片其实是一种西药，用于治疗湿热痞满，呕吐泻痢，高热口渴，疔毒痈肿，目赤牙痛，心火亢盛，心烦不寐，血热吐衄等。对痢疾杆菌、大肠杆菌引起的肠道感染有效。常用于肠道感染，如胃肠炎。

从它的适应证来看，黄连素的功效用中医的术语可以描述为清热凉血，消肿止痛。

我小时候但凡是上焦有热证，比如上火牙痛、口腔溃疡、眼睛红，我奶奶就会买这个药给我吃，确实非常有效。但如果只是用它来清热，显然把它用窄了，外用效果也很好。

外用时，一般是把药片碾碎后，直接用麻油调匀涂抹患处，或者把药片放入水中泡洗患处。除了脓肿疔痈，对痔疮肯定也有一定的疗效。

总之，这个药真不错，又便宜效果又好。虽然不是中药，但是里面的主要成分小檗碱是植物提取物，所以副作用较小，可以安心使用。

老妈，你不能再把我画这么矮了，
我已经一米七四了。

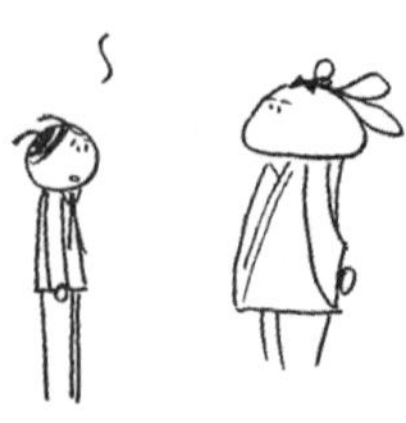

可是把你画这么高，
不是很奇怪吗？

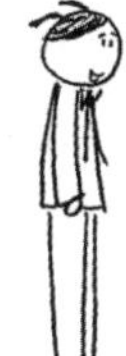

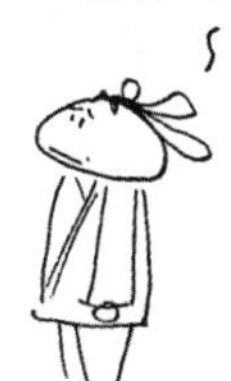

老妈，我懂你，
你是不想我长大对不对？

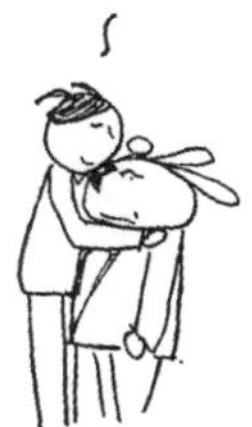

你想多了。

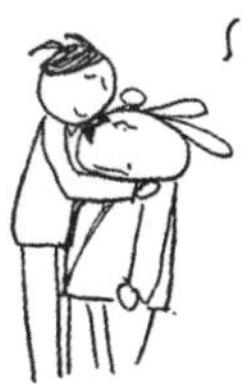

我只是不想成为
家里最矮的人。

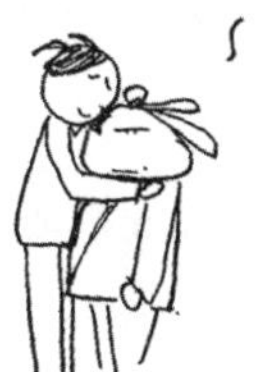

5. 萝卜陈皮水，防治儿子经常发作的便秘和咳嗽

兔子：

你好！

我是一个 6 岁男孩的妈妈，关注你好久了，今天忍不住想过来给你投个稿。

之前孩子一到春、秋、冬三季就容易咳嗽发热。基本开始症状都是先大便干燥，连着两三天才排便，有时候嘴里还会有味，然后就是慢慢地会有一点咳嗽，或者闹肚子疼（去医院拍片子，说肚子里面有好些气泡），严重了还会发热。

孩子咳嗽厉害的时候，能持续一个月之久，去医院就是各种开药，每次生病真的是孩子难受、大人揪心。

这中间吃过好多种类的药，有自己看公众号买的，有儿科医生开的，还有去看中医开的汤剂。但是每次孩子一出现大便干燥，我就开始感觉束手无策（我给吃过保和颗粒之类的消食药，见效不大）。

我自己分析，我家孩子脾胃不好，还爱吃水果，多数时候生病都是从吃上引起的，中间也买过八珍粉，但是因为自己懒，加上孩子不爱吃，也没有坚持下来。去年孩子生病咳嗽的时候我给他煮过白萝卜水，没想到他还挺爱喝，后来我就把这个事情给忘了，今年 8 月，他居然自己跟我说想喝萝卜水了。

我想反正白萝卜是吃的，他爱喝我就给他煮呗，而且白萝卜清热降火，止咳化痰，促进排气，功效还挺多。后来我又想，他脾胃不好，不如再加点陈皮。所以 8 月以后，我就隔一两天给儿子煮一大杯白萝卜陈皮水，他每次都特别配合地喝了，偶尔不爱喝，我就在里面加一点冰糖，他每次都能喝完。

结果，神奇的事情发生了，我最近发现他居然大便一直都很好，即使变天偶尔有点小鼻涕或者咳嗽一两声，一两天后自己就好了。我觉得萝卜陈皮水发挥了很大的作用！所以就想给兔子发一下，也特别希望能听到兔子从专业角度给出的分析。

懒兔子按：

萝卜陈皮水，真的是一个很好的食疗方，推荐。

萝卜虽然是很平常的食物，但它全身都是宝。萝卜根可以作为蔬菜食用，萝卜叶子则可以治痢疾，而萝卜子就是中药里大名鼎鼎的莱菔子，可以行气化痰、止咳通便。

中医认为，萝卜性凉，味辛甘，无毒，入肺、胃经，能消积滞、化痰热、下气、宽中、解毒，治食积胀满、痰嗽失音、肺痨咯血、呕吐反酸等。萝卜具有很强的行气功能，还能止咳化痰、除燥生津、清热解毒、利便。

所以即使不加陈皮，单用萝卜日常煮水饮用，对于防治便秘、咳嗽、腹胀、积食，都有很好的作用。

加入陈皮，则更是加强了理气化痰的功效，如果常痰多，胸闷，就可以用这个食疗方，常用久服必见效。不仅孩子能用，中年人、老人一样可以用。对症不对人。

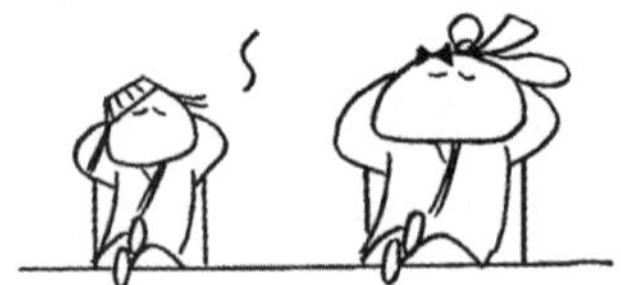
不能吃萝卜，会放屁。

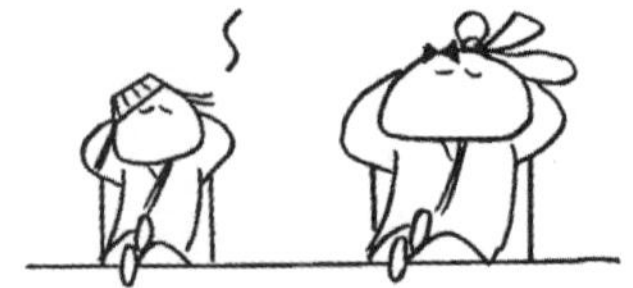
我的初恋就是这么没的……

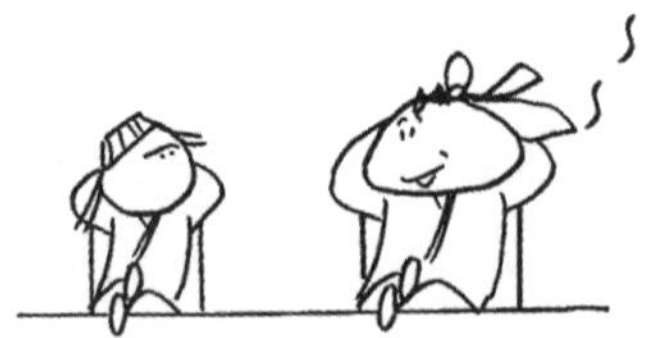
真是巧了。

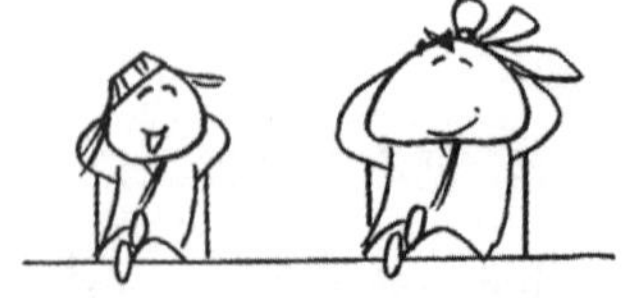

6. 老爸治疗女儿咳嗽的错与对

兔子，你好。我是一名中医爱好者，也是一位 9 岁女儿的爸爸。

我要感谢我女儿，是她 3 岁时的一次咳嗽，让我认识到中医的伟大，并从此爱上了中医。

这次还是写我女儿，还是令人讨厌的咳嗽。

12 月中旬是流感高发时段。一个班里面 50 多个人，很难不被传染。女儿也被传染了，初期就是轻微咳嗽，舌苔微黄，吃了一点抗病毒口服液，也没有特别重视。

一周过去了，女儿突然高热，咳嗽加剧，几乎是白天晚上不停地咳嗽，每次听到女儿的咳嗽声，我的心都会跟着震颤。

高热三天，吃了连花清瘟，退热了，但是咳嗽一点都没有好转，每天接她放学，第一句话都是问她："咳嗽好点了吗？" 得到的回答都是："没好，嗓子痒，不停地咳嗽。"随后的一个月里，试了十几种止咳药，药店里的止咳中成药都快被我买遍了，依旧没有任何效果。

想想闺女 3 岁以后的感冒、发热、咳嗽都是我自己治疗的，基本上三五天就能痊愈，这次真的觉得自己好笨。

静下心来想一想，还是要从表现出来的症状入手。女儿一直以来都是流清鼻涕，鼻塞，黄痰和白痰交替出现，咳嗽，舌苔黄，咽喉痒。应该是外寒里热。

我不停地在网上搜索还有什么止咳的中成药，无意中看到同仁堂的气管炎丸，说实话这个药名起得实在让人很难注意到它，但是配方几乎涵盖了所有止咳的中药，以麻杏石甘汤为主方，又加了二十多味中药。

抱着试试看的想法，下午直奔同仁堂买药，闺女放学后给她吃了二十粒，一小时后居然没咳一声，效不更方，三天以后基本上已经不咳嗽了。

后来又在网上看了一些文章，才知道这种咳嗽，西医叫"咳嗽变异性哮喘"，抗生素完全无效，没有特效药，很难医治，有的两三个月都治不好。

有相同症状的朋友，可以试试。

懒兔子按：

关于咳嗽，我真的已经写过太多文章了。但确实这病变化多端，没有什么统一的治法，每一次都需要我们辨证论治。

今天就借着这个医案，再来讲讲咳嗽。看看作者哪里处理得好，哪里处理得不好，也给大家一个借鉴。

先从孩子最初的症状开始：只是轻微咳嗽，舌苔微黄。应该是风热感冒初期，此时用银翘散或者桑菊饮，轻凉疏卫即可，把热透散出去就好了。

可是作者却给孩子用了抗病毒口服液，这步不对。为何说不对，而不是不好？我们看下药方就知道了，抗病毒口服液的主要成分为：板蓝根、石膏、芦根、生地黄、郁金、知母、石菖蒲、广藿香、连翘。有中药基础的朋友应该一眼看出，全都是寒凉的药。

风热感冒初期，温邪在表，重在透散。一下子用了这么多寒凉的药物，又没有打开让邪气外出的通道，热邪立刻从体表被逼入了体内。因此一周后开始高热。

作者错就错在用病名来用药——因为是流感——所以是病毒——所以用抗病毒口服液。这个思路，不是中医思路，是西医的思路了。中医治病从来都是看症状，而不是听名字，否则很容易被带偏。

再看作者后来用的连花清瘟胶囊的主要成分为：连翘、金银花、炙麻黄、炒苦杏仁、石膏、板蓝根、绵马贯众、鱼腥草、广藿香、大黄、红景天、薄荷脑、甘草。依然以清里热的药为主，还是一片寒凉的药。虽然后来退热了，但热邪并未外透，反而被一众寒凉的药压住，郁积在里。所以此时表现出寒热夹杂，又有清鼻涕、咽痒，又有白黄痰，舌苔也是黄的。

好在这会儿作者开始从症状反思了，而不再盲目用药。气管炎丸大家可以直接百度一下，我就不分析了，药方太大。有点儿包罗万象的意思，我个人不是很推荐。我觉得我们就可以根据孩子这个阶段的症状，自己开个治疗的方子。

看下孩子的主要症状：清鼻涕，鼻塞，黄痰和白痰交替出现，咳嗽，舌苔黄，咽喉痒。

诊断：寒热夹杂，痰湿阻肺，肺失宣降。

TIPS

我的建议用方：紫苏叶 6 克，防风 6 克，薄荷 3 克，淡豆豉 6 克，桔梗 6 克，黄芩 6 克，法半夏 9 克，浙贝母 6 克，百部 6 克，枇杷叶 6 克，生姜 2 片。

紫苏叶、防风、薄荷、淡豆豉、桔梗、生姜，散寒透热，疏风宣肺；黄芩清肺热；法半夏、浙贝母、百部、枇杷叶，降逆化痰止咳。

用了这个方子，孩子的咳嗽三天内应该也会好了。因为没有试过，所以只供各位参考。

不管怎样，这位爸爸能坚持用中医治疗，已经很棒，而且最后也治好了。但是他有个观点必须改变，就是以后再不能用西医的病名治病，否则很难学好中医。这个大家共勉吧！

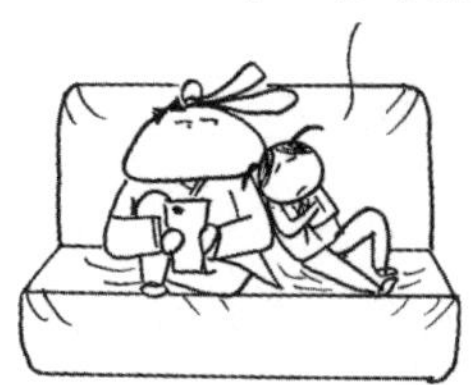
唉，我好忧伤啊！

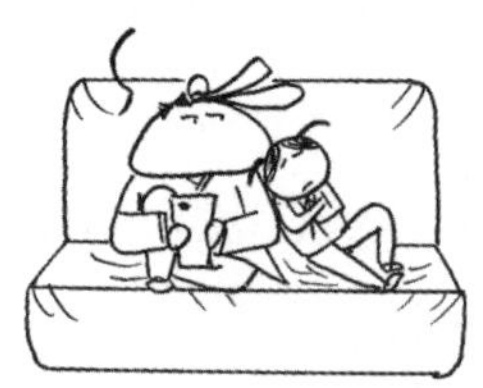
怎么了？

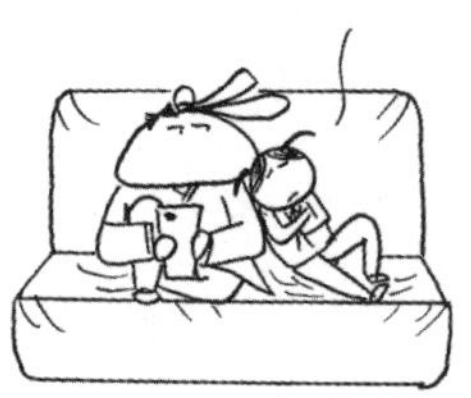
我已经连续快2个月，没有见过
年轻男子了，而且这个时间还要继续延长……

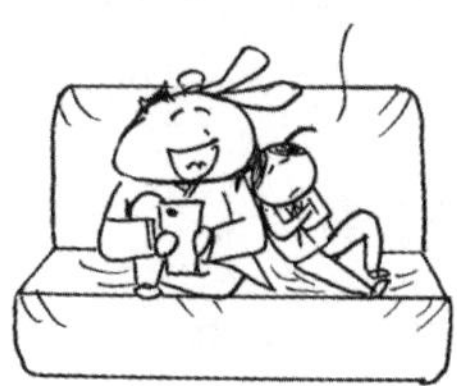
没想到我人生的低谷，
在我这么小的时候就出现了。

7. 咳咳不休何时休

兔子：

你好！关注你已经有几年了，我就像沉默的大多数那样，除了小柴胡，基本上什么都没记住。平时娃有个感冒发热，就来一包小柴胡，有个受凉咳嗽，就来一包小柴胡；有个呕吐拉肚，就来一包小柴胡……反正我家娃也平安长到了 7 岁。

20 多天前，娃有几天早起轻微干咳，鉴于此娃平时对身体的不适感适应能力挺强，我也没重视，咳就喝水。那时候临近五一小长假，我就带着她一起回到了家乡。

从南方到中部，温差 10 多摄氏度，我们带的衣服薄了，娃大概受凉了，咳嗽加剧，发展到早、晚都咳。我观察娃的咽峡部位很红，舌苔黄厚，于是判断可能是体内有热外受风寒，就给她喝了小柴胡、感冒清热颗粒和双黄连口服液。喝了三四天，不见好转，也没有更严重。然后我就带着天天咳的娃旅游去了……

去了郑州和洛阳，五一期间人那个多，那个满天飘雪般的柳絮……娃咳得更严重了。差不多间隔一小时就要猛咳一阵，整晚咳得喘不上气，胸腔有空鸣，喉咙很紧并且有吞咽声，非常费劲地上气不接下气地连咳带呕半天，能出来一点点带泡的白痰。

在郑州的第二天，带娃去医院看病，查出支原体弱阳性，医生开了阿奇霉素和易坦静，我们就这样边吃药边玩了 3 天，药吃完了，咳嗽也没有好转，娃虽然天天晚上咳得撕心裂肺，白天除了没睡好眼皮泛乌、泛肿外，精神、饮食、二便都还好，并且自始至终都没有发热。

五一小长假过后，我们回到南方，孩子天天晚上这么剧烈地咳，让大家都无法安睡，精神很紧张。去医院找了特诊专家看，查血查肺都没问题，开了头孢类的消炎药和一些化痰止咳的西药，同时加上理疗和雾化，几天后仍不见好转……

由于到医院左看右看都看不好，又担心娃咳出大问题，加之晚上没法睡觉白天还要上班，我都快崩溃了，草木皆兵。开始怀疑是不是娃冲撞了什么东西，是不是该给喊喊或者给谁烧点纸什么的。

最后理智战胜了胡思乱想，再次到医院找熟人给我介绍医生，介绍的是一位肛肠科的医生。医生既没把脉也没问二便，就是看了一下娃的喉咙，听了一下娃咳嗽的声音，还没等我把话说完，就说药开好了，打发我们走了……什么情况？怎么没按剧本走？算了，既来之则信之。

去中药房拿了药，开了 3 服。当天就煲给娃喝了 2 次，见证奇迹的时刻到了，当晚，娃还是咳得很剧烈，但是，由原来的 1 小时一次，延长到 2 小时一次，能小睡一会儿有没有！当妈的就是这么无欲无求，能多睡一会儿就满足了。第二天，晚上 3 小时咳一次。第三天，整晚就咳了一次。

喝了明显好转！谁说中药起效慢的？还物美价廉，3 服药连上医生的挂号费才几十元。喝完后，赶紧又找医生开了 3 服，咳嗽断根可期啊！想想这么多个不眠之夜，老母亲感动得永远年轻、永远热泪盈眶……

回顾娃咳嗽的原因，大概是晚上蹬过一次被子受凉，又买过雪糕给她吃，地域转换温差大，再加上老母亲不作不死地带出去旅游，当然也不排除柳絮进入呼吸道的可能。

写到这里，最佳主角药方也该登场了。姜厚朴 10 克，紫菀 10 克，射干 10 克，苍耳子 10 克，苦杏仁 10 克，生石膏 20 克，辛夷 10 克，五味子 5 克，麻黄 5 克，干姜 5 克，炙甘草 5 克。我虽然不懂，但是我上网查了一下，基本都是温中散寒平喘的，有一种兜了一大圈，又回到起点的感觉。

近期感冒咳嗽的孩子又多了起来，咦，我为什么说又？希望能有一点小小的参考作用。

懒兔子按：

我只看到了肛肠科医生给娃看好了……

所以说，中医根本不分科的好吗，真正的好中医，就是全科医生，除了不能动手术，上到头疼脑热，下到脚气阴道炎，都可以治。而且从这个肛肠科的医生如此快捷地辨证并开药来看，这种医术只看屁股，有点儿委屈了。

作者说得没错，绕了一大圈又回到了原点——医生的治疗思路其实和她最初想的基本是一致的，就是宣肺解表，清热平喘。

之所以她之前用中成药没有治好，是因为她虽用了感冒清热颗粒解表散寒，但是没有用止咳平喘的药，所以咳嗽虽没有加重但也没好。

如果她当时的配伍是感冒清热颗粒（解表散寒）加咳喘宁口服液（清热平喘），那效果就会不一样了。

后来肛肠科的医生开的那个组方，差不多是射干麻黄汤和麻杏甘石汤的加减，思路是清肺平喘，降逆止咳，因此见效很快。

这里把这两个方子再单独介绍一下，都是治疗咳嗽的常用方。

TIPS

射干麻黄汤：射干 9 克，麻黄 9 克，生姜 12 克，细辛 3 克，紫菀 9 克，款冬花 9 克，大枣 4 枚，半夏 9 克，五味子 9 克。

功效为宣肺祛痰，降气止咳。主治：痰饮郁结，气逆咳喘证。症见咳而上气，喉中有水鸣声。

TIPS

麻杏甘石汤：麻黄 9 克，杏仁 9 克，炙甘草 6 克，生石膏 18 克。

功效为辛凉疏表，清肺平喘。主治外感风邪，邪热壅肺证。身热不解，有汗或无汗，咳逆气急，甚则煽鼻，口渴，苔薄白或黄。

这两个药方，射干麻黄汤比较偏重于咳嗽气急，表寒未解，痰多无里热的咳嗽；而麻杏甘石汤，则比较偏重于清内热，比如发热或是肺部有炎症。

如果是外寒内热，兼有痰多的，就可以两个药合在一起用了。

总之，咳嗽的治疗思路清晰，能用的药很多，中成药也很多，买本《医目了然》吧，里面介绍得很详细了。

我刚做了一个有意思的测试，
测我的人生底色。

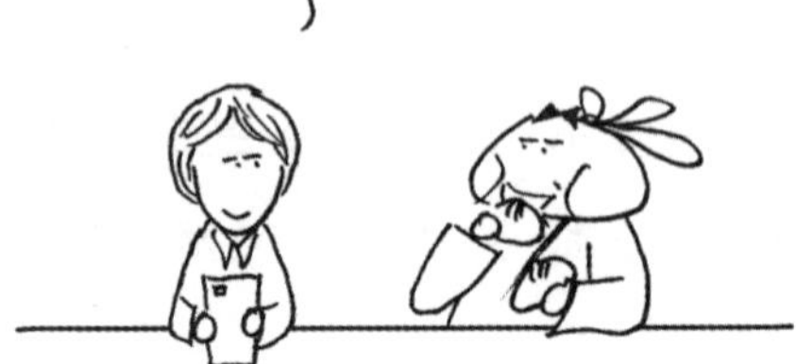

啊！真的，也给我测测。

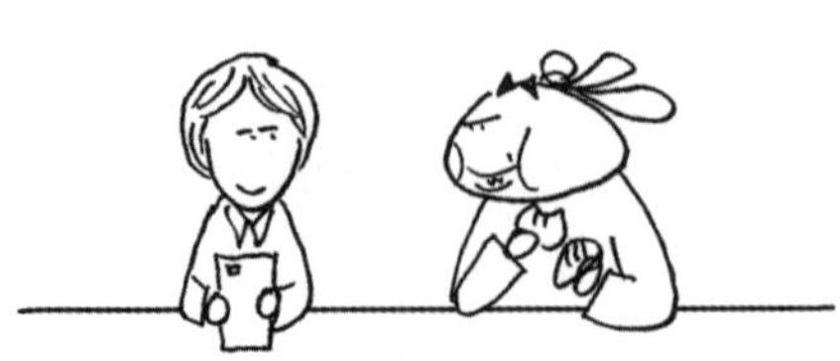

我人生的底裤
是什么颜色的？

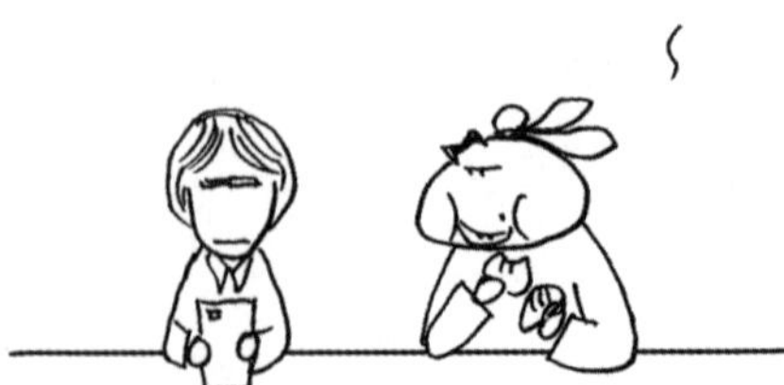

8. 女儿感冒发热，抗生素治疗和中药治疗的对比

兔子老师您好：

我自学中医也有两三年了，这些日子为国休息在家，看到大家都在提供医案，我也有些心痒手痒了，想贡献给大家一个自己亲历的现代医疗和中医治疗对比的医案。

去年春天的一个晚上，我在高铁站接客户，孩子妈妈打电话说 8 岁的女儿发热了，问吃什么药，我问了状况，发热无汗没精神，舌苔描述不清楚，风寒风热感觉无法判断，不敢贸然下药，怕药吃反了加重病情，毕竟只是中医爱好者，道行不够。

从高铁站接到了客户，陪客户吃饭时心里惦记着孩子，媳妇又打电话来催，说孩子难受得厉害了，只能告诉媳妇："你带孩子去 8 楼（附近医院的儿科住院部）吧。"后来听媳妇讲，值班医生说先输液退热，明天再来检查化验。

第二天，验血、拍胸片，医生说肺部感染让住院。媳妇不想耽误孩子上学，就改成每天下午输液了。孩子症状倒是一天比一天好，但孩子不欢了，安静了许多，输了 4 天液，还有不时清嗓子、微微干咳的症状，也不见再有什么变化。

我决定结账回家。治疗结束，检查加上输液费用合计 800 多元，孩子不时清嗓子、微微干咳的这个毛病还是留下了。

又过了二十来天，媳妇去郑州培训了，凌晨 4 点多钟，我睡得正香，只见一个小小的身影站在我床前对我说：“爸爸，我发热了。”怕孩子着凉，赶紧把孩子揽进被窝，一摸身上火烫烫的，开灯一看，发热、脸红、无汗、没精神、舌苔白腻。

孩子说口渴，我赶紧给孩子倒了一小碗温开水，孩子咕咚咚喝完了，我想用什么药呢？家里倒是常备着 3 纸箱中成药，午时茶？孩子在发热，银翘解毒丸？舌苔白腻，面对孩子，我突然没了主意。

孩子又说口渴，我又给孩子倒了一小碗温开水，孩子又是咕咚咚喝完了，问孩子还渴吗？孩子说还渴。我心想不对呀，这不是口渴，应该是发热伤津阴虚了吧，这孩子平常就是个阴虚体质，不能缺水，趁着还没拿定主意前，先煮一碗乌梅白糖汤，这一步应该不会错。

乌梅白糖汤煮好一小碗，孩子喝了一大半就说不渴了不喝了，此后孩子再没觉得口渴，乌梅白糖汤补津液的功效还真是不容小觑。

天亮了，果断给孩子请了假，给自己也请了假，想着上次在医院输液治疗，孩子现在还干咳，这次给孩子用咱中医的法子治吧。用什么药呢？考虑到孩子昨天至今还没有大便，又发热、无汗、小脸儿红红的、身上酸胀，就用防风通圣丸先通通吧，防风通圣丸里的石膏也能退些热。

让孩子勉强吃点儿早饭后，喂了一包防风通圣丸，过了一会儿就没那么热了，孩子也舒服了些。我陪在孩子身边等，但一直没有排便，过了大约 2 小时，孩子又热起来了，嚷嚷着难受，莫非病重药轻？再来一包先把便排了再说，药吃了热又退了些，又过了 1 小时，孩子还没有排便，问了几次也没有便意。

心想不对了，这么小个娃儿，两包防风通圣丸在肚子里，绝不应该连便意也没有呀，这时我突然灵光一闪，想起了张锡纯大师早年学习邑中名医刘肃亭妙用三钱威灵仙的经验。孩子此时需要的是降肺气排便，应该用杏仁。母亲说冰箱里还有调凉菜用的真空包装杏仁，可以吗？我赶紧拿出来撕开包装一尝，有杏仁的苦香味，就是有点咸，挤出一小勺，在热水里涮了涮，喂给孩子。

让孩子细细嚼着这一口杏仁，神奇的事情发生了，两分钟，真的只有两分钟。孩子突然慌忙起身，顾不上答话，拖鞋只穿了一只，就跑去卫生间排便了，排便后热又退了些，说身上也感觉舒服些了。

中午我决定趁孩子午休时出去补充些药物备用，到药店选了小儿柴桂和羚翘解毒丸。回到家发现孩子已经睡着了，一摸额头竟然退热了，还有些潮潮的，我的心放下了。心中感恩啊！下午我去上班了，中间给母亲打电话问了孩子的精神状态尚好，就干脆处理完一天的工作，晚点儿回家了。

回到家看孩子又睡着了，一摸额头凉凉的，但一直微微有汗，观察孩子鼻息有点儿吸缓呼急，就像累着了似的。心想连着两包防风通圣丸的药量还是大了，可能有点儿伤了阳气。怎么办？喂半包补中益气丸吧。孩子睡得挺沉，不忍叫醒。

早上吃饭时喂了半包补中益气丸，捂严实点就送孩子上学了。晚上下班回到家，一开门，女儿又像一只快乐的小鸟一样扑进我的怀里抱着亲我，孩子完全康复了！

回顾了一下整个过程，用了 7 颗乌梅，1 勺白糖，两包防风通圣丸，一小勺菜杏仁，半包补中益气丸，治疗费用不超过 10 块钱，历时 1 天。哦，对了，上次在医院输液留下来的不时清嗓子、微微干咳的症状也消失了。

最后我想告诉大家，我们作为自豪的中华儿女，汉语就是我们的母语，占据如此优势却不学习一些老祖宗千百年不断实践总结出的中医知识，那可真是入宝山而空手回呀！兄弟姐妹们，能拿多少是多少呀，哈哈……

懒兔子按：

估计这爸爸等媳妇儿出差回来，得可劲儿地嘚瑟好几天呢……

感冒发热这事儿，就是应该在家搞定的，否则14亿人口发热都去挂水，那得有多少医院和医生啊！

这位爸爸第一次放弃了中医治疗，其实就很可惜了。当时孩子是发热无汗没精神，用防风通圣丸就可以。这药解表又清热，风寒风热都能用，真挺好使的。结果去医院挂水，抗生素只清热了，没有解表，肺的宣发和肃降功能没有恢复，邪气还在，所以总是干咳和清嗓子。

邪气停留在体内，当身体虚弱，或者又有新的外邪侵入时，就会立刻内应外合地卷土重来，所以20多天后，又发热了。症状还是差不多。

因为孩子口渴症状明显，先给补充津液特别好，否则只是清热，津液不足，一样很难退热。津液其实也是正气的一部分，身体能量足了，才能把外邪赶出去。所以后面用了两袋防风通圣丸，这个病就差不多好了。

大便用杏仁催下，算是灵机一动的妙招。杏仁有降肺气的功效，肺与大肠相表里，气一降，大便就出来了。但我估计本来孩子也快拉了，否则效果不会这么快。

最后这位爸爸看到孩子有点儿气虚，用补中益气丸善后，也做得很好。因为正邪相争，多少还是会耗损自身能量的。只是一定要把热清干净才行，如果还有余邪，不建议用补药。其实这种时候，最好的办法是用怀山药片煮水补益脾肺之气，既不会太过滋腻，又有补益作用，两全其美。

如果仍有余热，用小柴胡颗粒善后也是很好的。

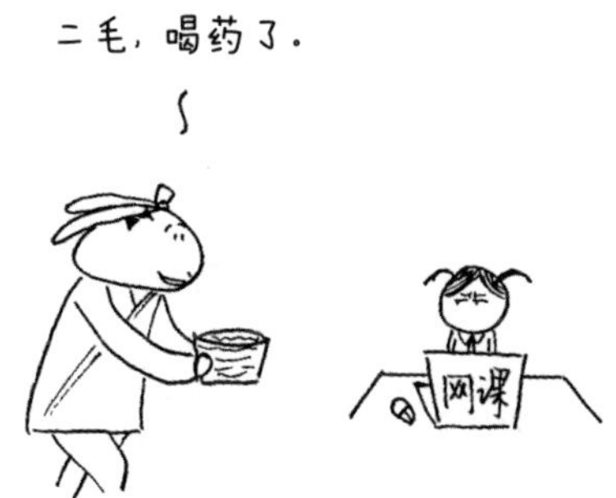

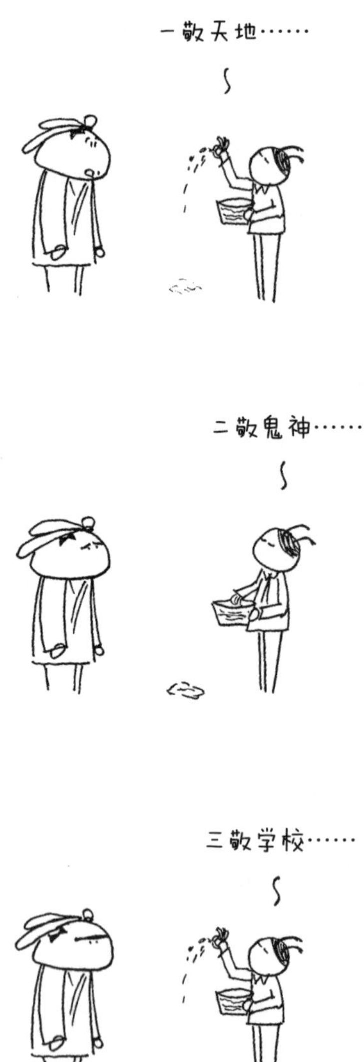
一敬天地……
二敬鬼神……
三敬学校……

9. 用辛芩颗粒治疗孩子鼻炎

兔子老师，你好！我是一个 6 岁男孩的妈妈，今天我来谈谈辛芩颗粒的用药感受。

近半年，儿子经常鼻塞，我以为他只是普通的鼻炎。我相信平时多注意脾胃，问题不大，就没多理。后来儿子演变成白天晚上都鼻塞，鼻腔分泌物很多、黏稠，经常吸鼻子，抠鼻子，晚上睡觉打呼噜，有时候两个鼻子都塞住了，只能张大嘴巴呼吸。

有天晚上我看着他熟睡后张大嘴巴呼吸的样子，我突然醒悟了！我想起以前在兔子公众号上看过的医案，这不就是腺样肥大吗？不是鼻炎啊！（通常小孩子得鼻炎最典型症状就是常年流涕，而儿子没有。）

如果长期这样，会变丑（长期张大嘴巴呼吸会改变脸型）、变笨（呼吸不畅，大脑供氧不足）！这个时候我才后悔莫及啊！很可能从 5 岁时就已经有异常了（经常流鼻血），只是我没发现！

当然，腺样体肥大是西医的叫法，但儿子大部分症状跟鼻炎相同。腺样体位于鼻子深处，其实我也无法判定它是否肥大。古人讲“肺开窍于鼻”，种种迹象表明病根在于肺。

于是我在网上看了好多资料，知道有人用辛芩颗粒治好了鼻炎。我特意查了辛芩颗粒的成分：细辛、黄芩、苍耳子、白芷、荆芥、防风、石菖蒲、白术、桂枝、黄芪。

以我有限的中药知识，知道这方子里黄芩清热，苍耳子开窍，荆芥、防风祛风，白术、黄芪固护脾胃，桂枝升阳散寒（不知道写得对不对）。中成药药量轻，这个辛芩颗粒应该吃不坏人，最坏的结果就是吃了没效果。

我找了好几家药店，终于买到了。包装盒上面写着：益气固表、祛风通窍。用于肺气不足、风邪外袭导致的鼻痒、喷嚏、流清涕，易感冒；过敏性鼻炎见上述证候者。

这个辛芩颗粒，每盒 10 包，每包 10 克，头几天每天服三次，每次半包，之后每天 1 小包，结果服药两天后，鼻塞、鼻腔分泌物消失了，打呼噜改善了。于是服用完一盒以后，我又再买了一盒巩固。吃了两盒以后，儿子基本上好了，平躺睡觉时还有轻微的呼噜声，翻个身就听不到呼噜声了。

后记：看了不少中医方面的文章，知道用药要辨证，要分清楚寒热，当时我拿着药问了药店店员，他也说不清这到底是适合风寒还是风热引起的鼻炎，盒子上也没写。想起儿子睡觉时难受的样子，我最后还是下定决心试试这药，谁知道真治好了。服药时，我留意了儿子的舌象，没多大变化，个人认为这药是比较平和的（当然也有可能是药量轻的原因）。

现在那么多人得鼻炎，每次去药店却看见这些流芳百世的经方做成的药在架子上蒙尘，不禁感慨现代人有眼不识泰山，得病了只知道去医院，把自己的钱包和命运都交给西医，而懒得去学点中医知识照顾身边的人。希望兔子老师以后多出一些关于中成药的书，我这种懒人，最喜欢中成药了，不用煎药，服用过程也不痛苦。

懒兔子按：

中成药确实很好，有时候用对了，一样“一剂知，二剂已”。只是可惜很多很好的中成药由于长久销量差，很多药厂都停产了，现在很多经典方剂做成的中成药，都买不到了。

说实话，这个辛芩颗粒，我也是第一次听说。我看了成分表，以祛风通窍，温阳散寒为主。更偏于治疗风寒型的鼻炎，也就是流清鼻涕的那种。如果是流黄脓鼻涕，我个人觉得不是很适用。

所以用之前还是要仔细辨证，比如鼻炎如果一遇到冷空气就会犯，或者就会变严重，则多为寒证。另外，舌苔应该是偏白，也会有其他怕冷、恶寒的症状。

文中作者没有把儿子的舌脉及症状描述得很详细，但是从用药结果来推断，应该是属于偏寒的。

虽然这个辛芩颗粒不是治疗鼻炎的通用药，但至少可以治疗一部分的鼻炎，所以还是觉得有必要推荐一下。另外，如果是受寒感冒引起的鼻塞流涕，这个药一样可以用。

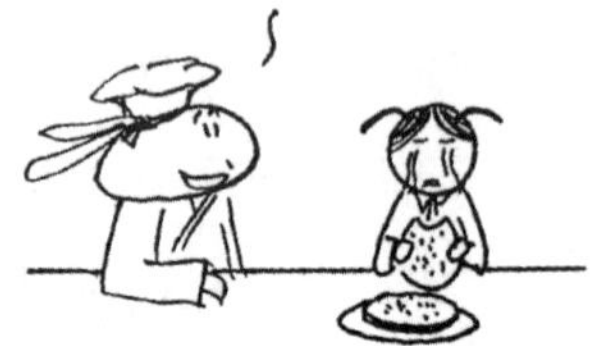
二毛，是不是
妈妈做的馅饼太好吃了？

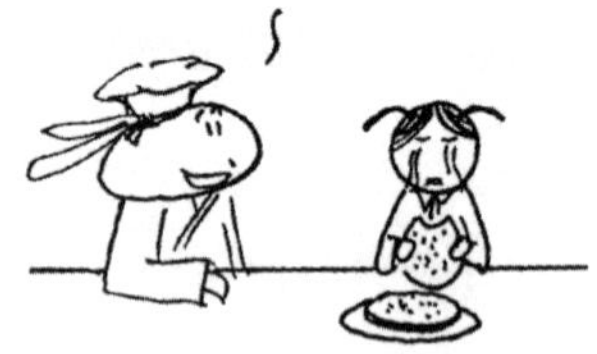
都把你好吃哭了？

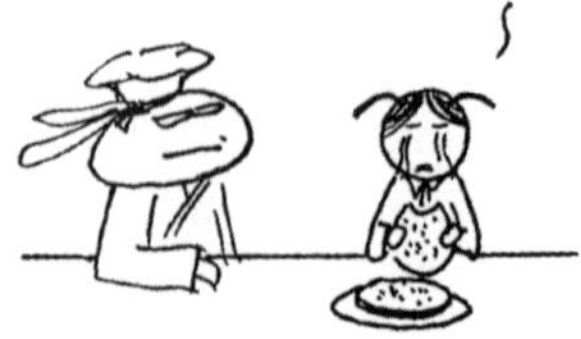
我只是每次想到我已经开学了，
就会立刻泪流满面。

10. 用泡澡的方法治好了孩子的肺炎

懒兔子，你好，中午趁娃睡觉，怀着无比激动的心情给你写个医案。

故事的开始是这样的：放假回老家过年，简单收拾了一些常用的备用药就回去了。谁知道到了大年初三，封村了，不得出入。这本来对我的生活没有什么影响，就是在老家多住几天而已嘛，反正孩子喜欢，还可以多接触大自然，挺好的。

到了 2 月 10 日，凌晨 4 点多，娃哭闹，有些咳嗽。一摸头滚烫滚烫，一量体温 39℃，有咳嗽、想吐的症状。身边没有小柴胡颗粒，就给了一支保济口服液。过了一小时左右吐了，吐完能继续睡。想着可能是白天玩自己脱衣服，着凉了。于是冲了一包小儿柴桂退热颗粒喝，又睡了。睡的状态挺好，我也继续睡了。

早上醒来，孩子体温是 38.8℃，又给了小儿柴桂，就这样隔 4 小时给一次。白天他精神都挺好，但没退热。连着喝了 4 包小儿柴桂，到了晚上 9 点左右，还是没退热，咳嗽加重，睡下来呼吸有点急。重新辨证，看舌头比前一天尖、红，判断心肺有热。再三思考，到晚上 11 点改用小儿清肺化痰颗粒。第一次用了半包，用药后感觉娃的呼吸急促有所缓解，继续用药。

2 月 11 日凌晨一点半又加用一包小儿清肺化痰颗粒。娃一直无汗，但多喝水尿也多，慢慢地温度有下降。到了五点，温度退到 38℃，再给了一包小儿清肺化痰颗粒。实在太困了，娃喝了药昏昏沉沉地睡，我也困得睡着了。

一觉睡醒到了 8 点，发现娃完全退热了。而且状态还不错，要起来玩。想着中病即止，白天也就没有用药。偶尔咳嗽，以为只是感冒发热后的后遗症而已。于是就地取材煲了一些桑叶、灯芯草水给他喝。白天一天的精神还好，都自己玩。本以为成功地战胜本次病情。可是晚上 9 点又开始发热，38.5℃，娃昏昏欲睡。再喂一包小儿清肺化痰颗粒，观察。

一直到 2 月 12 日，始终没退热，反而咳嗽加重，呼吸急促，有些喘，睡不安，很烦躁。凌晨 2 点，温度还有 38℃，喂了最后一包小儿清肺化痰颗粒。但温度一直是 38℃，咳嗽严重，呼吸急促，睡觉非常烦躁，哭哭闹闹，不要盖被子。此时家里没药了，村医、各种诊所都关门，不得看诊。所有药店不得卖有关感冒发热咳嗽的药。

这迫使我用了布洛芬退热，也是我第一次用西药布洛芬退热，还是邻居给的。用药后很快退热，娃能安静些睡了一个晚上。布洛芬这种强力退热药治疗的是焦虑的老母亲，看着孩子难受，作为老母亲是最难熬的。

在布洛芬的作用下，一直保持正常的温度。但娃一直在咳嗽，舌尖红，考虑两天没大便，而且发热前两天大便有点干，大便不通怕是反复发热的原因。于是用桑叶水冲服双黄连。又做了蜜煎导，塞进屁股不到 5 分钟就拉了又硬又臭的大便，排便时痛哭。

之后就睡了，以为就此能平安度过这一劫了。谁知，一个午觉醒来又热起来了，一量 38.5℃。这回没办法了，只能去最近的乡镇卫生院看病。不敢去大医院，关键时期人越多越危险。医院开了抗病毒口服液和一些西药打粉，四小时一次，认真吃了三次，不退热，咳嗽加重了。就这样一直低热，脸蛋都热得没水分了。

2 月 13 日，不敢再吃乡镇卫生院开的药，又去县城妇幼保健院，发热在 38℃和 38.5℃徘徊。医生诊断为支气管炎，开了阿莫西林，小儿柴桂退热颗粒和一些西药打粉。回来吃了两次，更加严重了。夜间 9 点多温度又升到 39.5℃，咳嗽痰音严重，喘，这时我自己都紧张了，以前生病从来不会如此紧张。

孩子爸说要去医院检查，图个安心吧，可半夜也去不了医院，焦急的母亲再次紧急用了布洛芬退热，看着安全的温度给自己一点点心理安慰吧。从去乡镇卫生院就诊开始，每天几个相关部门电话关心病情，次次催促我们带娃去检查排除疫情。

2 月 14 日，大清早各相关部门的电话又来了，强制要求去人民医院检查。去到人民医院各种排队，拍片，抽血检查下来，已经花了 4 小时。检查结果，白细胞没有增加，胸片显示右肺变白了，医生说是肺炎，排除是新型冠状病毒肺炎，这下我也安心了一点。

检查数据我看不懂，也不敢问，医生说啥就是啥。医生要求住院挂水。这是我最害怕的，冰冷的针头插入小小的血管里，还要注入几瓶没有温度的凉水进去，我内心非常抗拒。我果断拒绝挂水，要求先吃药观察。医生居然同意了，开了安儿宁颗粒、头孢、奥司他韦、氨溴索等，一看都是消炎药多，心想靠谱吗？前两天开的也是消炎药啊！

我内心不想给孩子吃西药，于是想起之前认识的一个中医生，马上去找他，面诊后，开出泡澡药方如下：麻黄 6 克，杏仁 12 克，生石膏 25 克，柴胡 18 克，黄芩 6 克，半夏 20 克，鱼腥草 15 克，连翘 6 克，沙参 20 克，炙甘草 6 克，苍术 12 克，防风 5 克，生姜 6 片克，大枣 4 个。

这就是麻杏石甘汤加减方嘛，这医生的特色是外治疗法，只用中药泡澡泡脚。我赶紧去药房抓药，去了几家大药房都拒绝抓药，原因是方中有退热的石膏，有止咳的杏仁，有治感冒的防风等禁卖药。

怎么办？着急焦虑又不甘心。又去找了几家小药房，终于有一家小药店同意抓药。像抓住了救命的稻草，赶紧抓了 2 服，从县城回家又花了一个多小时。娃白天吃的布洛芬已经不起作用了，温度又热到 39℃。马上煲药，为了快点用上，药大火煲第一煎用来泡脚，等第二煎煲好再一起泡澡。

泡了澡温度下降到 38.8℃，一直无汗，后来又升高到 39.5℃，再次征求医生意见，他还是不建议吃退热药，停用医院开的消炎药。看着娃能安静地睡觉，虽然一直有 39℃，但咳嗽、呼吸急促症好了很多，我就强压心中的不安，坚决没给退热药。

老公不断地问靠谱吗？因为孩子高热，所以三番五次要求给孩子吃点药。我看看医院开的安儿宁颗粒可以喝，就冲了安儿宁颗粒给孩子喝，4 小时喝一次，其他的消炎药、退热药始终没给吃。

终于熬到了天亮，已经是 2 月 15 日了，还是 39℃，虽然没退热，但娃的精神状态好多了。再煎第二服药泡脚，泡了脚自己下地玩了。过了半小时，发现热退了，38℃，再过半小时再量已经是 36.8℃。

娃的胃口也好些了，能吃半碗烂粥了。为了加强药效，中午煎第二次，混合第一煎的泡澡，然后安静地睡午觉到下午 4 点半。此时的症状还有咳嗽，看舌象还黄。

二诊后，医生更方如下：桂枝12克，白芍15克，炙甘草10克，干姜4克，杏仁15克，厚朴20克，淡竹叶6克，细辛3克，五味子10克，荆芥5克，防风5克，白术15克。

三服药继续泡澡用。三服药泡完，全部症状基本好了，晨起还有些咳嗽流涕。这期间没有服用其他药，白天煲了甘蔗水给他喝。

文章很长，谢谢你们能读完。希望相信中医的你们都能好好自学中医，因为去医院看病真的太折腾了，中医真的省钱、省时、省心。我为中医打广告，只因我是中医的受益者！

懒兔子按：

这篇医案很长，内容也没什么特别跌宕起伏，就是一个常见的小儿感冒没治好，后发展为肺炎的病案。生活中，几乎每个有孩子的家庭都有过类似的经历，我们都可以从中看到自己。

所以我才要把这篇医案出版出来，好好搞清楚到底是什么原因导致感冒不治而演变成肺炎的。这样下次再遇到类似情况的时候，其他人才能成功避免。

回看本医案中的病儿，2月10日发热，主要症状为无汗、烦躁、咳嗽、想吐、大便干。可以看出，此时是外面有寒，里面有热，而且热得不轻，否则孩子不会那么烦躁。

用药的思路应该是解表散寒的同时清里热，通大便。

妈妈给用了小儿柴桂（发汗解表，清里退热）和小儿清肺化痰颗粒（清热，化痰），其实非常对症，所以孩子第二天热就退了，而且精神很好。

失误就失误在，此时妈妈立刻给孩子停了药。孩子有里热，热虽退了，但是热未清干净，此时停药，体内的小火苗就会慢慢地让死灰复燃，再次变为大火。很多感冒演变为肺炎，都是从这一步开始的。此时火再烧起来后，热很难再退的原因，一是正气已经不足，二是津液开始亏虚。也就是说，孩子的身体既没有力量驱除外邪，体内的阴液也不够浇灭大火。

所以孩子就开始持续发热，直到发展为肺炎。

那应该怎么办呢？第一，当然是不要看到热退，就立刻停药。中成药和西药的退热区别在于，中成药里往往除了清热药，还有其他药物，比如解表药，扶助正气的药，养阴的药。至少在热退后一天内，都应该持续用药，彻底清除外邪和余热。

如果此时没用药，继续发热并且发展成为肺炎了，那中医也有办法。中医治疗外邪的思路，无非是打开排邪通道，清里热，扶正气而已。我们看下那个中医生给开的第一个**泡澡方**。

TIPS

组方：麻黄 6 克，杏仁 12 克，生石膏 25 克，柴胡 18 克，黄芩 6 克，半夏 20 克，鱼腥草 15 克，连翘 6 克，沙参 20 克，炙甘草 6 克，苍术 12 克，防风 5 克，生姜 6 片克，大枣 4 个。

其中麻黄、柴胡、防风，疏风解表散热；生石膏、黄芩、鱼腥草、连翘，清热解毒；半夏、杏仁，降逆化痰；沙参养阴清肺；苍术、生姜、大枣、炙甘草，除湿健脾补中益气。总体来说就是散外寒，清里热，同时养阴清肺，化痰止咳。没什么玄妙的思路，非常朴素简单。

这个方子是麻杏石甘汤合小柴胡汤的加减方。麻杏石甘汤是最常用的治疗肺炎的基础方之一，大名鼎鼎的新冠肺炎治疗方中，也有此方剂。

此案中的医生让拿这个方子泡澡，所以药物用量大一些，如果不泡澡，内服的话，也是极好的，但是剂量要减小一些。我推荐口服剂量如下，仅供各位参考：

TIPS

麻黄 3～6 克，杏仁 6 克，生石膏 18～25 克，柴胡 6 克，黄芩 6 克，半夏 9 克，鱼腥草 9 克，连翘 6 克，沙参 20 克，炙甘草 6 克，苍术 6 克，防风 6 克，生姜 3 片，大枣 4 个（掰开）。

家长会点儿中医，真的挺重要的，能帮助孩子减少很多病痛。即使是肺炎，也不可怕。至于退热药，正如作者所说，对病情无益，不过是焦虑的老母亲的安慰剂罢了。

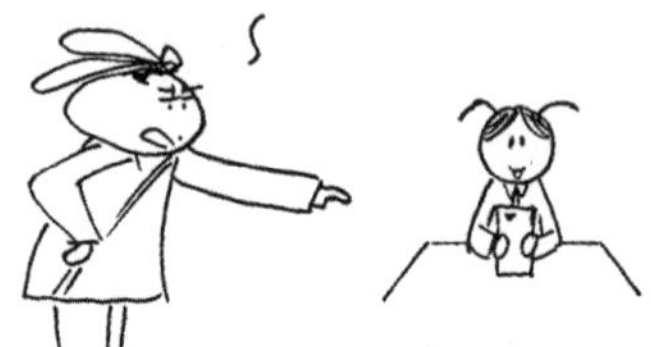
二毛，你能不能少打游戏，
多读书？

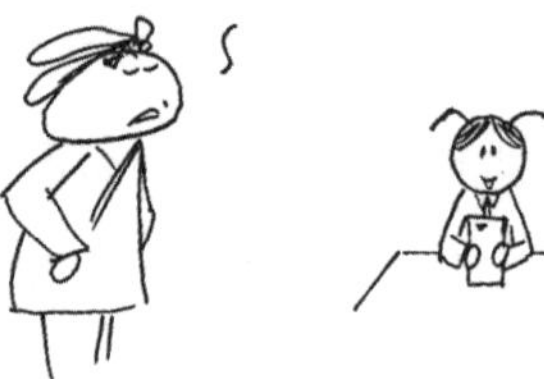
你要知道，男孩儿不会
真的喜欢傻女孩儿的。
这个我当然知道。

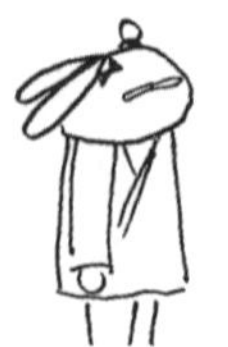
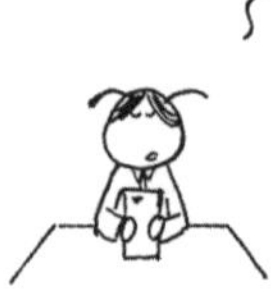
男孩儿只喜欢长得漂亮
的傻女孩儿。

11. 如意金黄散治疗腮腺炎

兔子你好：

我是二胎妈妈，大宝 4 岁 8 个月，小宝 4 个月。中秋节前的两天，大宝早上起床指着左耳朵下面说疼，我和我妈仔细看了又摸了下，确实有硬块，目测比右边耳朵下面高一点。

医院儿科只挂到下午的号，加之小宝上午注射疫苗，于是安抚了大宝嘱咐他多喝水后就送幼儿园了。中午接了大宝去医院，医生摸摸、按按、捏捏，大宝都说不疼，就让回家观察看看。

我看了大宝的舌头，颜色舌苔都正常。考虑到幼儿园才开学，这是个不爱读书上学的娃，家里又新添了小宝，家长们难免对大宝关注少了要求高了，大宝心里其实是有点委屈的。

当晚熬了绿豆糖水喝。大宝睡觉后，我跟我妈讨论，有可能是腮腺炎，大宝一定是体内有火气，需要找到泻火的出口。

第二天起床，大宝又说疼，又肿了，比前一天厉害。马上挂号，抢到了上午的儿科号。只要不去幼儿园，即使去医院也是极好的，大宝又跟着姥姥去医院了。这次换了医生，摸摸、按按、捏捏，医生说疑似腮腺炎，但也不确定，让我们做 B 超看一下。

腮腺部位离淋巴结也很近，拍个 B 超心里踏实。果然，还是机器效率高，左腮腺血流速度明显加快，体积也变大了。腮腺炎确诊！嘱咐隔离，静养，开了蒲地蓝口服液。

去医院看病总是耗费时间和精力，回家都到晚饭时间了，大宝没吃几口就困了，匆忙入睡。当然，这一天也没少了绿豆糖水。

最重要的主角登场了！

我安排队友去同仁堂买了如意金黄散回来，因为兔子老师才介绍过这款神药，迫不及待地买回来想试试，无奈大宝已经睡沉。

中秋节的早晨，大宝起床后左腮帮子明显肿着，如意金黄散加醋调匀了抹在娃脸上，他活像一只蔫了的泥猴，约定这一天的饮食禁辛辣（坐标四川）、禁油炸。午饭之后大宝就开始恢复精力了，也不吵着腮帮子疼了，叽里呱啦地，又成了话痨。

用温水把脸上的药擦去，肉眼看不出肿的迹象，用手轻按，还有一点硬。哇！真的是如意如意按我心意快快显灵！接下来的两天，每天抹药的面积都在缩小，大宝就这么康复了。

我想借此谈一下自己的心得：第一，家里添了二宝，全家人对大宝的关爱有所疏忽，大宝有点儿肝气不舒，今后我们全家都要更加重视孩子们以及自己的心理疏导。对孩子，教育归教育，也要给予他们更多的无条件的爱。心情好了自然生病少。

第二，刚刚发现大宝耳朵下面疼时，如果能及时结合舌象做出相应的干预，大宝应该会受更少的疼痛。当然啦，幸亏自己第二天及时召唤了如意神药，娃娃病程并不长。

第三，利用假期生病什么的，最敬业了！

懒兔子按：

中医外科，真了不起啊……

腮腺炎也叫“痄腮”，是儿童常见疾病，有的还具有一定的传染性。病发的时候，据说无比疼痛，牵连着脑袋都疼。

化脓性腮腺炎：炎症早期，主要症状轻微或不明显，腮腺区轻微疼痛、肿大、压痛。随病程进展，可出现发热，寒战和单侧腮腺疼痛和肿胀。腮腺及表面皮肤局部红、肿、热、痛。当病变进入化脓期，挤压腮腺可见脓液自导管口流出。

流行性腮腺炎：临床症见起病急，常有发热、头痛、食欲不佳等前驱症状。数小时至1—2天后体温可升至39℃以上，出现唾液腺肿胀，腮腺最常受累。肿大一般以耳垂为中心，向前、后、下发展，边缘不清，轻度触痛，张口咀嚼及进食酸性饮食时疼痛加剧，局部皮肤发热、紧张发亮但多不红，通常一侧腮腺肿胀后2—4日累及对侧。颌下腺或舌下腺也可被波及，舌下腺肿大时可见舌及颈部肿胀，并出现吞咽困难。

本文医案中的孩子，应该是化脓性腮腺炎，这种起病没那么急骤，病情发展也没那么迅速，因此如果家人一旦发现，及时干预治疗，往往收效很快，可以迅速结束病程。

用药的话，这种外用药当然是最为推荐的。如意金黄散不仅腮腺炎可以用，乳房结块、乳腺炎、甲沟炎、疔肿、跌打损伤等，皆可用。

如果是**流行性腮腺炎**的话，因为起病急，症状重，所以要在外敷药的同时辅助内服中药。我个人比较推荐彭子益先生的治疗方法，具体如下：

TIPS

巴戟天、肉苁蓉各 3 克，麦冬、龟板、鳖甲、地丁、昆布、海藻各 1.5 克，厚朴、半夏、沙参、橘皮各 1 克，红枣 2 枚。

“温服即愈。”

“若恶寒发热，舌有腻苔，加薄荷、桑叶各 1.5 克，即愈。”

方中巴戟天、肉苁蓉都可以补肝肾之阳，帮助肝气上升；龟板、鳖甲补肺胆下降之阴，地丁、昆布、海藻、厚朴、半夏、橘皮降胆肺胃之气，还可散结消肿。沙参、麦冬滋补肺阴，大枣补中气。薄荷和桑叶可以宣散肺气之滞。

如果是在发病初期，彭先生说，只需要抓一把黑豆，煮到豆烂，喝汤就好。“黑豆调养木气，善降胆经也。”

总之，不管是哪种类型的腮腺炎，我个人都很推荐中医疗法——见效快，无毒副作用，孩子也不太受罪。

师傅，你这是得痄腮了吗?

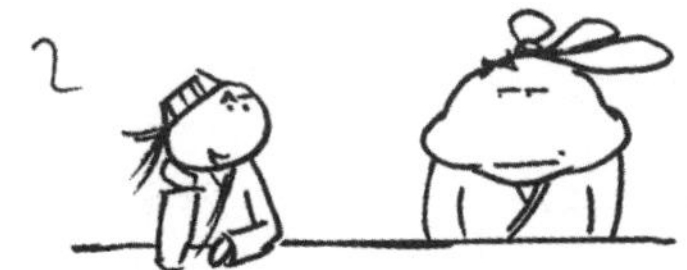

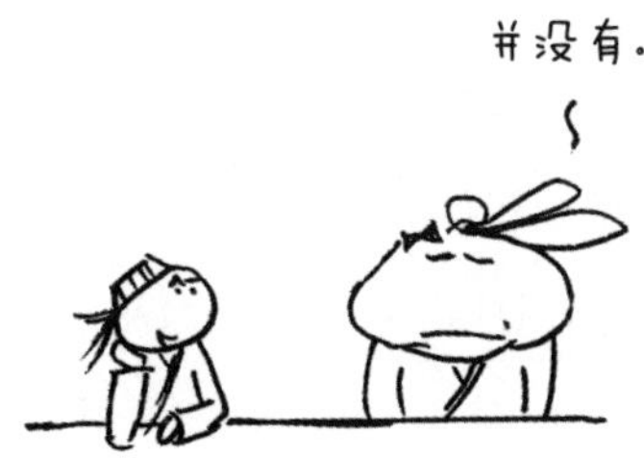

我这是老毛病了，
每次长假后，我都会……乍肥。

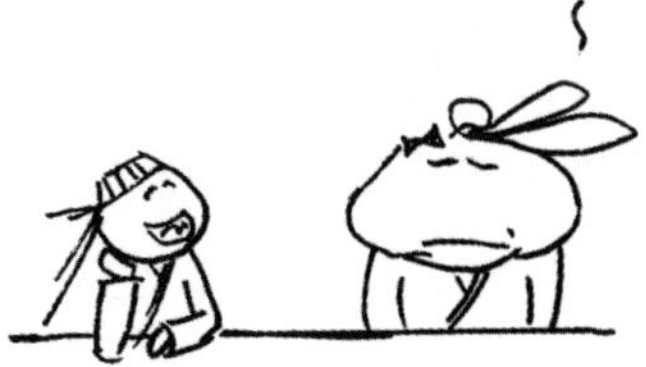

12. 通过调理脾胃，治好了孩子的频繁眨眼

兔子你好，分享一个医案。

前段时间，外甥照例来到我家做作业，据说只有在我家才能快、准、狠地完成作业。到家外甥放下书包，坐在我对面写作业，我就发现他的眼睛不对劲，眨得太过频繁。

几年前就听妹妹谈起过，外甥因为眨眼睛太频繁，去过好几家医院，被诊断为结膜炎、小儿抽动症，开了几瓶眼药水了事。但他一直都是反反复复，时好时坏。敢情现在老毛病又犯了。

学了几年中医，养成了一个特别的爱好，喜欢给亲朋好友看病。于是开始问诊：舌中苔厚腻，舌尖红。主诉，自前不久感冒，打点滴后一直不想吃饭，有口气，就开始眨眼睛。当机立断，有积食且已化热，肝风内动。

诸风掉眩，皆属于肝，肝又开窍于目，脾属土，肝属木，土虚则木摇，眨眼睛不就是木在摇吗？怎解？以土胜水，木得其平，则风自止。家里冰箱冷藏室里刚好有生鸡内金胶囊（鸡内金的味道独特，无法下口。用生鸡内金打成粉装进空胶囊里），我让外甥吃两粒，大约 9 克。

做完下午的作业后（大约 90 分钟），外甥就说肚子饿了，还没有到饭点。我蒸了两个红薯给他垫垫肚子，晚上烧了他爱吃的菜，吃了两大碗米饭，直呼很久没吃得这么痛快了，大姨做的菜真好吃。

第二天早上，眼睛眨得没有之前剧烈了，又让他服用一粒鸡内金胶囊加开胃健脾丸。喝了一大杯特制豆浆（用黄豆、怀山药混合打豆浆）。

第三天早上起床，眼睛就正常了。之后每天一杯黄豆怀山药豆浆。收工。

小朋友频繁眨眼睛的这个病啊，比较常见，我听说过好几例。西医对这个病好像没有特别的办法，一般会诊断结膜炎，滴眼药水。滴眼药水的效果嘛……那就要看缘分了。

希望这个医案能给其他人以灵感和启发。

懒兔子按：

我觉得此处需要点儿掌声。

尤其是辨证分析的那段："诸风掉眩，皆属于肝，肝又开窍于目，脾属土，肝属木，土虚则木摇，眨眼睛不就是木在摇吗？怎解？以土胜水，木得其平，则风自止。"真是有名医钱乙的风范了。

因为钱乙先生有一个著名的医案，是治疗小儿抽搐的，医理和此篇医案很类似——可见只要理明，不管是大名医，还是自学中医的，都可以治好病。

小儿眨眼，属于抽动症的范畴，在中医里归属为肝风内动。但是比较轻浅，此时及时治疗，一般可以很快痊愈。脏腑的五行中，肝木虽然克脾土，但同时也需要脾土的滋养。如果脾土过于虚弱，土薄不能养木时，就会出现木动风摇。

这篇医案算是一个非常典型的例子，此时只要健补脾土，就可以达到让肝木根深风止的效果。病机不在肝而在脾胃。

文中，作者外甥的眨眼是出现在感冒挂水之后。抗生素寒凉，伤了脾胃的阳气，所以同时伴有口气重、食欲不好等症状。又有厚腻的舌苔，可见中焦有积滞。作者因此判断眨眼病机不在肝，而在脾胃。

鸡内金是鸡的胃的内膜，可以健胃消食，健运脾胃，广泛用于治疗各种食积证。煎汤服用可以，直接研末服用效果更好。一般用量为每次 1.5 ～ 3 克，一天 2 ～ 3 次。老人和小孩儿脾胃虚弱，运化能力减弱时，都可以适当用些鸡内金保健，帮助脾胃的小轮运转，增加食欲以及加强消化能力。

本医案中，孩子服用了鸡内金以及开胃健脾丸后，眨眼的症状迅速消失了，之后再用温补的食疗方善后，防止复发。药到病除，干净利落——真是了不起的大姨妈啊！

当然，并不是所有的小儿眨眼都是脾虚引起的，阴虚、肝阳上亢，都会导致出现抽动的症状。所以此篇医案仅提供一条解题思路供各位参考，具体还是要整体辨证论治。

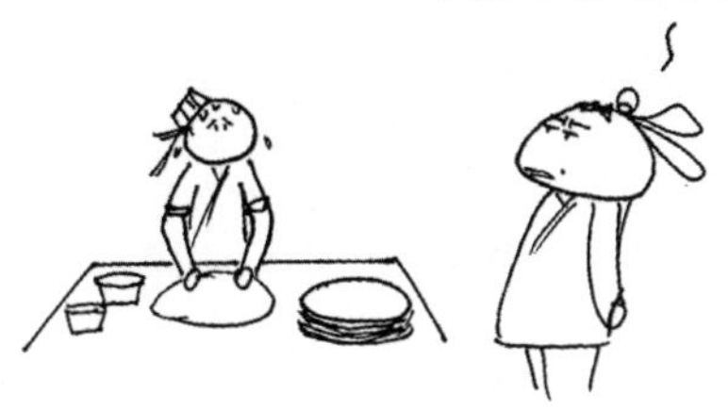
小明，我让你好好学中医，
可你总想着卖凉皮。

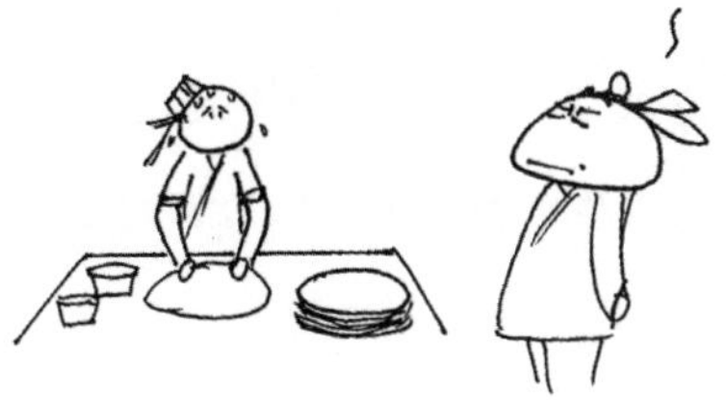
这些年，你到底学了什么？！

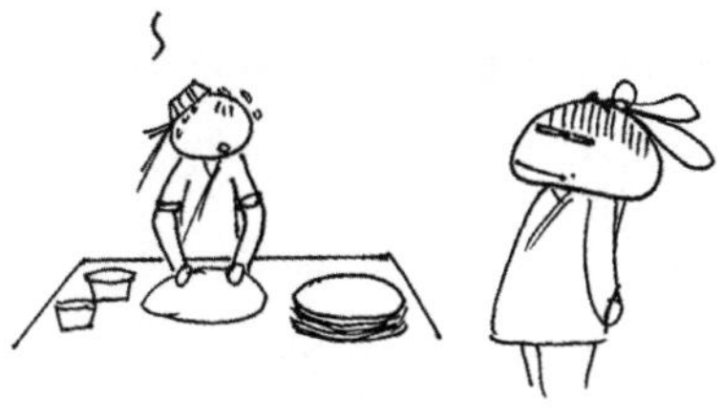
我学了皮毛啊。

13. 150 元治好了孩子三年的腺样体肥大

兔子姐：

你好！

我是两个孩子的妈妈，大宝现在 5 岁半，2 岁时我就发现他睡觉老是张着嘴巴，鼾声老大，睡得不踏实，刚睡着那会儿常常满头大汗，我知道这不正常，可那个时候是中医小白，束手无策。

三年前小宝出生后，我分身乏术，大宝基本都是奶奶在照顾，只有周末才能回家看看大宝。大宝从小就喂养不当，一岁多就水果、酸奶不断，再加上好几次生病都是爷爷奶奶带到医院打了吊瓶，小小年纪就脾胃失调，寒凉淤堵，体质越来越差。

去年刚放暑假，大宝因细菌感染、高热又再次入院，合并查出腺样体肥大、扁桃体肿大、鼻窦炎、中耳炎等诸多毛病。一周的寒凉抗生素打进了大宝体内，医生建议手术切除腺样体和扁桃体，正好可以趁着暑假好好修养。我考虑再三，顶着家人的压力，最终决定不手术。虽然买了保险，但我实在不想孩子遭罪，更不想毁了他的身体，我要自己给他调理好。

去年年底，我一口气买下了兔子姐的 5 本书，除了《医目了然》有些难记，其他三本医书全部读完还认真做了笔记，一直在找寻治疗儿子的方法。直到这次疫情，武汉封闭了两个多月，我每天除了给孩子们做保健推拿，就是听兔子姐讲书。讲的都是最难啃的《医目了然》，而且还专门讲了鼻炎和腺样体肥大，我喜出望外啊……

赶紧记下方剂，可无奈武汉封城，吃喝都难买，就更别谈中药了。三月的最后一天，兔子姐又发了一篇治好腺样体肥大的医案，并附上另外一篇相关文章，我再次研究辨证，大宝稍动就爱出汗，手脚常冰凉，舌头尖长、中间有沟，又有一点草莓点，舌苔白，寒热难辨哪！

但身体有湿是可以肯定的，每次推拿揉肚子的时候都可以听到肚子里有很多水声，就像热水袋弄出的水声一样，而且大便粘马桶，我就给他先除湿好了。按照兔子姐给的基础方：辛夷 3 克，苍耳子 3 克，夏枯草 6 克，浙贝母 6 克，丝瓜络 6 克，生牡蛎 9 克，丹参 6 克，再加上苍术 6 克，生薏苡仁 15 克。解封后立马抓了 15 服药，一服 5 元，这和万元的手术费相比也差太多了吧。

家里还有些甘草，我就自行加了一点，3 ～ 6 克。每天早、晚饭后喝上一小碗汤药，每天推拿都会按一会儿迎香穴，每天拿药渣熬水泡脚。三天见效，鼻子通气了，一周后鼾声明显减小，虽然看不见腺样体，但症状减轻就是好的。

半个月喝完，扁桃体感觉也变小了，孩子自己看得见扁桃体，说肉球球变小了，主动要求再喝药，直到治好它。我就又抓了 15 服，巩固一下也好，老母亲甚表欣慰……

另外调理期间忌口是非常重要的，奶是早就停了，水果每次只给一点点，偏寒性大的不给吃，冰的凉的不给吃，零食基本不给吃，加餐都是我自己做的好消化的小糕点，多食营养粥健脾胃，一定要保护好孩子的脾胃，不然吃药都白费。

还有三服药就喝完了，大宝的症状基本全都消失了，长高了也长壮了，150 块钱解决了困扰我三年的烦恼，庆幸自己学了中医，愿孩子们都健康快乐地成长！

懒兔子按：

腺样体肥大、鼻炎，这些都是西医的病名。在中医里，都是看症状辨证论治。症状属于哪种证型，我们就根据这个证型用药治疗。

腺样体肥大是结果，而不是症状。常见的表现为鼻塞、张口呼吸，尤以夜间加重，睡眠打鼾、睡眠不安，甚至呼吸暂停等。

先来看一下腺样体为什么好好地就会肥大?

腺样体也叫“咽扁桃体”或“增殖体”，位于鼻咽部顶部与咽后壁处，属于淋巴组织，表面呈橘瓣样。腺样体和扁桃体一样，出生后随着年龄的增长而逐渐长大，2—6 岁时为增殖旺盛的时期，10 岁以后逐渐萎缩。腺样体肥大系腺样体因炎症的反复刺激而发生病理性增生，常与慢性扁桃体炎、扁桃体肥大合并存在。

可见，它确实是反复生病后引起的结果，而不是病因。因此，手术切除腺样体并不治本，很多病儿手术后都会有腺样体再次肥大的情况。而且腺样体本身是我们身体的防疫系统，就像扁桃体一样，如果割除了，很容易导致我们的免疫力下降，更容易生病。

由于古书上并没有腺样体肥大这个病，所以我在网上查找了一些资料，其中一篇《姜之炎治疗儿童腺样体肥大临床经验》，我觉得讲得最好，现将内容大概总结如下，供各位参考。

姜医生认为：腺样体肥大属于中医痰核范畴，应该从痰论治。一般可分为急性和慢性两种。急性是由于感冒后引起“邪毒侵肺，肺热壅鼻”，从而导致出现头痛、耳痛、鼻塞、流黄涕、张口呼吸、睡眠打鼾等症状。舌红、苔薄黄，脉浮数。

而慢性的病机则是“痰湿凝聚，脾虚痰阻”，是由于脾失健运，痰浊内生，聚于鼻咽，导致痰核。此时患儿的症状为面色萎黄、神疲乏力、纳食欠佳、鼻塞、痰多、张口呼吸。舌淡、苔薄白腻，脉细无力。

既然病机有两种，那么治法当然不同。姜医生认为，第一种肺热壅鼻之痰核为实证，当以驱邪为主，理应清肺通窍、化痰散结。

给出的建议方为**清肺化痰通窍方**。

TIPS

组方：金银花 6 克，连翘 6 克，辛夷 3 克，石菖蒲 6 克，黄芩 6 克，夏枯草 6 克，象贝母 6 克，丝瓜络 6 克，生牡蛎 12 克，甘草 3 克。（剂量仅供参考，请在医生指导下用药）

方中金银花性寒味甘，可清热解毒、散痈消肿，为治一切内痈外痈之要药；连翘性苦微寒，可清热解毒、消肿散结；辛夷入肺经善通鼻窍，为鼻科圣药；石菖蒲芳香走窜，豁痰开窍醒神；黄芩清肺泻火，引药上行；丝瓜络、象贝母、夏枯草、牡蛎均可消肿散结；甘草调和诸药。全方共奏清肺通窍、化痰散结之功效。

第二种脾虚痰阻型痰核，属虚实夹杂，当邪正兼顾，治以运脾化痰、通窍散结。也就是实脾土，燥脾湿，助中焦转输，以绝痰之源。

给出的建议方为**运脾化痰通窍方**。

TIPS

组方：苍术 6 克，薏苡仁 15 克，辛夷 3 克，石菖蒲 9 克，黄芩 6 克，夏枯草 6 克，象贝母 6 克，丝瓜络 6 克，生牡蛎 12 克，甘草 3 克。（剂量仅供参考，请在医生指导下用药）

方中苍术芳香燥烈，燥湿健脾，为运脾要药；薏苡仁甘淡，健脾渗湿；辛夷善通鼻窍；石菖蒲豁痰开窍；黄芩燥湿，引药上行；生牡蛎、夏枯草、象贝母、丝瓜络合用可化痰散结；甘草调和诸药。全方运脾以消痰，通窍以通气。

两种治疗思路，在临床上均取得了显著的疗效。除此之外，姜老师还特别强调了在使用中药时，要配合穴位按摩——按揉迎香穴。

迎香穴是手足阳明经的交会穴，经常按揉可以有效缓解鼻塞、流涕、呼吸不畅等症状。

总之，腺样体肥大在中医里并不是病源，手术切割只能暂时缓解病情，并不治本。而且腺样体在孩子长到 11 岁的时候会自然萎缩，如果病情不严重，建议谨慎开刀，用中药调理和缓解，等孩子长大了，自然就好了。

希望这篇文章可以帮到各位焦灼的家长，如果家长辨证不清，务必拿着药方到医院请医生根据孩子体质和病情，酌情加减用药。

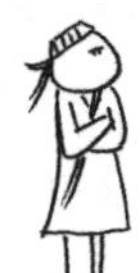
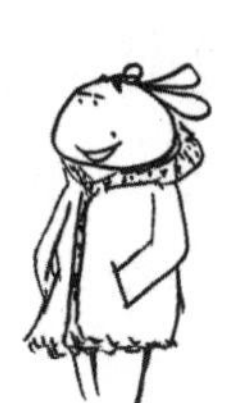
小明，你看我给自己
买的这件新大衣怎么样？

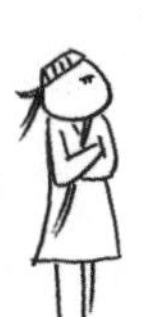
嗯……有点儿肥大。
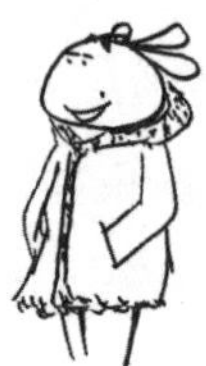

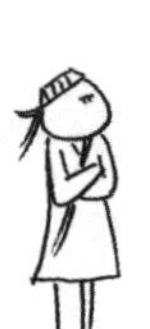
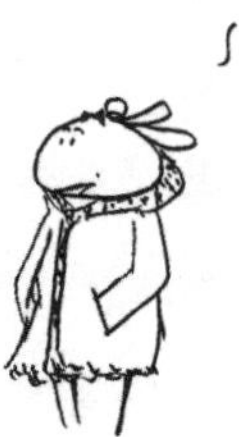
不大啊，我穿着还有点儿紧呢！

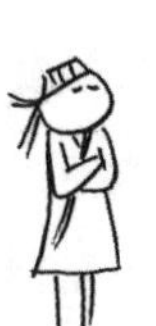
我是说，穿了后，显得你肥大。
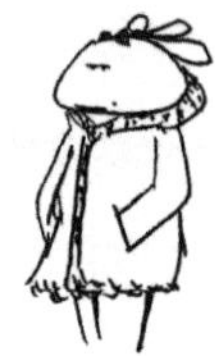

14. 调理脾胃治愈孩子的腺样体肥大

兔子你好：

分享一则医案给你，是我治好孩子腺样体肥大的过程。

我家小宝两岁半，今年1月，她开始鼻塞，我刚开始并不放在心上，想着可能是受寒了，给喝了点生姜红糖水观察着。一连几天，她没有出现其他的感冒症状，只是鼻子不通气，呼哧呼哧的。

我打开懒兔子公众号在号内搜，某篇医案中的“苓泽姜苏汤”比较对症（针对鼻息不通，鼻干无涕），于是抓药给小宝喝，两服药下去，鼻子还是不通，还流上了鼻涕，白天挂着清白的鼻涕，晚上鼻子还是不通。

我又去翻医案，发现“桔梗元参汤”对症（治鼻塞涕多者），于是又抓药给小宝喝，结果鼻涕止住了，鼻塞没好，白天经常张嘴呼吸（我那时老提醒她闭上嘴巴，现在想想真是难为她，要是鼻子通了，谁会平白无故一直用嘴巴呼吸啊），晚上睡觉打呼噜，经常翻来覆去睡不稳。

我又去查医案，发现小宝的症状居然是腺样体肥大的症状，这真是让我着急了，要知道，长期张口呼吸，可是会让人变丑的呀。我又查医案，后采用姜之炎医生的运脾化痰通窍方，外加点揉迎香穴，七服药喝完，小宝白天张嘴呼吸少了（我观察得很累，因为她这年龄段不是找人说话就是唱歌，就算自己玩也要自说自话，真正闭嘴的时间真是很少)，但晚上的呼噜声还是没停。

我真是没辙了，想着真的要带她去医院了，然而心里是千百个不愿意。刚好这时朋友的小孩也是腺样体肥大，一去医院看，医生就安排了手术。我真不愿小宝受这个罪啊!

那些夜晚真是难熬，听着黑暗中她的震天呼噜声，有时好像塞到呼吸停止，吓得我要推推她，又经常要伸手摸摸她的嘴，看是不是还张着，经常就摸到她因为张嘴呼吸而干燥的嘴唇，心里那个焦虑难受啊!

我是真不想让她做手术，加上快过年了，最终决定还是自己来。于是上网各种查各种看，回想起小宝鼻塞前经常积食，舌苔白腻，不愿吃饭，口臭，鼻梁有青筋。决定先下手调理她虚弱的脾胃，毕竟这是根本啊。于是戒掉肉类(她原来很爱吃肉，不爱吃饭)，经常用麦芽谷芽和山楂泡水喝，舌苔不那么厚的时候就用白术太子参怀山药煲汤喝，每晚加上小儿推拿。

就这样过了有半个多月(又难为小宝了，她老问我为什么不能吃肉)，她的积食的次数少了，舌苔大多数时候正常，饭也愿意吃了，也学会喝小米粥了(之前一直说不好喝，现在能捧着喝一碗)。

神奇的是，她的鼻塞也好多了，白天基本没怎么张口呼吸，晚上也不张口呼吸了，但还是能听到呼哧呼哧声的鼻息声，而且呼吸起来也感觉比较用力，我觉得鼻子还没有全通。

刚好兔子春节读书会讲课的时候，提到了腺样体肥大的治疗，我想着再试一次吧，于是在你给的基础方(辛夷 3 克，苍耳子 3 克，夏枯草 6 克，浙贝母 6 克，丝瓜络 6 克，生牡蛎 9 克，丹参 6 克，杏仁 6 克)之上，加了紫苏叶，荆芥和生姜(小宝舌苔白)。喝了七服后，她的鼻塞竟然彻底好了！夜晚听着她安静平顺的呼吸，老母亲焦虑的心情终于可以放下，可以亲亲她的小脸蛋了。

请原谅老母亲的一知半解，导致整个过程延续了两个月，之前还喝了那么多药。回想这整个过程，真的觉得小孩子的脾胃要认认真真地去养护。现在小儿推拿还继续着，家里囤的兔子和罗大伦的书也看起来了，笔记也做起来了。都说为人父母，不知医为不慈，希望自己能努力成为一个真正的“慈母”吧。

懒兔子按：

这篇医案之所以选入本书，是因为里面有个很值得推荐的做法——治鼻的同时，别忘记补养脾胃。

因为当一个孩子脾气虚弱的时候，很容易生痰湿，会加重病情迁延不愈，或者治病效果不好。文中作者给孩子断肉是挺好的办法，因为肉也生痰。

另外，**肺开窍于鼻，鼻病日久必然肺气虚弱**。而脾胃（土）在五行中，是肺（金）的母行，补养脾胃也是加强肺气恢复很好的办法。

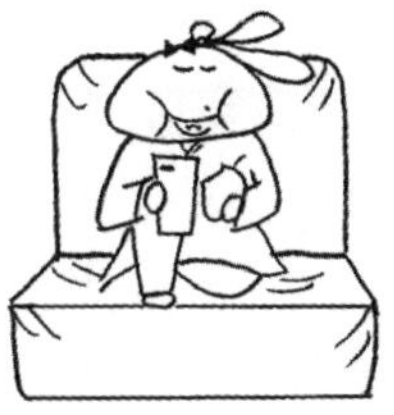

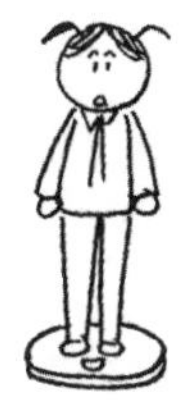

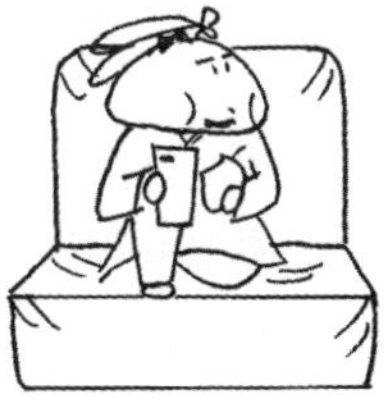

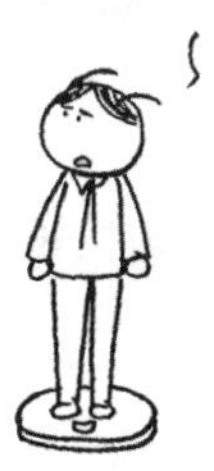
老妈，整个身体肥大
怎么治？

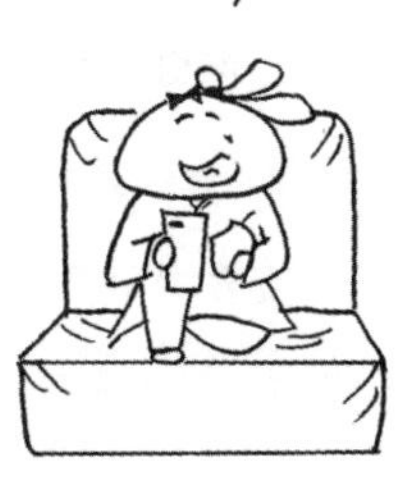
你是不是问错人了。

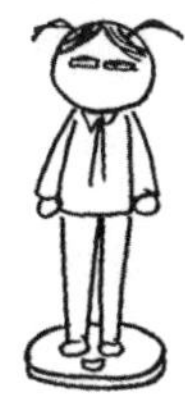

15. 孩子得了急性细菌性痢疾，别慌

兔子你好：

直奔主题。这个医案发生在 7 月底，趁现在还记得，赶紧记录下来。

7 月末那几天，天气又是下雨又是烈日的，三岁两个多月的小宝吃了冷饮，吹了空调，然后开始发热。给他吃药，热退了，却在 29 日晚开始拉肚子，当晚只拉了一次，我没怎么在意，让他喝了点水，一夜睡觉还算安稳。

30 日早上起来又拉了一次，拉的时候说肚子痛，拉完后又活蹦乱跳，我也没放在心上。想着他腹痛，而且还有点怕冷，于是喂了一支藿香正气水。中午拉了一次，继续藿香正气水。晚上睡觉前说肚子痛，又去拉了，拉的是黄色的黏稠状，有泡沫，无臭无味，拉的时候很痛苦，不停地喊妈妈我肚子好痛，同时有点发热。

我开始有点慌了，他拉完后我强迫他吃了一支藿香正气水，睡下后他微微出了点汗，热感觉退了。我的心稍微放松了点。我睡得正沉时，他又哭着醒来，说肚子痛要拉屎，又去拉，一样黄色黏稠状，有水和泡沫。我想可能是药力不够，于是又给了一支藿香正气水。一个晚上基本没有睡，两个多小时起来拉一次，我知道用的药可能不对症，没有给他再吃藿香正气水。

在凌晨 3 点排的便里，有红色的像血一样的东西，也许是便血，

兔子公众号里写了便血可以用山楂和毛尖煮水治疗，家里有山楂但没有毛尖或者茶，我煮了山楂和甘草给他喝，5 点那次红色便少了点，但肚子痛丝毫不减，继续喂他山楂水。

31 日早上，我突然想起，也许他是吃坏肚子食物中毒了，双黄连口服液可能管用，便喂了一支双黄连口服液同时喂他山楂水。这一天一共吃了 6 支双黄连口服液，他精神好了点，但也只是好了一点，拉便的间隔由原来的 2 小时变成了 3 个多小时，每次都是肚子痛马上要上厕所，基本是喷水式地泻，拉肚子时都痛得脸色发白，但拉完后就轻松好多（后面没有再便血）。

这样折腾下来，人已经病恹恹的了。到了晚上，我按他脉，重按轻按都明显，舌尖红，苔淡黄。拖着沉重的心，安抚好小宝后再翻公众号，但关于腹泻的文章不多，买的《医目了然》里面也没有腹泻篇章，看着小宝虚弱的样子，我心如刀割，让老公去药店买了益生菌和蒙脱石散。家里有诺氟沙星胶囊，给他吃了一颗，吃后还是拉肚子腹痛。

我再翻书，《赵绍琴临证验案精选》，真有记录和小宝情况一样的医案，一样是肚子痛喷射式的腹泻，拉完后轻松，不同的是医案里面的是五更泻。8 月 1 日早上下雨，让老公按原方抓药（药店没有灶心土），因为怕药力大，放了差不多 2 升的水，小宝一直都病恹恹的，昏昏欲睡，到下午 2 点半才喝了大人一口的量，喝完一小时后拉了一次，再睡觉，下午 4 点多再喝大人一口的量。

到了晚饭时间，孩子有精神了，还很有胃口地自己吃了半碗粥，并跟他哥哥打闹了一下。晚上 8 点拉了一次，便便没那么水了，也没有叫肚子痛。再喂他大人一口的量。晚上 9 点睡觉前时他居然说：妈妈，我好了，我肚子不疼了。当晚没有再起来拉便，一夜安睡。

8 月 2 日一整天只拉了两次，把剩下的药再给他喝了两三次，3 号完全不拉稀了，肚子也不疼了，收工。

去年 12 月开始关注的兔子公众号，学习的中医，慢慢地，会看孩子的感冒、发热、咳嗽、鼻炎，虽然每次都不是十分顺利地治好，但慢慢地，去医院的次数越来越少。感恩在这个年龄、这个时间遇到了中医。

这次孩子腹泻，我不止 100 个念头想去医院，但一想到去医院不是马上可以用药，还要拍片验血，验血要半天的时间，拍肠镜的话还不知道当天能不能安排得上呢，而且三伏天，又是下雨又是烈日的，也许会加重病情，就这样让他肚子痛了差不多三天，我真的是个不称职的妈妈啊！为了减少家人的病痛，我必须更加努力地学习中医了，没有退路。

懒兔子按：

这则急性腹痛腹泻案，跟以往一般的肠胃感冒引起的腹泻不同，而是西医里的细菌性痢疾，不是藿香正气水能搞定的。

细菌性痢疾（典型性）：起病急，畏寒、发热、乏力、食欲减退、恶心、呕吐、腹痛、腹泻、里急后重。先为稀水样便，1—2 天后稀便转成脓血便，每日排便数十次，量少，失水不显著。常伴肠鸣音亢进和左下腹压痛。一般病程 10—14 天。

对照一下，可以说医案中的患儿是很典型的细菌性痢疾了。中医里并没有这个病，如果从症状来看，是表邪未解，邪热入里，肝郁脾虚造成的腹痛腹泻。

孩子之所以没有更严重，是因为发病后妈妈一直给用了祛寒湿的藿香正气水，后来又断续地用了清里热的双黄连和治疗血便的山楂水。虽然都没有完全对症，但也多少缓和了病情。

那中医对于这种急性细菌性痢疾怎么治疗呢？这里给大家总结一个方法，就是赵老最常用的：**葛根芩连汤合痛泻要方加减。**

TIPS

组方：陈皮 10 克，防风 10 克，白术 10 克，白芍 10 克，葛根 10 克，黄芩 10 克，黄连 3 克，荆芥炭 10 克，灶心土 30 克，水煎服。

方中的“灶心土”也叫“伏龙肝”，为烧木柴或杂草的土灶内底部中心的焦黄土块。现在确实也比较少见了，主要功效为涩肠止泻。如果找不到不用也没关系，可以用怀山药片 15 克替代。

这个组方，不但可以解表清里，还可以补脾柔肝，祛湿止泻，是中医治疗细菌性痢疾很好的验方。

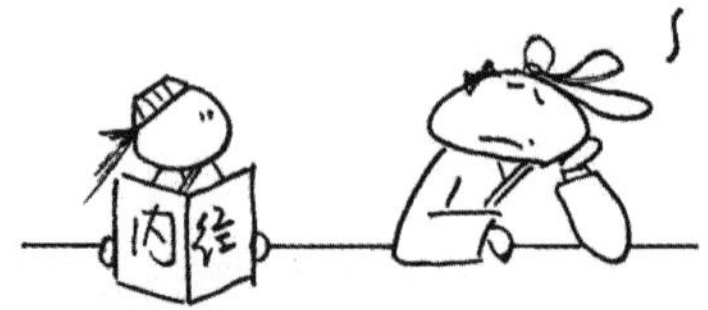
这两天又胖了，好想来一场
说拉就拉的腹泻啊！
内经

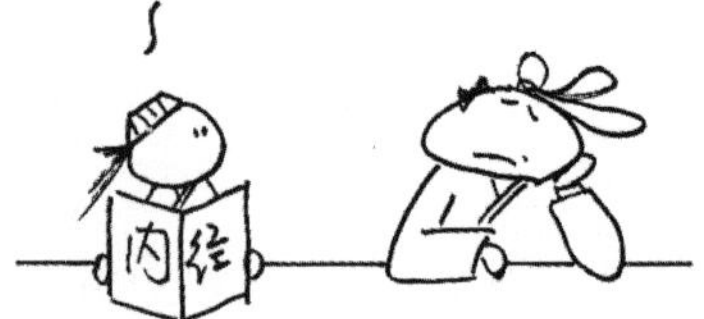
很简单啊，吃点儿隔夜的
剩饭剩菜就行了。
内经

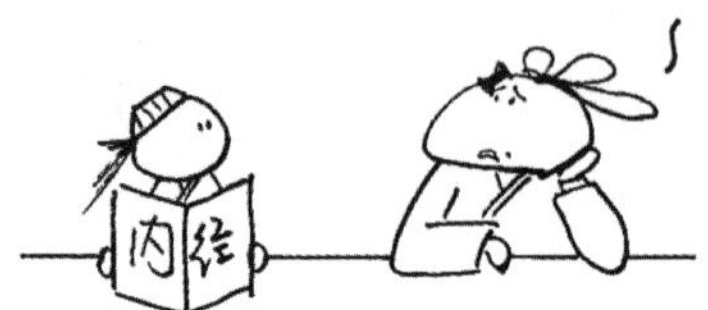
可问题是……
内经

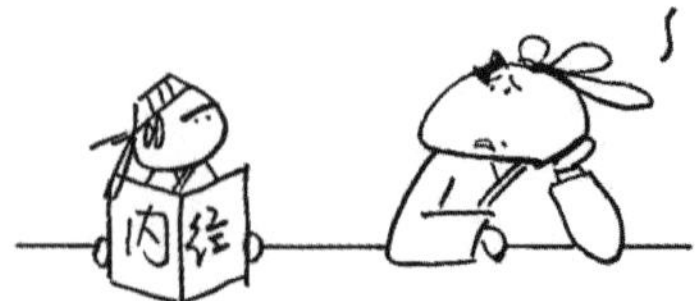
我们家有我，
就剩不下饭和菜啊！
内经

16. 治好孩子的疝气

兔子好，想给大家分享一个医案。

10 月 15 日，我妈带着二宝进行日常洗漱时，突然对我惊呼："这是什么东西？你过来看看！"我感觉我妈有点大惊小怪，过去发现娃的腹股沟处明显左右大小不一致，有一个摸起来大约鹌鹑蛋大小的鼓包，按压时似乎可以滚动。我妈说别是什么肿瘤之类的，让赶紧带去医院检查。

于是托了学医的好友找到熟人，晚上就安排了去医院检查，确诊是疝气。医生说得先拍 B 超，如果是卵巢和肠子掉出来，那必须一秒钟都不能耽搁地急诊手术解决。如果是腹腔积液啥的，可以考虑当晚回家做做准备，第二天一早再来办理住院手续。所幸 B 超结果显示并不是某个器官掉出，我和我妈都松了一口气。

检查过程中记起兔子公众号里写的有关疝气的文章，但是当时脑子很慌乱，也没有下定决心到底采取中医治疗还是西医手术，所以也没看。回家后，逼着自己沉下心来把公众号里两篇关于小儿疝气的文章翻出来看了几遍，最后决定还是不随便手术，免得伤了娃的元气。

打电话给好友沟通，被"骂"了个狗血淋头，她和她老公都是医学专业，两人一致认为要手术，讲了一大堆的医学名词、术语给我解释，说她儿子也是疝气，等了一两年也没有见疝气好转，最终手术解决。但是因为他们都是医生，有专业知识，不担心万一孩子活动过程中发生嵌顿，而我是医盲，处理不了突发状况……

然后她说中医没有临床数据验证药物造成的肝损害，而西医治疗全都有数据可作参考等。她说了很久，感到我不为所动，叹了口气说，你想等等看娃能不能自愈不是不可以，但是千万别喝中药。

我没理她的话，第二天起按照公众号里的方子，抓了五味子 1 克和肉苁蓉 3 克熬水给娃喝，后面看到留言里有小茴香 5 克，想想那个味道大人都喝不下去，于是减量到 3 克，加入一起煎服。

由于两篇文章貌似都没有写明具体要喝多久，所以在喝了一个多星期病情没有任何好转时，我心里开始有些动摇，但是为了不去做手术只能继续坚持下去。这中间还得到了我叔叔（也是自学中医的一个牛人）的指点，他说肉苁蓉、小茴香这些温通的药用了是挺好，但都是补阳，还需要加点杜仲起到滋阴的效果，达到阴阳平衡。还强调杜仲必须把树皮那一面特别粗糙的部分都拿刀刮干净才行（这是什么原理我不太明白），可如此又喝过一周，也未见明显改善。

前后喝了一个月的样子，我叔又专门打电话来问，娃的疝气是不是有积液那种，如果是就得再加上泽泻、白术、茯苓这三味药，可以利湿。我嘴上答应了，回头翻了翻家里还有一瓶快过期的茯苓，就给娃每份药加上 5 克继续喝。因为北方天气太冷，一个人带娃实在懒得出门买药（这绝对是亲妈才能做出的事儿）！

大约一个半月的时间，那个最初约莫有鹌鹑蛋大小的囊状物只剩下黄豆大小了，（我突然发现为什么我都是在用吃的来形容呢？）而差不多两个月的时候，就再也摸不到任何疙瘩了。兴奋之余，我忍不住骚扰了一下我的好友，说娃的疝气全好了。她说了三个字：“好，神奇……”我说这事咱没法交流，因为不是一个体系。她说：“就是的，我都不知道问啥。”

说了那么多其实也只是我关注中医以来，成功处理多种突发状况的一部分，比如，以前用小柴胡颗粒和双黄连口服液治疗了大宝的急性中耳炎；小儿咽扁颗粒治疗了急乳蛾；藿香正气水、抗病毒口服液和小柴胡颗粒消灭了诺如病毒；六味地黄丸搞定了大宝的阴虚火旺……数不胜数，如果全部写下来怕是几千字也写不完。

我觉得学了中医真是受益匪浅，至少没有动不动就带着娃去医院挤占公共资源，没有像以前一样经常给娃挂水住院啥的，已经很知足了。作为一个严重拖延症患者，终于赶在二娃 3 岁生日这天把这些记录下来，同大家分享。

懒兔子按：

先看下小儿疝气的概念：小儿疝气即小儿腹股沟疝气，俗称“脱肠”，是小儿普通外科手术中最常见的疾病之一。在胚胎时期，腹股沟处有一“腹膜鞘状突”，可以帮助睾丸降入阴囊或子宫圆韧带固定，有些小孩出生后，此鞘状突关闭不完全，导致腹腔内的小肠、网膜、卵巢、输卵管等进入此鞘状突，即成为疝气，若仅有腹腔液进入阴囊内，即为阴囊水肿。疝气一般发生率为 1% ～ 4%，男生是女生的 10 倍，早产儿则更高，且可能发生于两侧。

小儿疝气一般不会有明显不适。一旦病情发展，肿块下坠接近阴囊或阴唇，就会造成孩子活动及行走不便，严重时会发生嵌顿不能还纳，甚至威胁生命。同时，一旦发生嵌顿，孩子往往会承受不少痛苦。

其实简单地说，就是在腹股沟的地方有个小缝隙没闭合好，当腹腔里有东西从这个小缝隙中掉出来时，就叫作“疝气”。

在中医里，**小儿疝气大多是肝肾阳虚的表现**，医案中出现的五味子和肉苁蓉的组方，出自民国名医彭子益。他认为五味子味酸性温，散结消肿，可温补肾中水火之气，帮助肝阳上升。苁蓉味甘性温，温润肝肾，可温通肾阳补肾虚。

另外，作者在医案中还用了滋补的杜仲和泻水利湿的茯苓，我觉得都没错，挺好的。用杜仲可滋补肝肾，利湿对积液也有效果。

总之，中医治疗小儿疝气是很有经验和效果的，我个人也建议，如非情况紧急，轻易不要做手术。因为手术只能治疗标症，不能解决根本上肝肾阳虚的问题。本来身体是通过疝气向家长发出警告，让家长赶紧亡“阳”补牢，结果家长视而不见，掩耳盗铃，那即使手术治好了疝气，孩子的身体也会出现其他问题。

此案看着好像中医的治疗时间比较长，用了快两个月的时间，而手术“咔嚓”一下，第二天就好了。但是我们要知道，这两个月的温补，可能对孩子终生有益，而无损伤。和手术比快慢，又有何意义？

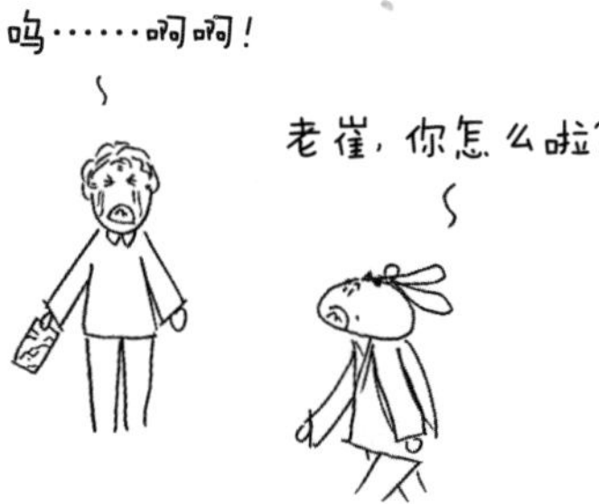

我刚扭屁股做运动
把手机摔地上，屏碎了。

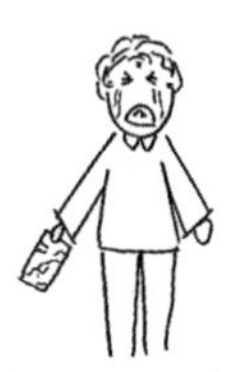
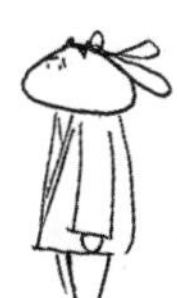

你好好地做运动，
干吗把手机拿手上啊？

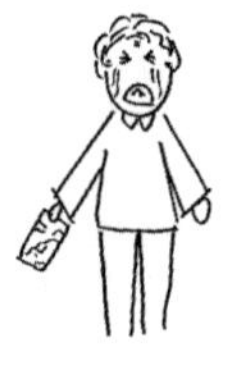
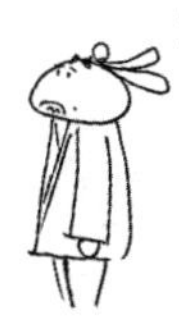

还不是为了增加微信步数，
怕被别的老太太比下去嘛……

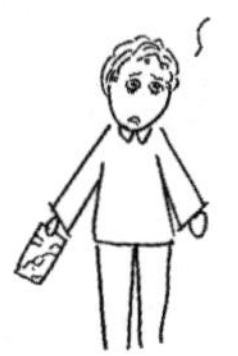
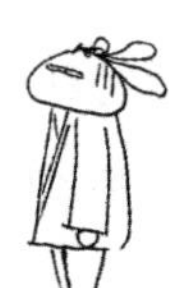

17. 需要开刀的鞘膜积液，老母亲用中药给儿子治好了

懒兔子：

您好。

半个月前就想写这篇文章了，一直被琐事缠身，今天想想一定要抽出时间来写一下，分享给跟我一样的新手妈妈。

我儿子现在 3 岁半，去年下半年开始上托班的，自从上托班之后三天两头地生病，一边工作一边带娃，老母亲真的焦头烂额。去医院也是家常便饭，偶然想到我之前买过你的书，就翻出来看看。想想靠谁都不如靠自己，自己懂点儿中医，总不会每次都这么被动，这么慌乱。

今年年初的时候，有天早上帮儿子穿内裤的时候发现，儿子的睾丸好像一边大一边小，因为是新手妈妈，确实不懂，就把老公叫过来，问他是不是有点异常。老公看了一眼说，就这样的，很正常。我想老公自己也有，总是懂的，可能是我想多了，也就没当回事。

到了今年 6 月的时候，发现症状更明显了，左边睾丸上面还有鸽子蛋大小的包，热的时候特别明显，冷的时候好像会小点。后来我查了很多书和公众号的文章，当时自己猜测是疝气。

第二天我们就带他去儿童医院做了 B 超，检查是鞘膜积液，后来

挂了个院长的专家号，说只能动手术解决，还要全麻。我一听这么小的孩子要全麻，光想想就怕，然后又去了其他几家医院，结果都是要做手术。

但我还是不死心，想着疝气和鞘膜积液的道理应该是一样的，都是肾阳虚，我抱着试试看的心理去药店买了点五味子、肉苁蓉还有茯苓，然后每天五味子 1 克，肉苁蓉 3 克，茯苓 3 克（他不肯喝的时候就加块冰糖），每天早上烧了给他空腹喝下。

大概喝了一周不到，老公有次帮他洗澡说好像小了，我很惊喜，继续给他喝，前后总计用药半个月左右，就完全没有了。然后我们又去做了个 B 超，不管是门诊医生还是 B 超医生都很诧异。特别是 B 超医生，怕之前是误诊，给我们检查了好久，躺下查，然后又站起来查，直到我后来跟他们讲我们吃了中药，医生才告诉我们一切正常。

我心里有点窃喜，之前给儿子用中药老公很不信任我，但从这次以后，貌似不排斥了，甚至相信我了，经常问我他的一些小毛病该怎么调理。

投稿就是希望给有相同情况的孩子家长一些参考，不要急于做手术，有时候真的要相信中医！

懒兔子按：

这篇医案挺有代表性，就是异病同治。**虽然西医病名分别叫“疝气”和“鞘膜积液”，但是中医的病机相同——均为肝肾阳虚，水湿代谢不利。**所以用了同一种药就都治好了。

具体病机及用药分析在上一篇中已经讲得很清楚，这里不再赘述。

总之，妈妈们学点中医，最受益的是孩子。就别指望爸爸了，他们自己的问题说不定还要来找你呢！

二毛，我妈昨天不经
我的同意，就把游戏删了。
这算什么。

她和你爸结婚经过
你的同意了吗？

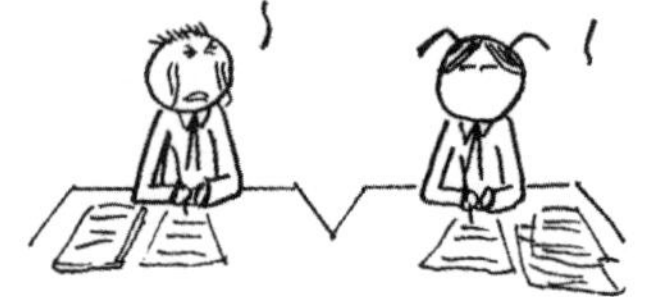

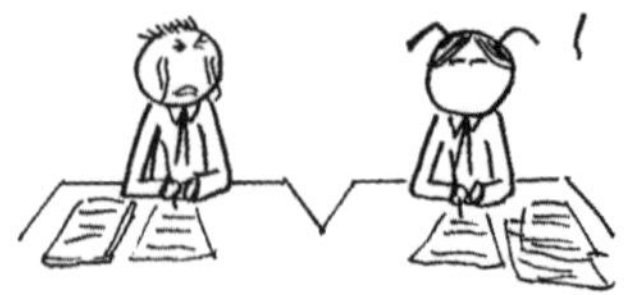

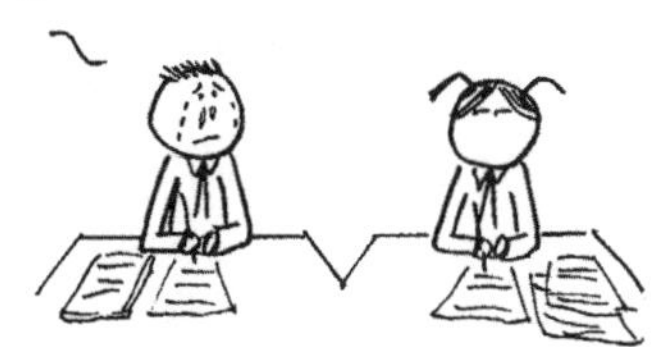
没有。

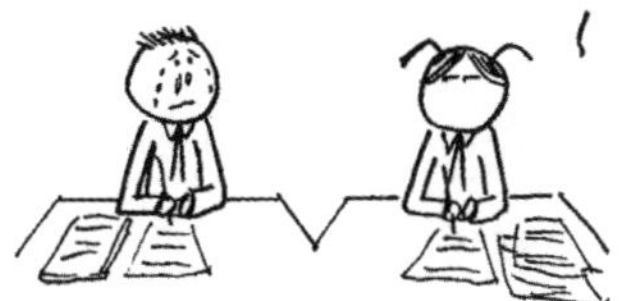
她把你生下来，
经过你的同意了吗？

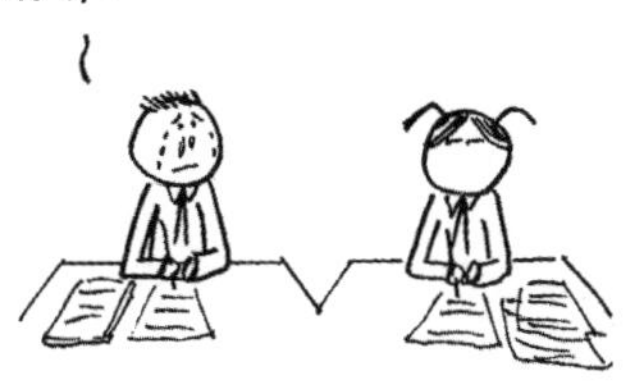
没有。

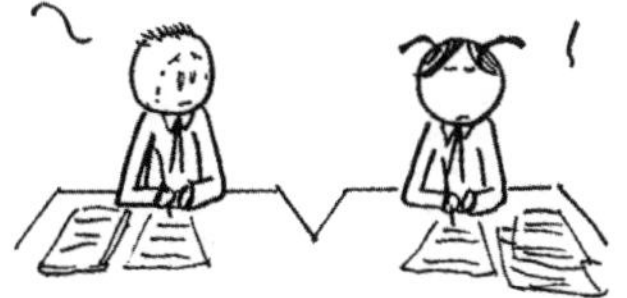
要是这样想，
删游戏真不算什么了。
人哪，要学会开导自己，
才能活下去……

18. 孩子阴囊肿大，龙胆泻肝丸派上大用场

兔子好：

一个周一早起，儿子起床后跟我说："妈妈，我小鸡鸡疼，我今天不想去幼儿园了！"我没当回事，以为他只是不想上学……

可孩子要出门去幼儿园的时候，尿尿后开始大哭，我意识到不对劲！看了一下，把我吓了一跳……孩子的阴茎肿了，很严重，都变形了，不让摸，说很疼，然后轻轻捏住的时候还有脓性分泌物流出！

我感觉情况很严重，赶紧让孩子爸爸过来看，孩子爸说："挺严重的，去医院吧！"说完他就上班去了。

孩子已经疼得躺地上了哭了，怎么办？早上 8 点，这个时间去医院人正多呢！排队挂号，再排队看医生，再排队去化验，最起码要化验个血象吧？可能还要再来个尿检，或者再来个分泌物检测。整完了再去排队拿药或者挂吊瓶，这不得 12 点去了！孩子现在疼得都起不来了……

算了。我想想觉得应该是湿热下注，龙胆泻肝丸，家里有先吃上。这么严重直接来一包吧！又找了支红霉素软膏，抹上点给孩子有个心理安慰也好。哄了哄不哭了，起不来就在地上躺着吧，反正地暖也不凉。

昨天睡前孩子他爹刚煮了一锅薏米红豆水，刚好派上用场（大冬

天只有孩子爸自己爱喝）。家里也没有其他清热的药了，现在想起来应该再给喝个小柴胡的，当时也没想起来。

给整了早饭，吃了一点后我想去药店看看有啥合适的药，结果开始下雪了。看孩子状态有些缓解，那就在家先观察，喝薏米水吧！中午又给孩子吃了半包龙胆泻肝丸，其间尿尿疼，尿完疼哭了，但有缓解。下午疼，但没哭。

一直到晚上 6 点左右外边雪停了。儿子的疼痛虽有缓解，但还在流脓，想着要是明天他还不能上学，我还得在家做饭，唉，还是出去买药吧！“二妙丸”出现在脑海里。真神奇，跑了一条街都没这个药。没有二妙丸那就四妙丸吧，结果还是没有！

这可怎么办，难道明天还要在家做一天饭？算了，直接抓中药吧！黄柏 20 克，苍术 20 克，川牛膝 20 克（11.4 元），回家再配上生薏苡仁。到家后看孩子状态还可以，我又仔细查了下四妙丸配比：黄柏：薏米：苍术：牛膝是 2 ：2 ：1 ：1。

于是又把苍术跟牛膝各拣出来了 10 克。要煮药了，又觉得时间太晚，孩子平时这会儿（晚上 8 点）已经要准备睡觉了，这煮完再把他叫醒喝，不得半夜尿床。算了，把药混合在一起放辅食机里磨了一下，直接煮 5 克药粉，水量也好控制，很快就煮好了。

挺苦的小半碗，孩子直接喝了，哄着玩了一会儿睡了。第二天早起脓性分泌物明显减少，尿尿也不疼了，肿胀也消了好多，又给煮了 5 克药粉，抹了点红霉素。告诉他已经好了。欢天喜地地把孩子送学校去了。

送完孩子，孩子奶奶打来电话说，今天不下雪了赶紧带医院去看，别耽误了。我说已经好了，去上学了。孩子奶奶很惊讶。不流脓了，尿尿不疼了，肿也消了，还去医院干吗？

晚上孩子放学回来都没有什么症状了，又巩固了 5 克药粉，结束！谢谢！

懒兔子按：

看完这个医案，我有个特别深刻的感受，就是孩子妈妈为了不在家做一天饭，真的什么病都能给看好了。

所以女人的潜力真是不可限量啊，不知道触碰到哪个点，就会爆发出来。

肝经是唯一绕阴器的经络，所以不管男女，阴部的肿痛都和肝经湿热有关。常用药就是龙胆泻肝丸，不存在女的不能用，孩子不能用的说法。好多人都以为这是男性专用药，搞得好像只有男性有肝经似的。

只要是肝经的湿热下注，龙胆泻肝丸就可以用。

孩子妈妈先给孩子用了这个药，清泻了肝经之热，特别好。之后再用四妙丸，也是清热利湿的。孩子的阴茎有分泌物，其实就是湿，红肿就是热。生薏苡仁可以清热利湿，又可以消肿排脓，所以如果不用四妙丸，直接用生薏苡仁，效果一样好。

此医案中，妈妈还有个做法很值得推荐。就是当时间比较紧急的时候，可以把药物打成粗粉，直接煮开后再煮一小会儿就可以喝了。取量可以少些，效果也很好。

很多古方中都有把药物先“㕮咀”后再煎煮的方法，意思就是把药物大口咀嚼成碎末后，以便煎煮的意思。尤其是对一些不容易煮烂的药物，像薏苡仁、杏仁、桃仁等，都可以用这种方法。苇茎汤的煎煮方法中，就注明要先㕮咀，里面就有薏苡仁、桃仁和冬瓜子。

有多疼？
我知道，
是真的很疼。

那还好啊！
嗯……就像用刀
割破了手指。

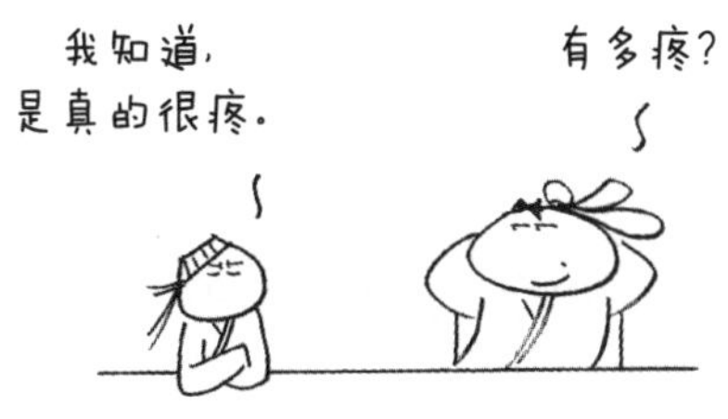

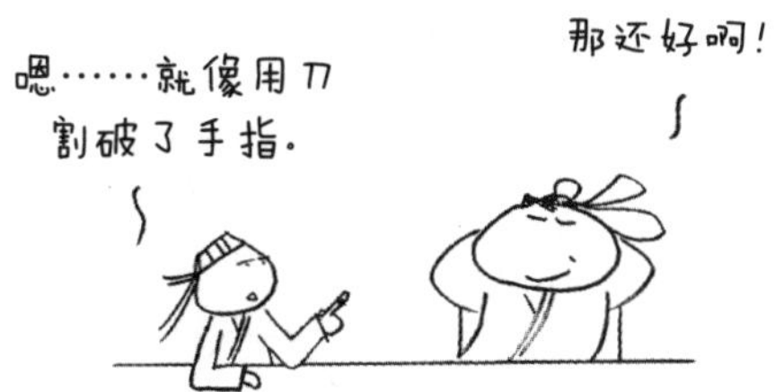

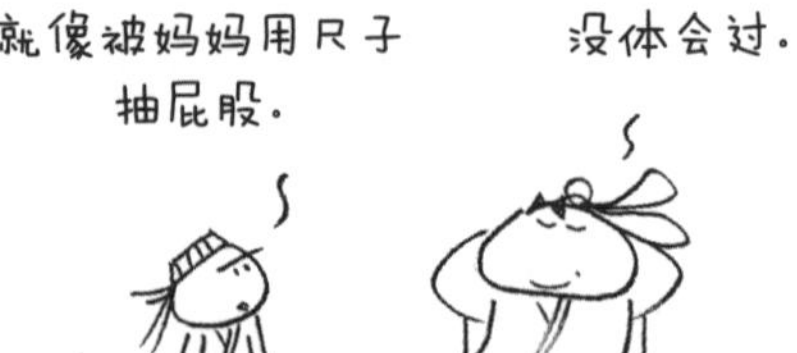
就像被妈妈用尺子
抽屁股。
没体会过。

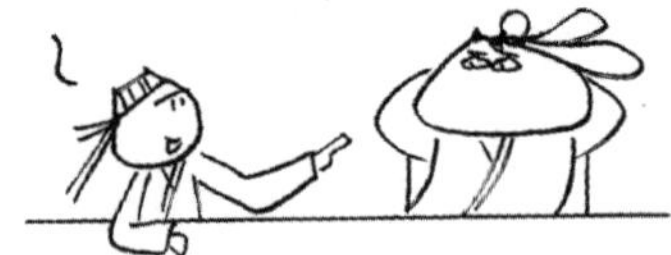
啊……就像你吃肉包，刚咬了一口，
肉馅就掉地上了！

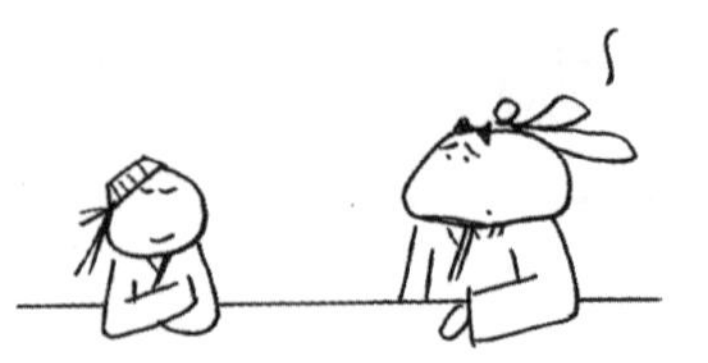
哎呀，那真是很疼了。

19. 用古方治疗虫牙的神奇故事

兔兔：

我有很多医案要说，但都是公众号出现过的，我就不啰唆了。今天我讲的是一个神奇的现实版神话故事……

我跟兔兔学中医 3 年，孩子感冒、咳嗽基本没去过医院，自己治治就好了。可医院的牙科门诊，我是熟客，孩子总是不断出现虫牙，补一颗牙得三五百不说，关键孩子受罪。

话说今年 4 月孩子一颗乳牙在吃饭时又掉了一小块，而且喊牙疼，我想起上次公众号发了一篇有关虫牙的医案，搜到了：五灵脂 10 克，白薇 10 克，细辛 1.5 克，骨碎补 1.5 克（研末），我赶紧跑药店买了。

滚水调匀，我先试试水，胃口太浅了，一下呕了出来，接着威逼利诱哄着让孩子含漱，没想到她比我勇敢多了，就像含着糖一样，啥事儿没有，连含了三天后，说牙不疼了就停了。我看着差不多该换牙了，再说老补牙，我也确实是疲惫了，就说反正不妨碍吃东西就等着换牙吧，就没去补了。

两个月过去了，没管她，昨天晚上孩子突然说："妈妈，上次掉的一块牙长出来了。"我大吃一惊，不可能吧，赶紧掰开来看。奇迹出现了，果然长完整了！掉了的虫牙居然还能长出来，太神了，那我以前补的那么多牙都白补了吗？

我光顾牙科门诊太多了，看到好多小宝宝因为虫牙太多，害怕不配合，只能打全麻来补牙，真是心疼，希望更多妈妈看见，先杀虫试试看，说不定虫牙自己就好啦。

懒兔子按：

看完这则医案，真的觉得中医太好了。我此生能有机会普及中医，真是荣幸之至。

五灵至圣散治疗虫牙，在医案《一个治疗蛀牙的妙方治好妈妈的牙疼》里面有，大家可以去翻阅。我就记得当时我在公众号里写这个方子能治疗虫牙时，后台收到好多西医牙科医生的嘲讽，说蛀牙根本不是因为里面有虫子，中医这个杀虫方简直太可笑了，会误导大家。

然而……不管是当时推送的那篇，还是这篇，患者都用了五灵至圣散治疗虫牙，也都有效啊。不管是不是真的有虫子，虫牙也确实都不疼了啊。所以我的建议是，当发现虫牙后，别抗拒去医院做治疗，但是可以先用古方止疼消肿，说不定用完后面医院也不用去了。

不管中医还是西医，目的都是减轻患者的病痛，只要达到这个目的，用哪个都行，没有高低之分。

师傅，古人为什么这么厉害？

因为他们那会儿没有手机。

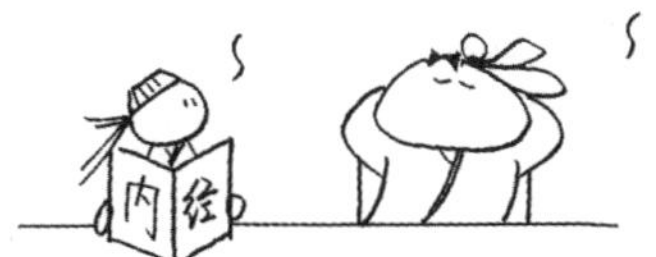

没有手机，他们就能早睡早起，专心吃饭，闲时思考，周末都在大自然中玩耍……

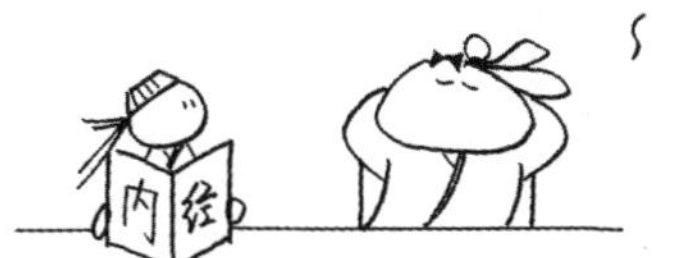

所以……

所以他们都无聊死了。

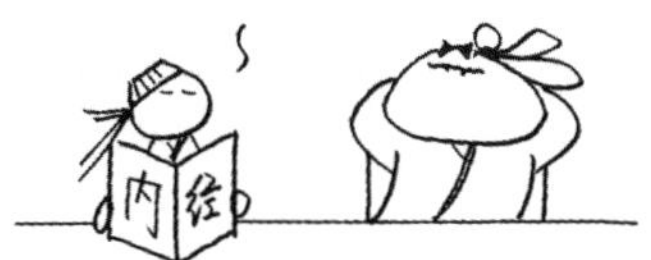

20. 少年特发性关节炎是什么情况

亲爱的兔子：

你好！迫不及待地要分享女儿的医案给你，希望有类似情况的患者可以看到。

先简要介绍下病情及治疗情况。我女儿身体一直很好，不怎么生病，偶尔头痛脑热吃点药就好了。可是 2017 年 8 月，孩子 6 岁 5 个月时生了场怪病。

某天女儿嗓子疼，照例给喝了双黄连，午睡起来右手食指关节处红肿。正值盛夏，以为是蚊虫叮咬就没有关注，抹了清凉油就此了事。过了两天疼痛加剧，到二十几号的时候手无名指关节也肿胀起来，于是我慌了神，开始各大医院求医。

跑了周边两个医院，医生说这个病我们看不了，让去儿童医院。赶到儿童医院就诊，真是没去过不知道，压根儿没号，最早的号也要到下一周，而且还是普通号。于是约号，等待，第一次接触免疫科。

在等的过程中，女儿的病又再次加剧。这时已经累及脚趾关节。过了一周总算看到医生了，结果门诊医生让住院，说这个病危重。苍天呀！危重！赶紧遵医嘱，住院。

住院后各种检查，结核、核磁等，抽血每天都有，每次抽很多，做细菌培养一天一小瓶。我一度很崩溃，感觉女儿的血要不够了，两天后针扎进去必须按摩胳膊才能抽出血。这还不算，医生怀疑是白血病，让抽骨髓，我都吓死了，还好爸爸来了。折腾了孩子，折磨了家长，花费了金钱（住院 3 天，1 万多），一切正常。

既然医生说都好着呢，那就出院吧，回家观察。什么，我没听错吧，明明还肿着疼着，这就出院了？出院诊断上说，少年特发性关节炎，而且打了个大大的问号。生无可恋。于是开始了漫漫求医路。

当时最严重的时候，孩子脚不能着地，疼。各方打听找到了一个小诊所，对，没有听错，小诊所。医生让做了抗“O”、血沉、类风湿因子、超敏等检查，一切都好，然后医生说能治（虽然有怀疑，但是被各大医院拒绝后，算是找到救命稻草了）。

于是我们开始了抗炎之路。青霉素、氧氟沙星、丹红，足足打了 7 天，且药量很大。但是效果很好，打了一天就完全好了。这个之后长效青霉素又打了 7 针，每次一针。最后又给吃了药片，散装的，名称无从考证。虽然心里各种翻江倒海，但是真的很感激医生，总算治好了。

这样过了一年，2018 年 12 月，孩子右手无名指再次红、肿、疼，同样是嗓子发炎后，开始出现症状。于是又去诊所看医生，医生也是按之前的方法治疗，检查一切正常，天天打针，我每天都会问医生，还要打多久，是不是和上次一样，以后还会不会再复发，这个严重不，等等。医生的患者实在太多，估计被我问烦了，打了三天后不给打了，让回家。

过了几天，女儿手指关节再次红、肿、痛，我再次找医生，医生直接说看不了了，去儿童医院吧（医生很坚决），并责怪我上次没打够针，等等。不知道那天我怎么回的家，一路很恍惚，无限自责、悔恨，最后一根救命稻草折了。再次约了儿童医院的专家号，依旧等待。一边又是各种打听找医生。

不得不说孩子还是有福的，一个热情的朋友就职于中医馆，我跟她讲了症状，她多方帮我打听，推荐了中医贾老师。因不在一个城市，医生先让电话咨询。贾老师的方法是逆时针揉肚子，用茄子秆熬了泡手。第一天疼痛减半，第二天情况更好，第三天基本痊愈。整个过程没有花一毛钱。

用了四天后，还有一点点总是不见好，着急呀，赶紧再问问贾老师（我觉得没有付钱，电话打扰，有深深的不好意思。但是病情所迫，只好厚脸皮问）。贾老师没有因为没有付钱而拒诊，让先停下之前的办法，改用冰片外敷三天。这次真的是药到病除。

贾老师诊断如下：孩子手肿原因各不相同。除外因感染外，主要是脾湿水盛导致局部静脉回流不畅所造成的。用茄子根茎外洗是促使血液循环加快，并且有消炎的作用，最后用冰片外敷达到消肿止痛的功效。康复保养利通二便，热敷小腹，多搓手背，少触及寒凉之物不再复发。

感恩贾老师，感恩中医！感谢贾老师的各种安慰（孩子还小，病来得快去得快，不用太担心，心里也要有意念，也要相信一定能好，等等），想集全世界所有赞美之词送给贾老师。

请兔子一定发出去，住儿童医院期间见过太多这样的孩子，有同种病的可以试试，绿色无害。不住院不知道，我们同病房的有一个紫癜的孩子，一天只能吃三白（白米饭、白馒头、白面条，什么都不放，水果蔬菜都不能吃），生无可恋，这么小的孩子以后都要过这样的生活，想想都心痛。

希望所有的人不被疾病困扰，健康喜乐！

懒兔子按：

好想问问大家，看完后什么感受？

要不要学点儿中医？中医是不是可以改变生活？

如果这个孩子最后不是碰到中医，后果会怎样呢？很难说。那些黑中医的人，都是因为没有受过中医的恩惠，但凡接触过真正中医的人，都会被圈粉，因为实力太强啊！

那我们再回头看看这篇医案中的小病患，分析一下为什么会出现这种指关节的红肿热痛。病机是什么呢？

这位小朋友两次发病，均在嗓子疼痛发炎之后出现的。想想看，嗓子疼痛发炎，在中医里是什么证？热证啊。而关节红肿热痛，在中医里也是热证。可见，孩子的指关节疼痛和嗓子疼痛一样，其实都是身体有热的表现。

贾医生用茄子秆煮水泡手，外用消炎，这个方法我也是第一次听说。不过茄子本身确实是有药用价值的。茄子味甘性寒，入脾胃大肠经，具有清热、活血化瘀、利尿消肿的功效。

所以茄子寒凉，脾胃虚寒的人不宜多吃。而日常生活中，我们不管是炒茄子还是蒸茄子，都会配伍辛辣热性的大蒜为佐料，就是这个道理。可见中医在生活中无处不在，老祖宗的养生智慧，全在饭里了。

后来用冰片外敷，取的也是清热解毒，宣散郁热的功效。因此再次证明此证为热证没错了。

另外，肿胀之所以会出现在关节处，确实如贾医生所说，和湿气有关，关节处液体比较多，很容易凝聚水湿。当湿热互结时，就会出现红肿热痛的关节炎。

那既然已经确定为湿热，中医就有很多办法治疗了。在这里我给大家推荐一个小方子——二妙丸。

TIPS

二妙丸：苍术 9 ～ 15 克，黄柏 9 ～ 15 克，水煎服。（剂量仅供参考，请在医生指导下用药）

孩子年龄小，可取少的剂量，大人则可用到 15 克。

这个方子很简单，就只有两味药，功效就是清热燥湿。只要是湿热引起的病症，这个方子都能用上。比如湿热下注引起的阴道炎、脚踝肿痛、湿疹、肛门瘙痒、脚气、生殖器疱疹等。

中医用药，对症即可，用药并不拘泥。同种病症，可以一边内服二妙丸，一边外敷冰片或用茄子秆煮水泡患处，效果会更好。

我们学习中医，用处真的很大。文中的孩子，住院各种检查，花钱也就算了，但是孩子受罪啊。后来又打了那么多寒凉的抗生素到体内，对身体的伤害也不可预计。

所以，身为父母的我们，还等什么？

师傅，我怎么感觉
中医治病离不开厨房啊？
是呀，
民以食为天嘛！
内经

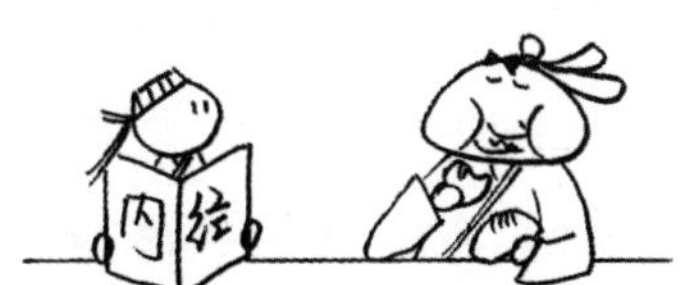
我所有的病，
都可以用肉包治好。
内经

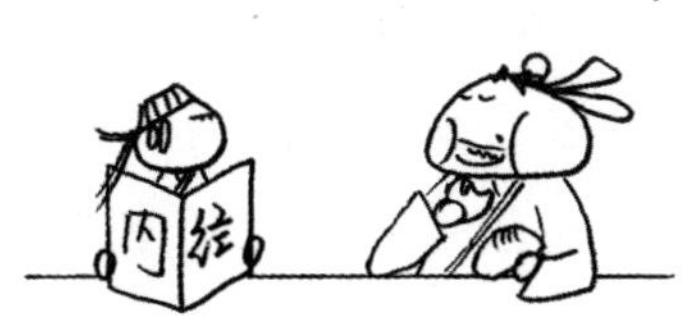
如果治不好……
就再加一碗排骨汤
内经

21. 妈妈自己治疗孩子的过敏性紫癜

兔子你好：

我要给你写个医案，因为我知道还有很多孩子得了这种病，给生活带来了许多阴暗，我希望把我的经历写出来，哪怕能帮助到一个人也是值得的。

我女儿今年 7 周岁，9 月 20 日双小腿痛；9 月 22 日，已不能正常走路了，右脚踮着脚走，双腿下肢有好多出血点。去医院诊断为过敏性紫癜，前后共住了三次院（都是输的小牛脾、那屈肝素钙，口服双嘧达莫、孟鲁司特钠、西替利嗪、钙片，一吃就是两个月，这些口服药却没有什么大用，我真后悔当时让孩子吃了那么多西药）。

后来又改吃中药（凉血的，加了一些健脾，补气的），不能说没效果，只能说甚微，持续了将近两个半月，整体有好转，但是不能活动，稍一活动多就会有出血点，更别提上学了。医生说没好办法，休养吧，这是一个自限性疾病，等着她自己慢慢好，我的天啊……你知道我最担心的是什么吗？这种病可引起肾炎！

我的心里别提有多难过了，你知道吗，我也是一个有中医基础的人，我总觉得吃归脾丸管用，但是没有人同意，都说不行。孩子整个病程伴有唇炎，我问了很多医生，包括一个很有名的中医医生也跟我说紫癜和唇炎没关系。可我不信，她当时的舌象是舌头很尖，舌红苔厚腻，便秘，同时伴有腹痛（不喜冷饮），食欲少。我判断是肝郁横逆，克伐了脾土，脾不统血。于我是决定给她服用归脾丸，同时吃银耳。

我不知她是实热还是虚热，我怀疑她是实热，毕竟有便秘。但之前的药里也有去火的，用后没多大效果，又让我对实热的判断产生了怀疑。况且久病多虚，于是考虑吃银耳会更安全一些吧，于是每天坚持让她吃银耳。几天后，发现小腿处的皮肤光滑了很多，之前都是起白皮的，看来她的便秘应是津亏之故，而非实热。

吃药的同时，我还给孩子做按摩（便秘有好转）：揉脚心、补脾经、摩腹，这期间紫癜一直没有复发，我心里暗想这病应该是彻底好了（这时舌形仍是尖的），于是就让女儿去上学了。

然而是我太乐观了，上学三天后又复发，但由于发现得早，出得也少，就没去医院，继续上述方法。我看了一个赵绍琴治疗血小板减少型紫癜的医案，用的是升降散加减，有所启发，但毕竟是亲闺女不敢试用呀，于是想到了小柴胡（其实之前一直知道她有肝气不疏，也不知道我当时发什么蒙呢，愣是没用舒肝的，如果早用估计早好了）。

后来就每天加一袋小柴胡，归脾丸也继续用，我坚持用归脾丸的原因是，自出院后，我每隔一星期就给孩子化验一次尿，没吃归脾丸之前尿常规里的红细胞从无到 3 点多，到 4 点多，我问医生什么原因，医生说没事，在正常值（0 ～ 5）内。但是照这样下去我担心会超出正常值，于是服用归脾丸几天后再查，红细胞为 0。

于是就小柴胡加归脾丸的组合用药，用了五六天的样子，有一天我看她舌象，居然是圆形的！我当时还不太相信，就让她缩回去，又伸出来好几次，兔子，你可知道这可是大半年来她第一次伸出的舌头是圆的啊，而不是尖的！再后来，就好了，好了！上学呀，活动呀，上下楼呀，跟老二打闹都没问题了，和以前一样了，于是，我激动地哭了……

另外再分享两个小插曲：第一个，孩子腹痛了很长时间，在医院时做超声检查，有肠系淋巴结稍大，医生说，没有好办法，只能等孩子大点就好了。她那种腹痛是对寒热没有明显反应的那种，而且不定时痛，不是剧痛，一会儿又会自行缓解，多的时候一天会有七八次痛，主诉是肚脐眼附近。我都快崩溃了，就在这个时候我遇到了一位我和孩子的恩人，她教我用太极摩腹法，真是奇效，一次治愈 90%，两次之后就没事了。提醒一下给孩子做太极摩腹的人最好是一位健壮的男性，不建议妈妈来做。

第二个，在患病过了急性期后，她总是下肢时不时地痛，和肚子痛一样，不是很痛，一会儿会自行缓解，但是频繁。我也是很头痛，这时又遇到了我们的第二位恩人，她教我在胳膊上找痛点，也是只做了三四次，腿就再没痛过！其实这个方法兔子以前在公众号里也说过，就是左病右治、上病下治，只是那段时间我的智商几乎为 0，什么也想不起来！

在此深深地感谢谢两位恩人！鞠躬！

在此提醒家长，如果孩子有这样的情况一是不要活动，二是要及时就医，尤其是急性期和有并发症的，不要像我一样在家给孩子瞎琢磨。这次生病给我最大的启发就是求医不如求己，我们都应该好好学习中医，并积极地传播。

懒兔子按：

真的要为这样的妈妈赞一个了。好妈妈胜过好医生啊!

过敏性紫癜，又称“自限性急性出血症”，是一种侵犯皮肤和其他器官细小动脉和毛细血管的过敏性血管炎。主要表现为紫癜、腹痛、关节痛和肾损害。是儿童时期最常见的一种血管炎,多发于学龄期儿童，常见发病年龄为 7—14 岁，1 周岁以内婴儿少见。

对于此病的发病原因，在中医里属血证范畴，病机多为外感风热时邪，或正气亏虚。

此医案中，从孩子用了归脾丸后病情大有好转可以看出，孩子应该属于正气亏虚的情况。她的过敏性紫癜为气不摄血导致。

脾有统血的功能。指脾气具有统摄、控制血液在脉中正常运行而不逸出脉外的机能。当脾气虚弱，不能统血时，就会出现肌肉皮下出血等现象。

因此，若是气血亏虚导致的过敏性紫癜，用归脾丸当然有效，如果可以用到汤药归脾汤，那效果会更好。

作者之所以后来又加了小柴胡颗粒疏肝和胃，也是根据自己女儿的情况灵活调整的，所以并不具有普遍性，可以作为用药加减的参考。

这里要注意的是，**过敏性紫癜**是要分证型论治的，除了气不摄血，还有风热伤络、血热妄行、阴虚火旺等证，一定要根据不同的证型分别论治，归脾丸不是通用的药。

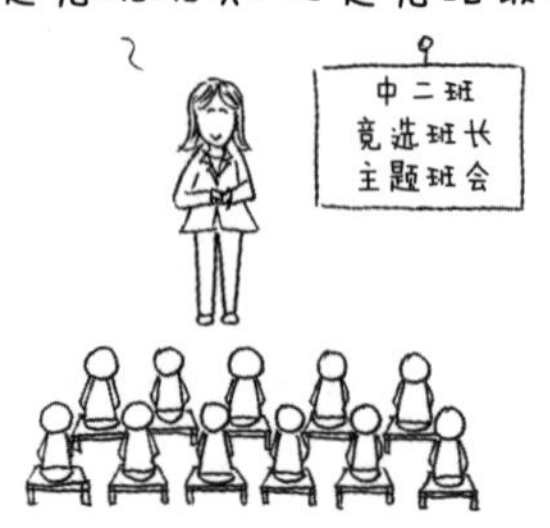
小朋友们，如果老师掉进水里，
你们是先玩玩具，还是先吃饭呀？
中二班
竞选班长
主题班会

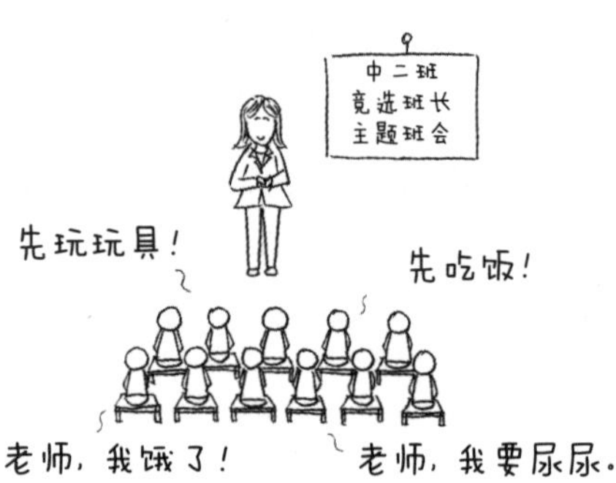
中二班
竞选班长
主题班会
先玩玩具！
先吃饭！
老师，我饿了！
老师，我要尿尿。

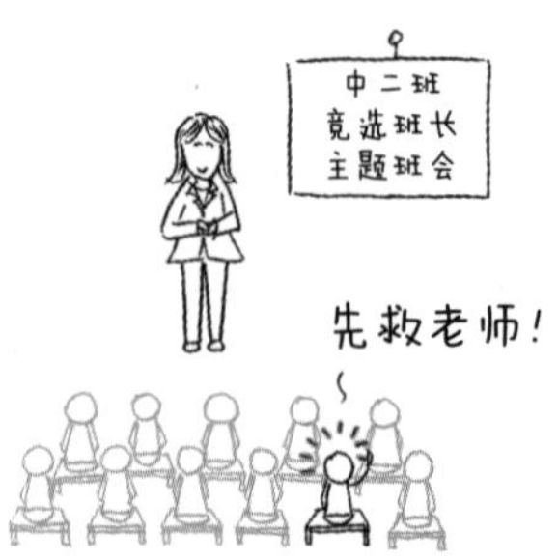
中二班
竞选班长
主题班会
先救老师！

终于等到你，还好我没放弃。

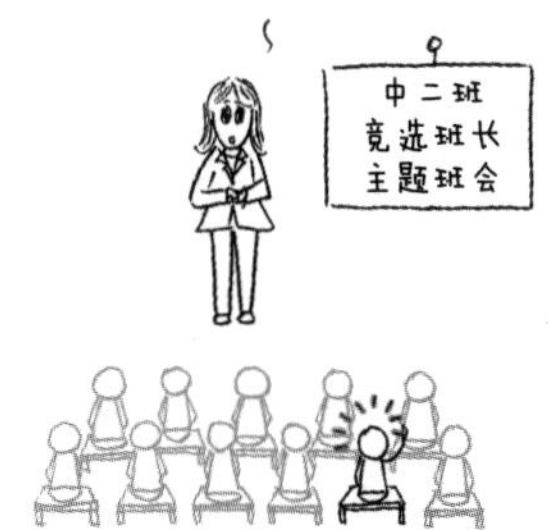

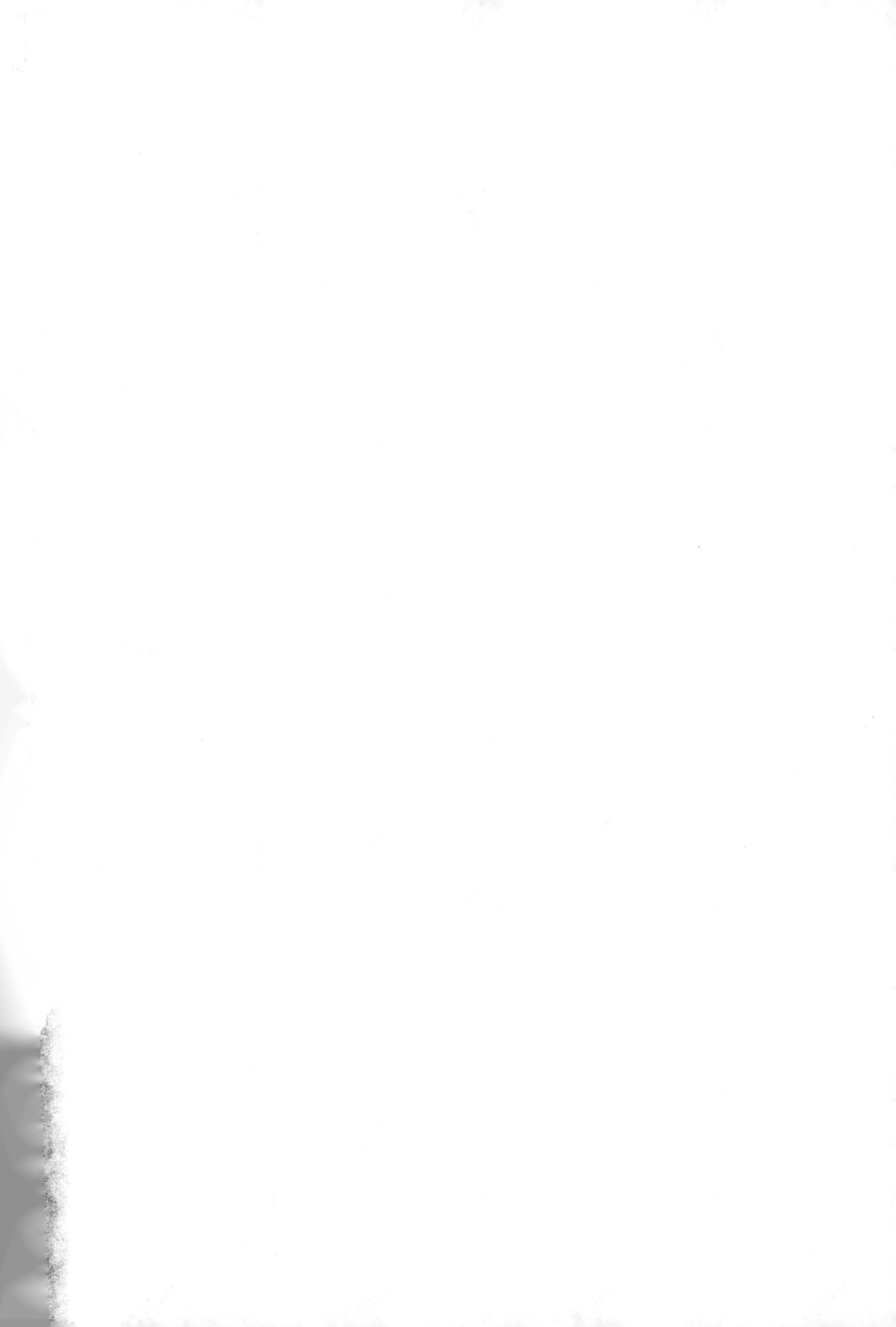